XV Congrès International de Médecine

Lisbonne—19-26 Avril 1906

Section XVII

Médecine Coloniale et Navale

1.ᵉʳ FASCICULE

LISBONNE
IMPRIMERIE ADOLPHO DE MENDONÇA
1906

Section XVII

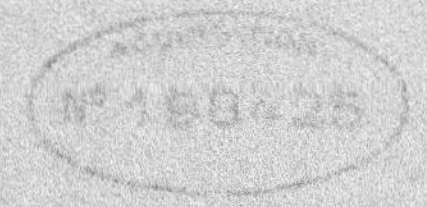

Médecine Coloniale et Navale

LISBONNE

IMPRIMERIE ADOLPHO DE MENDONÇA

1906

Organisation de la Section

Rapports officiels

SECTION

DE

MÉDECINE COLONIALE
ET NAVALE

Rapports officiels

THÈME I — ETIOLOGIE, PROPHYLAXIE ET TRAITEMENT DE LA FIÈVRE HÉMOGLOBINURIQUE DES PAYS CHAUDS

Par M. SPIRIDION KANELLIS (Athènes)

Médecin de l'Hôpital Elpis d'Athènes

Avant tout je crois devoir vous exprimer mes remerciements pour l'honneur d'avoir été nommé rapporteur pour le sujet «Etiologie, prophylaxie et traitement de la fièvre hémoglobinurique des pays chauds». Cet honneur, auquel je suis profondément sensible, je le dois entièrement au comité exécutif du XVme Congrès International de Médecine, qui a bien voulu me confier cette mission; je lui adresse l'expression de ma profonde reconnaissance.

La fièvre bilieuse hémoglobinurique est une maladie qu'on rencontre particulièrement dans les contrées marécageuses et qui, pour cette raison, fait plus particulièrement la matière des études et des discussions des médecins de ces contrées. C'est une maladie qui comme son nom l'indique se caractérise par trois symptomes 1.º la fièvre, 2.º l'ictère accompagné des vomissements bilieux et 3.º l'hémoglobinurie. Autrefois, on la rangeait parmi les fièvres bilieuses, car les observateurs pensaient que l'état ictérique était la cause active de la pathogénie de la maladie; mais il y a vingt ans, le Prof. G. Karamitsas, renonçant à cette classification de la fièvre bilieuse hémoglobinurique, a soutenu que la cause pathogénique de la fièvre appelée alors bilieuse hématurique attaque en premier lieu le sang et puis le foie. Cette maladie atteint, par époques, plusieurs personnes dans les lieux palustres, et d'après les statistiques, c'est, après la fièvre pernicieuse comateuse, la forme palustre la plus fréquente; la mortalité est en moyenne, selon nous, de 20 %.

Ayant étudié dans son entier la littérature de la pathologie clinique de la fièvre bilieuse hémoglobinurique et suivi avec attention la marche de 22 cas cliniques de nature palustre dans notre clientèle, celle de dix autres cas de fièvre hémoglobinurique simple provenant de l'administration de la quinine sous ses différentes préparations, nous sommes portés à reconnaître, comme constituant l'étiologie la plus fréquente de la fièvre bilieuse hémoglobinurique : 1.º le paludisme, 2.º la quinine et ses sels.

On ne doit cependant pas confondre la fièvre bilieuse hémoglobinurique quinique avec l'hémoglobinurique simple provenant aussi de la quinine (telle qu'elle peut survenir, à la suite d'une cause toxique quelconque, de l'administration de substances végétales ou chimiques, de médicaments, ou encore d'une cause diathésique, comme les diathèses arthritique et syphilitique, la scrofule, etc.). Cette dernière revêt la forme la plus simple, à savoir : une fièvre légère et de courte durée; une hémoglobinurie qui dure peu et dont l'intensité n'est pas considérable; une osphyalgie pas trop intense; des frissons légers et parfois de l'ictère hématogène très léger. La fièvre hémoglobinurique quinique, au contraire, présente le tableau clinique complet des formes graves, continues et rémittentes de la fièvre hémoglobinurique palustre.

La fièvre hémoglobinurique palustre est produite par la double influence d'une infection paludéenne déjà ancienne et d'une susceptibilité particulière aux changements thermiques de l'atmosphère dans les pays chauds et malsains. Elle atteint, dans la plupart des cas, des personnes dont l'organisme s'est, pour ainsi dire, imbibé, pendant un temps plus ou moins long, de l'influence du paludisme; et presque toujours l'invasion de la maladie coïncide avec l'impression d'un refroidissement soudain. Elle règne pendant les mois les plus humides de l'année, depuis octobre jusqu'en Avril. Elle survient, dans la plupart des cas, au moment où les malades changent d'habitation ou de ville.

Il est possible, dans des cas exceptionnels, qu'elle apparaisse chez des individus qui, tout en habitant des endroits palustres, n'ont cependant subi, jusqu'au moment de l'invasion de la fièvre hémoglobinurique palustre, aucune atteinte manifeste de l'infection paludéenne. On la rencontre particulièrement dans certains lieux palustres et à des époques plus ou moins déterminées; il est, par contre, des lieux éprouvés par le paludisme, où on ne la rencontre point, ou bien où elle est très rare, ce qui, d'ailleurs, caractérise toutes les formes des fièvres pernicieuses palustres. C'est pourquoi le Professeur Makkas conclue que ou l'organisme de l'homme d'un certain endroit, qui se trouve sous des conditions locales particulières, subit par époques des modifications déterminées, dont dépend l'apparition de la fièvre hémoglobinurique bilieuse, ou bien, au contraire, ce même virus paludéen se transforme par certain temps et provoque cette action sur l'organisme humain.

Selon l'avis du Dr. Lampadarios la cause de la fièvre hémoglobinurique bilieuse tiendrait à la force et à l'intensité que le miasme paludéen revêt dans l'organisme malade pendant sa première invasion.

Cardamatis pense que le paludisme jouerait un rôle secondaire dans la pathogénie de la fièvre hémoglobinurique bilieuse semblable au rôle qu'y jouent les autres causes diathésiques, et il soutient que l'administration de la quinine est tout à fait inefficace dans cette maladie.

Le Dr. Manuel Ferreira Ribeiro [1] écrit que «A l'île de St. Thomas les fièvres bilieuses hématuriques ne se manifestent qu'aux endroits paludéens aux époques de plus fort paludisme et chez les individus plus ou moins imprégnés de microbes paludéens; or si ces fièvres avaient pour cause les influences météorologiques, le climat et la chaleur humide, elles auraient dû être aussi observées à d'autres endroits de l'île, chez n'importe quel individu, et en dehors des époques non paludéennes. Les fièvres bilieuses hématuriques ne s'observent non plus dans les territoires du Congo Belge qu'aux stations où il y a des fièvres paludéennes. Je n'ai connaissance d'aucun cas de fièvre bilieuse hématurique à des endroits sans paludisme et chez des individus qui ne soient pas plus ou moins paludisés. Il y a, cependant, des endroits paludéens où ces fièvres ne se manifestent pas, ce qu'on peut attribuer à la moindre intensité des germes paludéens, à la moindre insalubrité locale, à la plus grande facilité de maintenir la meilleure résistance organique et à l'influence moins affaiblissante du climat. Plus intense est le paludisme et plus insalubre est l'endroit, d'autant plus grande sera la fréquence de ce genre de fièvres. Je me rapporte à ce fait plus d'une fois. Je n'en connais pas d'exceptions».

---

[1] *Moyens d'éviter les fièvres des colonies de l'Afrique Tropique Équatoriale*, p. 175, 1900.

Le Prof. Karamitsas, qui fut un des premiers à reconnaître la nature et l'étiologie palustres de la fièvre bilieuse hémoglobinurique, n'a pas non plus hésité, dans sa dernière communication, faite en 1900 au XIII⁰ Congrès international de Médecine, à Paris, à considérer l'infection palustre comme la cause essentielle de la fièvre bilieuse hémoglobinurique, donnant à sa communication le titre: *Sur la fièvre hémoglobinurique palustre* et exposant en même temps les raisons qui le déterminent à croire à l'origine et à la nature palustre de la fièvre bilieuse hémoglobinurique.

Certains médecins hellènes et certains médecins italiens, parmi lesquels Tommaselli tient le premier rang, ont cependant communiqué et publié, jusqu'à présent, un grand nombre de cas de fièvre bilieuse hémoglobinurique survenus par suite de l'ingestion de la quinine. D'autres disent de plus avoir vu des cas de fièvre bilieuse hémoglobinurique apparaître après administration de la quinine, s'aggraver par la continuation de l'usage du médicament, même au point d'amener la mort. C'est ce qui a fait déclarer à M. le Dr. Demétrius Rizopoulos, de Larissa, qu'il est enclin à admettre l'existence de deux formes distinctes de la fièvre hémoglobinurique, et que la première, celle qui est de nature palustre, est plus rare que celle qui procède de l'administration de la quinine. Mais le fait que chez certains individus l'usage de la quinine peut déterminer des symptômes de fièvre hémoglobinurique bilieuse, ne suffit point à en conclure que ce médicament ne puisse avoir de bons effets dans des cas où il s'agit de fièvre hémoglobinurique bilieuse de nature palustre, dont l'apparition est d'ailleurs plus rare. En d'autres termes, la fièvre hémoglobinurique bilieuse provient plus rarement de l'infection palustre, mais la quinine aussi peut y donner naissance, et c'est ce qui arrive le plus fréquemment, car on sait que ce médicament détermine souvent la forme la plus légère de cette affection, c'est à dire l'hémoglobinurie quinique.

De tout temps, nous avons pensé quant à nous, que de même que la quinine chez certains individus, qu'ils aient eu ou non des atteintes précédentes de paludisme, peut parfois déterminer de l'hémoglobinurie et d'autres accidents anormaux (épistaxis, entérorrhagies, otorrhées, hématémèses, urticaire, accouchement prématuré, anurie), elle peut aussi provoquer, chez d'autres individus, des symptômes de fièvre hémoglobinurique bilieuse et que, par conséquent, la persistance dans l'usage de la quinine, en de telles circonstances, est non seulement nuisible, mais peut aussi causer la mort.

On sait que la sensibilité de l'organisme à l'hémoglobinurie quinique n'est pas permanente, mais variable; c'est à dire que des individus ayant la sensibilité à l'hémoglobinurie quinique peuvent s'en défaire ou la regagner dans le futur; de même, d'autres individus en sont sensibles selon le mode d'emploi de la quinine, c'est-à-dire qu'ils ont cette sensibilité quand le médicament est administré par voie stomacale et non par voie hypodermique, cela encore d'une façon inconstante parce qu'il est possible qu'ils soient sensibles, en un autre temps, tant à l'usage par la voie hypodermique que par la voie buccale.

En 1888, dans une de nos publications sur la fièvre hémoglobinurique bilieuse, nous écrivions même que c'est une question à étudier si la fièvre hémoglobinurique bilieuse peut, outre l'action du paludisme, et celle de la quinine, être provoquée encore par la seule action d'un simple refroidissement, étant donnée l'hémoglobinurie périodique simple, qui est justiciable d'un refroidissement et que Lichtheim fut le premier à reconnaître.

Laveran (¹) dans son ouvrage sur le paludisme dit que les auteurs sont d'accord pour dire que la bilieuse hémoglobinurique s'observe toujours chez des cachectiques palustres ou du moins chez des individus qui ont déjà eu des atteintes de fièvre intermittente, et l'existence de l'hématozoaire du paludisme a été constatée souvent chez des malades atteints de cette fièvre. Le même auteur, dans la séance du 4 Décembre de l'Académie de Médecine de Paris (1900), présentant un rapport concernant l'ouvrage de M. Cardamatis sur la fièvre hémoglobinurique bilieuse, se prononce plutôt en faveur de l'opinion de Firket qui considère la fièvre hémoglobinurique bilieuse comme un *accident parapalustre*; cette expression paraît à M. Laveran donner une bonne idée de la nature de la maladie. On s'explique que la quinine n'ait pas la même efficacité dans la bilieuse hémoglobinurique que dans les pernicieuses par ce fait que la maladie est produite non pas directement par l'hématozoaire du paludisme, mais d'une manière indirecte (au moins dans la plupart des cas) et que la quinine est sans action sur les altérations secondaires du sang des palustres.

Pour nous, ayant accepté et soutenu depuis 1888 une forme de

---

(1) *Traité du Paludisme*, 1898, p. 191.

fièvre hémoglobinurique bilieuse de nature et d'étiologie palustres (¹), nous persistons toujours dans la même opinion basée sur des faits, et nous admettons au point de vue étiologique deux formes principales de cette affection, savoir:

1.º la forme que détermine le paludisme et que nous rangeons parmi les fièvres pernicieuses palustres, et 2.º la forme que détermine la quinine chez des personnes impaludées ou non. Quant à la première forme, nous l'avons observée tant chez des personnes qui n'avaient jamais fait usage de quinine que chez d'autres qui n'en avaient pris que de longues années auparavant.

Cette distinction a, d'après nous, une grande importance, même au point de vue thérapeutique, car, dans la première forme, nous avons immédiatement recours à la quinine, que nous administrons à haute dose, en ayant, bien entendu, égard à l'âge du malade, — et toujours au moyen d'injections sous-cutanées. Dans la plupart des cas, cette médication produit des merveilles. Dans la seconde forme, nous conseillons l'abstention complète de toute préparation de quinine et notre traitement consiste à soumettre le malade au repos absolu, à lui donner comme nourriture le lait, et comme médicament, les boissons acidulées (limonades).

Nos considérations sur la nature palustre de la fièvre hémoglobinurique sont basées sur 22 cas cliniques, que nous avons eu l'occasion d'observer pendant nos vingt années d'exercice de la médecine à Athènes, soit sur des malades provenant d'autres foyers de paludisme (Sparte, Thèbes, Larisse, Missolonghi, Meghare, Hypati), soit sur des personnes nées et demeurant à Athènes. Ces cas se rapportaient à des individus âgés de 7 à 45 ans; le sexe mâle y entrait pour la plus forte proportion, ce qui doit être attribué, peut-être, au fait que les hommes restent plus souvent que les femmes dans les lieux humides et marécageux, y travaillant pendant la journée et y couchant la nuit.

Parmi ces 22 cas de fièvre hémoglobinurique paludéenne, il y a eu seulement quatre morts; les dix-huits autres ont abouti à la guérison complète après une maladie de 2 à 4 semaines de durée et un traitement consistant en injections sous-cutanées de bichlorhydrate de quinine. L'examen microscopique du sang a été fait seulement dans 12 cas et parmi ceux-ci, dans cinq seulement le résultat a été positif pour les corps sphériques et semi-lunaires (corps en croissant) de Laveran.

---

(1) Quelques réflexions sur la fièvre hémoglobinurique bilieuse, 1895. Athènes.

Par conséquent, nous admettons, de notre part, l'existence d'une fièvre hémoglobinurique de provenance palustre et nous la traitons par les moyens les plus sûrs, c'est à dire par les injections hypodermiques de la quinine. Parmi les cas les plus probants, que nous avons eu l'occasion d'observer, nous nous contentons à relater ceux qui suivent.

1re observation. J. B. 35 ans, issue d'une mère hystérique et d'un père arthritique; aucune maladie sérieuse n'a faite jusqu'à cet âge; elle a deux enfants bien portants. Au mois de Mai 1895 à cause d'une bronchite chronique dont souffrait son mari, elle fut obligée d'accompagner celui-ci aux bains de Kyllini, lieu très marécageux. Cette femme, qui durant son séjour à Kyllini, pendant un mois, se portait bien, une semaine après son retour à Athènes, où elle demeurait en permanence, commença à avoir des accès palustres de forme tierce qui ne durèrent pas plus de deux semaines; ces accès revenaient dans la suite sous une forme irrégulière et ne cessèrent qu'au mois d'Août. Le 10 Octobre de la même année, après un temps froid et humide, elle fut de nouveau prise d'une fièvre intermittente qui commença de la façon suivante: 10 Octobre, frissons répétés auxquels succédèrent de la fièvre, de la céphalalgie et de l'osphyalgie intense; je fus appelé à 4 h. p. m. et je trouvai une fièvre de 39,75. Purgatif (eau de Janos), du lait et du bouillon alternativement toutes les deux heures; à 9 h. p. m. je fus de nouveau appelé et je trouvai le mari de la malade très épouvanté de ce que les urines de la malade étaient d'un rouge foncé. La malade avait des vomissements bilieux incoercibles; potion de Rivière et sinapismes sur la région stomacale; quinine 1 gr. 30 pour le lendemain. 11 Octobre, 3 garde-robes, intolérance de la quinine, laquelle a été vomie deux fois. Les urines du matin étaient noires contenant de l'hémoglobine et 2 — 3 hématies intactes sur chaque champ optique du microscope. Couleur ictérique intense répandue sur tout le corps; température 38,92; pulsations 100; foie débordant deux travers de doigt les fausses côtes; rate débordant les fausses côtes trois travers de doigt et sensible à la pression; 1 gramme de bromhydrate de quinine en injections hypodermiques pratiquées à 10 h. a. m.; à 5 h. p. m. urines moins noires; vomissements plus rares; du lait, une tasse de café toutes les deux heures; température 38°,6; pulsations 110; 8 heures p. m. nouveaux frissons plus légers; tempér. 39°,8; pulsations 140; vomissements fréquents; urines d'un rouge foncé en quantité considérable et contenant de l'hémoglobine; morceaux de glace par la bouche et sirop d'éther; champagne; 1 gramme de bromhydrate de quinine en injections pour le lendemain; préparations microscopiques du sang de la malade. 12 Octobre, 8 h. p. m. tempér. 38°,9; pulsations faibles 108; vomissements rares; la couleur ictérique persiste; injection de quinine. 11 h. a. m. temp. 39°,2; pulsations 78; urines abondantes et moins foncées; diaphorèse abondante. L'examen microscopique des préparations de la veille a révélé la présence des hématozoaires de Laveran, et en particulier, des corps sphériques, et de peu de corps en croissant. 4 h. p. température 36°,8; pulsations 68; urines à peine rougeâtres; injection de quinine (0,35); lait, bouillon, champagne. 13 Oct. tempér. 36°,2; pulsations 60; la malade se trouve en bonne disposition; 1 gramme chlorhydrate de quinine en 3 doses par la bouche. A partir du 14 Oct. la malade commença à prendre des médicaments toniques, des aliments nutritifs, du vin généreux et entra peu à peu à la convalescence définitive et à la santé. Le sang a été examiné à plusieurs reprises et ne contenait aucune des formes des hématozoaires palustres.

2.e observation. Au mois de Novembre 1896, je fus appelé par le Dr. Pangalos à Mégara, ville de l'Attique, pour un cas grave de fièvre hémoglobinurique bilieuse d'origine palustre. Il s'agissait d'un malade âgé de 25 ans, qui avait depuis trois jours une fièvre de 39°,5 — 40°,2. L'artère radiale battait 124 fois par minute; les urines étaient noires depuis deux jours. Une couleur ictérique intense était répandue sur toute la surface du corps; vomissements continuels et persistants; abattement des forces, état général désespéré; les deux confrères qui visitaient ce malade avaient administré la quinine par la bouche, en solution et en pilules, et par voie rectale, en lavements, sans aucun profit, parce que, d'ailleurs, à cause des vomissements réitérés, le malade ne pouvait retenir la dose nécessaire du médicament; les lavements étaient aussi rejetés en tout ou en partie, ce qui rendait presque nul l'effet du médicament. Je conseillai l'usage du bromhydrate ou du chlorhydrate de quinine par voie hypodermique à la dose quotidienne de 1 ½ gramme pendant deux jours et à la dose de 1 gramme les jours suivants, en cas que la maladie persisterait. Après quelques jours le Dr. Pangalos m'annonça que le malade se sauva; au bout de 24 heures les urines commencèrent à se clarifier et revinrent peu à peu à la couleur normale.

3.e observation. Au mois de Janvier 1902 nous vîmes en consultation avec le Dr. Papathanassopoulo un jeune homme d'Amphissa âgé de 18 ans, et qui avait eu dans le passé plusieurs accès palustres; ce malade avait un accès de fièvre hémoglobinurique bilieuse d'origine palustre; nous pratiquâmes, à l'insu des parents du malade qui s'y réfusaient vigoureusement, deux injections hypodermiques, chacune de 60 centigr. de bichlorhydrate de quinine; le malade, qui portait l'ensemble des phénomènes graves de l'accès hémoglobinurique palustre et qui était moribond, guérit définitivement et au bout de deux semaines partit pour son pays.

4.e observation. Le Dr. Thras Pangalos, de Mégara, a bien voulu nous communiquer le cas suivant. P. B. ouvrier, 18 ans; aucune atteinte antérieure du paludisme; il n'a jamais pris la quinine; au mois d'Avril 1900, travaillait à Ampelia, lieu situé à une distance de deux heures de la ville de Mégara et infesté de paludisme; il a bu de l'eau stagnante d'un réservoir. Le 10 Avril, est pris d'un frisson tremblant et prolongé, à quoi succède une fièvre jusqu'à 40°; il émet, à plusieurs reprises, des urines contenant de l'hémoglobine; vomissements bilieux fréquents; une couleur ictérique se répand sur toute la surface du corps et les sclérotiques. Le Dr. Pangalos pratiqua immédiatement une injection de 50 centigr. de bichlorhydrate de quinine et la répète vers dix heures du soir. Le lendemain, la température marquait 38°,5, les urines étaient de beaucoup plus claires, les vomissements moins fréquents; quinine 1 gramme par la bouche; vers le soir, urines claires; défervescence complète, pas de vomissements; abattement des forces extrême. Les deux jours suivants, le 12 et le 13 Avril, il administra un gramme de quinine par la bouche et le malade recouvra peu à peu sa parfaite santé.

5.e observation. Le Dr. Karavassilis, agrégé, a eu l'occasion d'observer un cas d'hémoglobinurie palustre et a bien voulu nous le communiquer. Christos B., 22 ans, ouvrier dans la construction de chemins de fer de Larissa, a eu un accès fébril aigu le 25 Oct. 1904 précédé d'un frisson intense; température 40°,2. Trois heures après l'invasion de la fièvre et sans avoir pris de la quinine, le malade émit des urines noires. L'examen des urines fait dans le laboratoire du Dr. Sotiriadès a donné, au point de vue chimique, de l'albumine et de l'hémoglobine; le rapport de la quantité de l'urée à la quantité du chlorure de sodium se trouva anormal; au point de vue microscopique, aucune hématie, seulement des cylindres granuleux et hyalins. L'examen bactériologique du sang, fait aussi par le Dr Sotiriades, a révélé la présence de corps sphériques en abondance, en dedans et en dehors des globules du sang, et une grande quantité de substance pigmentaire. Les globules du sang modifiés étaient piriformes. La fièvre et l'hémoglobinurie cédèrent immédiatement aux injections de quinine. Il est à noter que le malade dit avoir eu il y a bien des années un autre accès de fièvre hémoglobinurique palustre.

Beyfous, dans les Indes Hollandaises, constate qu'il a vu des cas de fièvre bilieuse hémoglobinurique où la quinine ne pouvait pas avoir eu d'influence comme cause; il considère l'hémoglobinurie comme une variété de la fièvre paludéenne.

Van der Scheer, dans les Indes Hollandaises, observa sept cas; trois fois le malade n'avait pas pris de quinine avant l'accès; aussi van der Scheer n'admet pas l'influence nocive de la quinine et en préconise l'emploi.

Seal [1], dans les Indes Anglaises, a pu observer 6 cas chez 15 malades; un de ces malades n'avait pas pris de quinine depuis 15 jours, un autre depuis 2 mois; tous les cinq, du reste, étaient impaludés depuis des années.

Schellong (Nouvelle Guinée), considère l'hémoglobinurie comme une forme de la malaria; 7 de ses malades n'avaient plus pris de quinine depuis longtemps.

Powel (Indes Anglaises) trouva chez 5 de ses 11 malades, dont il examina le sang, de petits parasites semi-lunaires.

Quennec déclare que, sur une cinquantaine de malades qu'il a observés au Sénégal, dans le Soudan et à Madagascar, pas une fois l'accès d'hémoglobinurie franche ne put être attribué à la quinine, la plupart de ses malades n'avaient pas pris de médicament depuis un mois. Quennec cite le cas d'un médecin de l'armée coloniale qui, par principe, ne prenait jamais de quinine; il succomba cependant à une hémoglobinurie la 3.ᵉ année de son séjour au Sénégal.

Francisco da Silva Garcia attribue l'hémoglobinurie à la malaria; il donne 1-2 grammes de quinine par jour.

Le Prof. Karamitsas a retrouvé dans quatre cas les hématozoaires palustres et notamment les corps sphériques et les corps en croissant.

Le Dr. Cardamatis sur un nombre de 35 cas de fièvre hémoglobinurique bilieuse dont les 20 cas ont été observés microscopi-

(1) Meyers, Quelques considérations sur la fièvre bilieuse hémoglobinurique, Archives Néerlandaises (Belges), Septembre 1905.

quement n'a pu constater la présence de l'hématozoaire palustre que dans 4 cas (corps sphériques).

Bertrand [1] rapporta à l'Académie de Médecine de Paris le cas d'un malade paludique qui a eu la fièvre hémoglobinurique bilieuse; il assura avoir trouvé dans le sang quelques corps sphériques libres et pigmentés, des hématozoaires dans les hématies, enfin des corps en rosace intraglobulaires avec 20-30 segmentations.

Mackie [2] a observé les corps flagellés dans un cas de fièvre hémoglobinurique bilieuse.

Vallin [3] a communiqué à l'Académie de Médecine de Paris de la part de M. Brault, professeur de l'athologie tropicale à la Faculté d'Alger, un cas intéressant de fièvre hémoglobinurique bilieuse, sur un malade qui n'avait jamais quitté l'Algérie. Le malade de M. Brault avait pris un seul gramme de sulfate de quinine les jours ou les semaines qui avaient précédé l'atteinte de la maladie et contrairement aux affirmations de Koch, l'usage modéré de la quinine, dit Brault, semble avoir contribué à la guérison du malade. Brault a trouvé dans le sang du malade des corps sphériques de l'hématozoaire de Laveran, en même temps qu'une lymphocytose manifeste avec de grands mononucléaires à noyau en fer à cheval contenant du pigment, qui semblent affirmer la nature paludéenne de cette fièvre hémoglobinurique.

Albert Plehn [4] démontre la tendance à la guérison spontanée des fièvres hémoglobinuriques bilieuses, en s'appuyant sur quelques considérations; sept fois, il parvint au moyen du microscope à démontrer la présence des parasites au commencement de l'accès hémoglobinurique et leur disparition durant son cours sans qu'il fut administré de quinine; dans huit cas, les parasites avaient déjà disparu au premier examen fait le 1er ou le 2me jour de la maladie. Deux fois il trouva encore le deuxième jour, mais après de longues recherches, quelques parasites isolés. Dans deux autres cas, où l'examen fut fait par hasard avant l'apparition de l'hémoglobinurie, il trouva de nombreux parasites. Chaque fois que l'examen microscopique fut fait au commencement de la maladie, des parasites furent trouvés dans le sang; chaque fois que l'examen fut fait à la fin de la maladie, les parasites avaient disparu, et

---

(1) *Bulletin de l'Académie de Médecine de Paris. Séance du 17 Janvier 1899*
(2) *La Médecine Moderne*, 1899, p. 13
(3) *Séance du 17 Octobre 1901*
(4) *Beiträge zur Kenntniss von Verlauf und Behandlung der tropischen Malaria in Kameran*

cela dès la fin du 1ᵉʳ ou le 2ᵐᵉ jour de l'accès. Tout cela sans administration de quinine; et Plehn finit en demandant «A quoi bon alors l'emploi de ce médicament qui est un poison violent, et qui paraît n'agir que sur le parasite?». Nous, nous croyons que dans ces cas de Plehn il s'agissait des formes bénignes de la maladie et que cette bénignité et la bonne issue de la maladie peut être dépendent de l'emploi que font les malades de la quinine dans les pays chauds, quand commencent les premiers symptômes de n'importe quel accès paludéen, avant de consulter le médecin. De même nous croyons, que pendant les examens microscopiques du sang qui se font après la première et deuxième journée de l'accès hémoglobinurique, les plasmodes paraissent rares ou ne s'y trouvent nullement, à la suite de la grande destruction de globules rouges du sang, qui a eu lieu déjà les premiers jours de l'accès hémoglobinurique. Pendant l'accès hémoglobinurique, les hématies envahies par les parasites, moins résistantes que les autres, sont très probablement détruites les premières, d'où la disparition fréquente des hématozoaires.

Patrick Manson dit que, dans certains cas de fièvre hémoglobinurique bilieuse, ont été trouvés des plasmodes dans le sang et les viscères, mais que les caractères spéciaux de ces micro-organismes n'ont pas été déterminés, seulement que ces micro-organismes, appartenant sans doute à une des formes du type ménoplastique pernicieux, sont très petits et ne sporifient que rarement dans le sang de la périphérie. Il est curieux, dit Manson, que les parasites palustres, qui peuvent exister avant et pendant l'accès hémoglobinurique, disparaissent en général au cours de l'évolution de l'hémoglobinurie, et cela sans usage préalable de quinine; de plus qu'un accès d'hémoglobinurie puisse terminer favorablement un paludisme chronique. L'hémoglobinurie ou plutôt la destruction brusque de tous les globules rouges du sang infectés par le parasite, et par conséquent de tous les parasites enfermés dans ces globules, semble constituer pour ainsi dire un moyen de guérison spontanée de l'infection palustre. Sous un tel point de vue, nous pensons de notre part aussi, que la grande destruction de parasites palustres qui en résulte peut mettre une fin favorable au paludisme chronique.

Dans 55 cas de fièvre hémoglobinurique bilieuse étudiés par Marchaux, Vincent et R. Koch, les hématozoaires palustres n'ont été retrouvés que 20 fois.

Dans l'autopsie d'un individu mort de fièvre hémoglobinurique, Thin a trouvé le parasite palustre dans les vaisseaux sanguins du cerveau, ainsi que du pigment dans la rate et le foie.

Dans une petite ville de Honduras Britannique sur une population de 2.000 habitants Osborne Browne ([1]) a observé 3 cas de fièvre hémoglobinurique bilieuse; les hématozoaires ont été retrouvés dans un cas.

En ce qui concerne nos propres observations, et par conséquent notre statistique personnelle générale, pendant 20 années de pratique, nous avons constaté 3.584 cas de paludisme de formes diverses; parmi ces cas nous en avons observé 22 de véritable fièvre hémoglobinurique paludéenne. Il va sans dire que dans cette statistique nous n'avons pas compris parmi les fièvres hémoglobinuriques paludéennes les cas, constatés par nous, de fièvre hémoglobinurique causée par la quinine, ni même les cas d'hémosphérinurie quinique simple; alors, en effet, notre statistique sur la fréquence relative de la fièvre hémoglobinurique paludéenne en rapport avec les diverses formes de paludisme n'aurait plus aucune valeur.

Ceux qui n'admettent pas la nature palustre de la fièvre hémoglobinurique bilieuse ont penché à sa spécification, à sa production par un micro-organisme spécifique; mais toutes les recherches faites à ce sujet n'ont abouti jusqu'à aujourd'hui qu'à un résultat négatif. Breaudat, dans plusieurs cas de fièvre hémoglobinurique bilieuse observés au Tonkin, a retrouvé dans les urines des malades un coccobacille qu'il rapproche du colibacille commun à cause de ses réactions spéciales dans les milieux de culture. Plehn, à Cameroun, a décrit comme agent pathogène de cette maladie une amibe non pigmentée tout à fait différente de l'hématozoaire palustre.

Il y a quelques années, Yersin ([2]) a décelé dans les organes d'un individu souffrant de fièvre hémoglobinurique bilieuse à Nossi-bé (Madagascar) un bacille que les recherches ultérieures ont rangé dans la classe des colibacilles. Mais cette observation demeura isolée, et très probablement il ne s'agissait que d'une infection secondaire, telle qu'on observe particulièrement dans la période d'agonie des maladies.

R. Koch, partant de ses recherches faites en Afrique pendant ces dernières années, a presque nié l'existence d'une fièvre hémo-

---

[1] *Archives de médecine navale*, Juillet 1901, p. 45.
[2] *Archives de médecine navale et coloniale*, 1898.

globinurique paludéenne, prétendant qu'il n'y en a pas d'autre que celle qui est déterminée par l'usage de la quinine. Koch a adopté cette manière de voir en se basant sur le fait que, dans la presque totalité des cas de fièvre hémoglobinurique bilieuse, l'examen microscopique du sang est d'ordinaire négatif au point de vue de la recherche des parasites palustres. Mais c'est avec beaucoup de raison que Laveran, ainsi que tous les auteurs qui admettent la nature palustre de cette maladie dans beaucoup de cas, répondent à cette objection: 1.º que la présence du parasite palustre a été observée et est observée dans un assez grand nombre de cas de fièvre hémoglobinurique bilieuse; 2.º que, dans les cas d'hémoglobinurie, les globules rouges malades, qui contiennent les parasites palustres, sont détruits et disparaissent rapidement et en grande partie, ce qui explique la disparition, peut-être passagère, des hématozoaires palustres et la difficulté qu'on a de déceler le peu de parasites qui y restent.

C'est pourquoi, dans les cas où nous cherchons à baser notre diagnostic sur les résultats de l'examen microscopique du sang, nous devons, croyons-nous, prendre des préparations microscopiques pendant plusieurs jours si la maladie se prolonge, et les examiner avec soin et à plusieurs reprises, surtout pendant les rémissions fébriles, où la phagocytose a la plus faible intensité. D'ailleurs, les parasites palustres ne manquent-ils pas aussi, ou, du moins, n'est-il pas impossible de les retrouver dans d'autres cas très graves de paludisme, dont l'origine n'en est pas moins manifeste et où la destruction des globules rouges du sang n'est ni aussi intense, ni aussi abondante que dans l'hémoglobinurie? Baccelli n'a-t-il pas dit que la mort par suite de paludisme est possible, sans que les formes connues des parasites palustres se trouvent dans le sang circulant? Golgi n'assure-t-il pas que, même dans les cas de paludisme les plus graves, il est possible qu'on ne trouve point de parasites palustres dans le sang?

Dans les cas de fièvre hémoglobinurique paludéenne, le refroidissement peut jouer le rôle de cause provocante médiate; c'est ce qui explique le fait que la plupart de ces cas apparaissent durant l'hiver, époque où le froid humide exerce une influence prépondérante, et durant l'automne, saison où les individus atteints de la maladie, porteurs pour la plupart d'une quantité plus ou moins grande d'hématozoaires palustres et souffrant d'une anémie plus ou moins intense par suite des accès palustres antérieurs, continuent à coucher encore à la belle étoile, ou du moins dans des

chambres dont les fenêtres restent tout ouvertes, et respirant ainsi
pendant leur sommeil un air chargé de rosée nocturne, sont exposés à un refroidissement très facile. Dans ces cas, le refroidissement agit d'une façon secondaire mais puissante sur le développement de la fièvre hémoglobinurique bilieuse, à côté des autres
causes prédisposantes sous l'empire desquelles se trouve l'organisme du sujet. Hippocrate, dans le chapitre sur l'usage des hu-
meurs, dit «χλωρα τὰ οὖρα τῆς ὥρης» (les urines deviennent sanguino-
lentes pendant la saison froide) ce qui prouve que le refroidissement comme cause principale ou médiate de l'hémoglobinurie n'a
point échappé à l'attention du Père de la Médecine.

Les changements de température surtout brusques, semblent
avoir une certaine influence. Dans l'ouest Africain équatorial,
lors de la période dite de transition, c'est-à-dire pendant les quelques semaines qui séparent la saison des pluies de la saison
sèche, et où alternent avec des journées entières de pluie torren-
tielle, des jours de chaleur torride et sèche avec un soleil de feu
dans un ciel de plomb, les cas de fièvre hémoglobinurique sont
beaucoup plus fréquents, ainsi que, du reste, les cas de fièvre palustre simple. Le changement d'altitude, rapide déplacement dans
des régions montagneuses, le retour en Europe durant l'hiver,
sont des causes occasionnelles de la fièvre hémoglobinurique palustre. Ce n'est certainement pas le seul hasard qui fit que 5 sur
6 cas, observés par Seal dans les Indes Anglaises, se présentèrent
à Darjeeling, une station située à 2.000 m. d'altitude [1]. A Guinée,
on a constaté une fois de plus que les accès hémoglobinuriques
sont rares quand il n'y a pas de tornades qui produisent de brusques abaissements de température [2]. A la Réunion la fièvre
hémoglobinurique bilieuse existe, mais elle n'offre pas la même
sévérité qu'à la côte occidentale d'Afrique; on la désigne dans
le pays sous le nom d'accès jaunes. Neuf fois sur dix, elle
reconnaît pour cause un refroidissement. A Madagascar, c'est à
la fin de l'hivernage, alors que les premiers froids se font sentir
et que l'Européen est anémié par la période de chaleur qu'il vient
de supporter et parfois profondément impaludé, que les cas de
la fièvre hémoglobinurique sont les plus nombreux.

De même, les fatigues de toute espèce, le surmenage corporel

---

[1] Meyers, l. c., p. 152.

[2] *Maladies épidémiques et contagieuses qui ont régné dans les colonies françaises en 1902,* par Kermorgant; *Bulletin de l'Académie de médecine de Paris,* séance du 1 Mars 1904, p. 164.

et intellectuel, les excès de toute sorte, la débauche, les influences morales, découragement, paresse, les auto-infections gastro-intestinales, en particulier chez les habitants des pays chauds, chez qui le foie, déjà affaibli par l'action du climat, ne peut protéger suffisamment le sang contre les poisons intestinaux absorbés, préparent le terrain à l'apparition de la fièvre hémoglobinurique bilieuse [1]. Dès maintenant, parmi les produits des fermentations digestives anormales, on en connaît quelques-uns, comme le phénol, l'acide sulfhydrique, etc., dont le rôle dans la production d'une hémoglobinurie a pu être démontré. Toutefois, il est probable que l'intoxication, dans les cas pareils, est plus complexe, et qu'elle verse dans le sang des poisons organiques dont l'étude est encore à faire.

La syphilis, les diathèses rhumatismale et arthritique, agissent à la façon de causes médiates et, chez les personnes impaludées, préparent le terrain à l'apparition de la fièvre hémoglobinurique bilieuse.

Des réflexions plus récentes nous ont amenés à la conviction que ce n'est pas seulement la diathèse individuelle ou acquise qui contribue à la production et à l'apparition de la fièvre hémoglobinurique bilieuse, mais encore la diathèse héréditaire ou congénitale, laquelle rend l'individu plus apte et plus impressionnable à l'attaque de cette maladie. En d'autres termes, il existe chez certains individus un état anormal particulier de l'appareil circulatoire en général, et plus spécialement des globules sanguins, état anormal qui favorise la destruction d'un nombre considérable d'hématies et la diffusion de leur hémoglobine dans le plasma sanguin. Dans les 22 cas de notre propre pratique, nous avons rencontré deux frères atteints de la maladie, et d'autres cas où le père ou la mère et un ou plusieurs enfants en étaient attaqués.

Tous les deux sexes sont, d'après nous, sujets à contracter également la maladie. Si l'on voit dans les statistiques que les représentants du sexe mâle sont plus nombreux, cela provient de ce que les hommes sont ceux qui s'exposent plus particulièrement aux foyers palustres et aux froids humides.

Quant à l'âge, d'après ce que nous pouvons juger en nous basant sur nos propres cas, la maladie atteint les âges de 7 à 45 ans.

---

[1] Ch. Firket. *De la nature des fièvres hématuriques des pays chauds*, Extr. du *Bulletin de l'Académie royale de médecine de Belgique*, séance du 28 juillet 1900.

Prophylaxie

En commençant par la prophylaxie hygiénique de la fièvre hémoglobinurique bilieuse, nous nous hâtons d'avouer que nous sommes de l'ordre des conservateurs et que par conséquent nous sommes pour le principe : *non tout au paludisme, mais seulement ce qui est au paludisme d'une façon évidente.*

Comme la fièvre hémoglobinurique paludéenne n'est point exempte de rechutes et que l'anémie et la faiblesse générale du corps augmentent après chaque accès, ce qui augmente en même temps la prédisposition à des manifestations aiguës et très graves de l'infection palustre, il est prudent d'éloigner du foyer endémique toute personne qui aurait présenté un accès plus ou moins grave. En même temps, on rendra le malade attentif à ce qu'il se garantisse de toute cause de refroidissement et à s'habiller de vêtements de laine jusqu'au parfait rétablissement de la santé ; de plus, le malade doit prévenir toute manifestation et tout accès palustres par l'usage assidu des préparations de quinquina, ou même, de la quinine à des doses légères. Enfin, tout accès palustre antérieur, même le plus léger, doit être traité *d'une façon radicale.*

De même, les personnes qui souffrent de fièvre hémoglobinurique bilieuse, ou celles qui en sont menacées, ou celles qui en ont eu des atteintes antérieures, doivent, dès qu'elles ont ressenti un certain mouvement fébrile, se mettre au lit, conserver la peau chaude, boire des boissons chaudes (infusion de sauge, de tilleul ou de thé) et prendre toutes les trois heures une dose de bichlorhydrate de quinine, 30 centigr. par exemple, de préférence par la voie hypodermique. En général, elles doivent éviter le refroidissement et l'humidité, les diverses fatigues excessives, ainsi que toute cause débilitante du corps et des forces en particulier. Manuel Ferreira Ribeiro [1], en parlant de la prophylaxie des maladies paludéennes, reconnaît que les sels de quinine, administrés convenablement contre le paludisme dans un but prophylactique, modifient complètement, ou bien, ils repoussent l'apparition des fièvres malignes et des hématuriques bilieuses.

Les mesures rationnelles à prendre contre le paludisme peuvent servir aussi à la prophylaxie de la maladie qui nous occupe 1.º détruire les moustiques, 2.º se protéger contre les piqûres de ces insectes, 3.º guérir tous les malades atteints de paludisme *radicale-*

---

[1] L. c. p. 157.

ment, afin qu'ils ne puissent pas servir à infecter les Anophèles,
4.° rendre les individus sains réfractaires au paludisme.

Traitement

Ayant, de tout temps, admis deux formes de fièvre hémoglobinurique bilieuse, la *forme palustre* et la *forme quinique*, nous
croyons utile, avant d'entamer la question de leur traitement, de
faire précéder, au point de vue du diagnostic différentiel, les signes suivants que nous considérons comme tels. 1.° Emploi précédent de la quinine. 2.° Non répétition de l'accès hémoglobinurique
sans administration d'une nouvelle dose de quinine. 3.° Grande
intensité de l'ensemble des phénomènes cliniques (ictère, hémoglobinurie, vomissement, douleurs des reins); plus grande durée
de ces phénomènes et répétition des accès hémoglobinuriques
(forme intermittente ou continue) dans la fièvre hémoglobinurique
palustre. 4.° Amélioration de l'accès par l'ingestion de la quinine
et guérison, dans la plupart des cas, des malades souffrant d'hémoglobinurie palustre. 5.° Aggravation des phénomènes par l'administration d'une nouvelle dose de quinine et mort du malade
par la persistance non raisonnée du médecin dans l'usage de la
quinine, en cas d'hémoglobinurie quinique. 6.° Apparition de
l'hémoglobinurie palustre, dans certains cas, sans usage préalable
d'une préparation quelconque de quinine. 7.° Découverte, dans
beaucoup de cas, des parasites palustres de Laveran. 8.° Nous
savons que parfois, après la guérison de la fièvre hémoglobinurique
palustre, les malades souffrent d'accès de paludisme sous diverses
formes (paludisme intermittent ou tiers); l'administration de la
quinine contre ces accès ne produit jamais de l'hémoglobinurie;
par contre cette hémoglobinurie se produit toujours chez les individus qui ont des urines noires chaque fois qu'ils prennent même
la plus petite dose de quinine, parce qu'ils y ont une prédisposition.

Bastianelli agit de la façon suivante dans la fièvre hémoglobinurique: 1.° si, au cours d'un accès palustre, survient l'hémoglobinurie, et qu'on révèle les parasites palustres dans le sang, il
administre la quinine; 2.° il évite de prescrire la quinine, si l'examen microscopique du sang ne révèle la présence des hématozoaires; 3.° il cesse de donner la quinine, si elle avait été administrée
avant l'apparition de l'accès hémoglobinurique, toutes les fois que
le sang ne paraît pas contenir des parasites palustres; mais, au

contraire, il conseille de continuer l'usage de la quinine, si les hématozoaires persistent dans le sang.

Selon notre avis, comme l'élément palustre est, dans la plupart des cas, la cause principale de la fièvre hémoglobinurique bilieuse, on doit avoir recours à l'administration des diverses préparations quiniques. La quinine doit être administrée le plus tôt possible et, de préférence, par injections hypodermiques. L'épigastre, la surface interne des cuisses et les omoplates sont les régions les plus propices pour les injections hypodermiques, et surtout, d'après Corre, les deux premières sont des régions où l'absorption se fait le plus rapidement. Quant à la dose, tout en étant prodigues, nous devons en surveiller avec attention l'absorption réelle si le médicament a été administré, non par la voie hypodermique, mais bien par la bouche ou par la voie rectale. La quinine sera prescrite à la dose de 1 ½ gramme par la bouche, en solution, si possible; à la dose 2-3 gr. en lavement. Pour les injections, on doit prescrire 1 gram. de bichlorhydrate de quinine ou de bromhydrate de quinine, dilué *lege artis* dans 3 c. c. d'eau distillée stérilisée et continuer cette dose quotidienne, toujours en rapport de l'intensité de la maladie.

Au contraire, dans les hémoglobinuries quiniques simples, aussi bien que dans les fièvres hémoglobinuriques quiniques, nous évitons la quinine et nous ordonnons le repos, les limonades, l'eau de Vichy et comme nourriture le lait et exceptionnellement le bouillon de poule.

Nous n'ignorons point qu'on a publié des statistiques de malades atteints de fièvre hémoglobinurique bilieuse et guéris par la quinine, ainsi que de malades traités sans quinine, dans le but de prouver l'efficacité de la médication non quinique; mais nous croyons que de ces statistiques on ne puisse arriver à aucune conclusion, du fait que, parmi les cas traités sans quinine, on a embrassé, selon notre avis, outre les fièvres hémoglobinuriques provenant de l'infection palustre, un grand nombre de cas d'hémoglobinurie quinique simple et de fièvre hémoglobinurique quinique, de sorte que tous les cas cités dans ces statistiques ne sont pas répartis d'après leur forme particulière; ce qui nous permet, par conséquent, d'aborder avec assurance, dans le sens de la plus grande autorité médicale du siècle dernier, savoir que la statistique ne peut donner la vérité scientifique. En médecine et en physiologie, disait Claude Bernard, «la statistique conduit à l'erreur presque nécessairement. Lorsque surtout la matière des statistiques n'est pas examinée à fond, n'est pas répartie d'une façon spéciale, lorsque, pour ainsi dire, l'ivraie n'est pas séparée du blé, lorsque le contenu des statistiques n'est pas basé sur les données étiologiques véritables du malade; alors, ces statistiques ne comportent pas l'autorité de la persuasion, ne constituent pas, comme Lancereaux a dit, une *méthode scientifique définitive*; elles ne démontrent rien dans les sciences d'observation et d'expérimentation et dans ces cas, on doit recourir ailleurs pour avoir la lumière et la démonstration scientifique au sujet d'une question médicale quelconque.

Mais, n'y a-t-il point d'autres cas de fièvre hémoglobinurique bilieuse palustre où puisse être nuisible l'administration d'une préparation quelconque de quinine indépendamment du mode de l'administration et de la dose de ce médicament?

L'usage de la quinine est suspendu ou contre-indiqué seulement dans les cas de fièvre hémoglobinurique palustre où il y a de l'anurie ou une diminution sensible de la sécrétion urinaire, et cela, parce que l'économie est alors chargée de substances excrémentitielles très nuisibles, lesquelles, ne pouvant être éliminées en tout ou en partie par les reins et par les excrétions des divers organes glandulaires, déterminent un nouveau tableau pathologique secondaire, une infection nouvelle ajoutée à la première, en d'autres termes, une auto-infection surajoutée très dangereuse pour le malade. Dans de semblables cas, la quinine ne pouvant agir thérapeutiquement, on doit y renoncer, car, dans l'impossibilité qu'elle est de s'éliminer de l'organisme par le parenchyme rénal en état anormal, elle acquiert une action massive, et peut, par là, agir paralytiquement sur le cœur, produire un grand degré d'abattement dans l'organisme malade (lequel se trouve affaibli et anémié par l'accès hémoglobinurique palustre), réaliser de cette façon le tableau complet de l'empoisonnement quinique et finir par amener la mort. Dans de semblables cas, l'administration de la quinine peut être d'après le Dr. Rizopoulos (de Lamie) encore plus nuisible, parce que, en augmentant encore plus la congestion déjà existante du parenchyme rénal, augmentent en même temps les lésions secondaires de la structure des reins, troublant de plus en plus la rétention partielle ou complète de la fonction sécrétoire de cet organe, de sorte que le danger de mort devient de plus en plus grave. On combattra aussi, dans la fièvre hémoglobinurique palustre, les vomissements bilieux en appliquant des sinapismes sur l'épigastre et en faisant prendre à l'intérieur la potion de Rivière

avec sirop d'éther, ainsi que du champagne glacé. Les vomissements bilieux résistent à tout traitement, lorsqu'ils apparaissent
après la rétention urinaire et en sont dépendants. D'ailleurs, étant
donné que les vomissements constituent, dans ce dernier cas, une
issue, pour ainsi dire, aux produits excrémentitiels amassés dans
l'économie, il serait entièrement nuisible de les réprimer complètement sous peine de hâter la terminaison fatale en fermant cette
porte de sortie. Nous nous contentons à les modérer et à combattre
les douleurs qui les accompagnent en appliquant sur l'épigastre des
compresses imbibées de chloroforme. L'eau de Vichy prise en
grande quantité est aussi utile, parce qu'elle excite légèrement la
sécrétion urinaire et augmente la quantité des urines, tout en di-
luant l'hémoglobine libre dans le sérum sanguin et prévenant
l'embolie rénale par des coagulums de celle-ci.

Paucot (¹) a appliqué avec succès, comme il dit, dans le traitement de la fièvre hémoglobinurique bilieuse, la minéralisation
du sang par des injections hypodermiques de chlorure de sodium
en solution 30:1,000 et en quantité de 200-300 grammes une
ou deux fois par jour, selon les indications; dans des cas
d'anurie, nous voyons, dit Paucot, les urines revenir dans 3
à 12 heures.

Quant à nous, nous employons les injections du sérum artificiel ordinaire (7:1000) en quantité de 150-250 grammes par jour,
et nous les préférons à celles de Paucot, parce qu'une solution de
30:1,000 contient à coup sûr une grande proportion de chlorure de
sodium, aggrave l'hyperhémie et l'inflammation rénales, et ac-
centue, par conséquent, l'état urémique, s'il y a. En cas qu'il n'y
a pas lieu de procéder aux injections hypodermiques, nous administrons deux fois par jour un lavement de 350 grammes de sérum
artificiel.

Quand les urines sont rares, il ne faut pas donner des diurétiques par la supposition que ces derniers excitent la sécrétion
urinaire. Les diurétiques, comme la scille, la digitale, l'acétate de
potasse, etc., n'ont pas des effets agréables contre la maladie en
question; au contraire, nous croyons que ces médicaments augmentent la congestion rénale et favorisent l'apparition de l'urémie, et
c'est avec beaucoup de raison que certains praticiens imputent à
l'emploi de ces médicaments la production ou plutôt, selon notre

---

(¹) Traitement des accès de fièvre bilieuse hémoglobinurique par des injections de chlorure
de sodium. Archives de Médecine navale, 1901, Oct. p. 308-312.

avis, l'accélération de l'apparition d'infarctus hémorrhagiques que révèle l'autopsie dans le parenchyme rénal.

Les médicaments qui semblent favoriser l'élimination des produits excrémentitiels amassés dans l'économie par l'anurie, sont le calomel et l'infusion des feuilles de jaborandi. Le calomel constitue, dans cette maladie, le meilleur des laxatifs, et il est plus facilement toléré par le malade; il provoque des évacuations profuses sans exciter le tube digestif et sans augmenter, après son effet purgatif, la tendance à la constipation, comme le font le sulfate de soude et le sulfate de magnésie. D'autre part l'infusion des feuilles de jaborandi prise en même temps augmente la sécrétion des glandes salivaires et de la peau.

De plus, nous appliquons à plusieurs reprises, sur la région des reins des ventouses sèches et des applications chaudes ce qui combat l'osphyalgie parfois intense qui accompagne la congestion rénale, et augmente l'urination.

Le malade est en même temps soumis au régime lacté absolu; il prend rarement du bouillon de poule léger comme aliment excitatif et du vin blanc vieux. En cas de grand abattement des forces, accentué par les vomissements réitérés, nous ordonnons des lavements nutritifs composés de lait, jaune d'œuf et vieux vin rouge. On peut continuer ces lavements pendant 3-8 jours.

Après la cessation de la fièvre et la disparition complète des symptômes de la maladie, pour que le malade recouvre ses forces, nous prescrivons la décoction de quinquina avec extrait de kola et cognac. Le traitement est terminé par des injections hypodermiques de néo-arsycodile.

THÈME 6 — NAVIRES HÔPITAUX ET LEUR FONCTIONNEMENT
EN TEMPS DE GUERRE

(Hospital Ships and their working in War and Peace)

Par M. P. B. HANDYSIDE (Londres)

Fleet Surgeon, R. N.

That hospital ships are a necessity in time of war is now generally recognised, but I would also urge that they are necessary in time of peace, that is to say, that ships should be built and fitted for this purpose, should be commissioned and acompany every squadron in all its larger movements. Preparedness in this matter is, I think, greatly to be desired, unpreparedness seems to me to be merely courting trouble if not disaster.

When war breaks out, as it may without much warning, what an amount of trouble and anxiety would be saved if, instead of having to select ships and have them fitted as hospitals, thoroughly equipped hospital ships were already with each squadron! Then, time occupied in fitting out such ships is also of great importance; the Japanese certainly did this in the case of the «Saikio» Maru and the «Kobe» Maru in a fortnight, but I doubt if any other nation could do it in anything like this time or as efficiently, and the chances are that many details might be overlooked and the ship sent to sea insufficiently equipped. Every naval officer knows that a newly commissioned ship is not so efficient as one in which the personnel has had time to become acquainted with the materiel, and certainly this would be no less so in the case of a hospital ship. Also suppose a great battle, as is highly probable, be fought at the very outbreak of war, how fearfully handicapped a fleet would be — more especially if victorious, in having to look after all its wounded as well as many of the enemy's, how space would have to be taken up for their treatment below decks, and how there, in the absence of sufficient light and air, to say nothing of comfort, a serious risk would be run of lives being lost which would otherwise be saved.

In the construction of a hospital ship the following points present themselves for consideration.

1. Kind of vessel required and size.
2. Disposition of accommodation for
    a. sick officers and men,
    b. officers and crew of ship.
3. Ventilation and heating.
4. Sanitary arrangements.
5. Laundry arrangements.
6. Ice making and cold storage.
7. Operation room.
8. X-ray room.
9. Bacteriological room.
10. Dispensary.
11. Repairing room for instruments.
12. Dental room.
13. Store rooms.
14. Boats.

15. Means for transportation of cots.

1. *Kind of vessel.*

A hospital ship should be capable of accommodating not less than 200 cases; this means the ship should be about 8000 tons. There should be a deck-house running from nearly right aft to 5/6 of the distance forward; a main deck principally for the accommodation of the sick, and a lower deck for other cases and for the accommodation of the Sick Berth staff and the crew. On each side of the deck-house there should be a wide alley-way extending to the ship's side and covered by wooden planking, forming a flying deck for the housing of boats and providing a shelter for convalescents or for the open air treatment of pulmonary cases.

It is important that a hospital ship should have speed so that she can keep up with the fastest cruiser of a squadron, and also be able to make trips to port and return with as little loss of time as possible.

The height between decks (main deck) should not be less than eight feet.

2. *Disposition of accommodation.*

Upper deck, from aft forward. Abaft all there should be a small mortuary and post-mortem examination room, having a cemented floor and with the sinks discharging by special pipes. On both sides of the ship aft lavatories and bathrooms should be fitted for the officers of the ship, and in front of these, placed amidships, there should be a large hatchway leading to the main and lower decks. Immediately in front of this the deck-house should begin, in which should be cabins on both sides for officers of the ship, a saloon forward of these to occupy both sides, a pantry, a smoking-room for ship's officers on one side and one for convalescent officers on the other. Succeeding these should come the main hatchway, leading to both main and lower decks. In front of the hatchway, alongside the funnel-casing, the cooking galleys might be placed one on each side, and after these rooms for bacteriological, X-ray and dental work, succeeding these a room for the repairing of instruments, the preparing room, and in the foremost part of the deck-house the operation room. The fore hatchway should be placed well in front, and beyond that, in the bows of the ship, and quite separate from the deck-house, the soiled linen room, washing room, disinfecting room, and laundry.

Main deck, from aft forward:

In the after part the baggage rooms might be placed, next a saloon for sick officers on one side and the library on the other, the passage way being on the same side as the latter. Succeeding these should come the cabins for sick officers on either side, and amidships, separated by a passage from the cabins, linen rooms and utensil rooms might be placed. Ahead of these, on one side, the pantry, latrines and bathrooms for sick officers might be placed, similar accommodation for men being on the other side. Succeeding these should come the general medical ward extending from side to side of the ship. Forward again of this might be the dispensary amidships, on the port side a smoking room for men and pantries, and on the starboard lavatories and bathrooms. On each side amidships here the lifts from the cooking galleys would come down, and such space as is not required for them could be used for linen cupboards, etc. Forward of these the general surgical ward might be placed, extending, as in the medical ward, from side to side of the ship, and communicating with the preparing room above by a lift. The fore hatchway would be placed next, and beyond this the special cabins for zymotic cases with their own latrines and bathrooms on one side, and on the other, separated by a dividing bulkhead, cabins for special cases.

Lower deck:

Special accommodation would here be provided for the Sick Berth staff and for the ship's company, with corresponding latrines and bath arrangements. Two cabins for lunatics should also be placed here, and other cabins for special cases as required, the rest of the space being taken up by storerooms, etc.

3. *Ventilation and heating.*

Ventilation throughout should be by natural means as far as possible, but for use in hot weather there should be a liberal supply of electric fans, the number provided having a due regard to the size of the space in which they are to be used. The cabins, bathrooms, etc., on the upper deck will be sufficiently ventilated by their ports and doors, but the saloon and smoking-rooms should have overhead apertures (skylights), as should also the operating room, and there should be special uptakes from the galleys to the boat deck.

The various cabins for sick officers and their lavatories on the main deck, besides having large scuttles, should have supply

and exhaust ventilation through cowls on the upper deck, and
the same applies to the general medical and surgical wards, and
in fact to all the spaces on this deck as well as to the lower deck.
The general medical and surgical wards in addition should have
a large skylight running centrally over each. The cowls should
be placed at intervals on the upper deck and communicate by
pipes leading overhead and along the floor deck respectively to
each cabin, a means for closing (shutter) being fitted to each of
the inlets so that in stormy weather too much draught is not
set up.

Heating. The ship should be heated throughout by steam-
pipes running along the sides in the case of the main and lower
decks and amidships in the upper deck cabins; radiators should
also be fitted in the general wards, and two or more stoves, if a
suitable uptake can be made for the chimneys. The steam pipes
should have their supply direct from the main boilers. Special
means should be taken to ensure the sufficient heating of the
operating room, as the keeping of a patient warn does much to
obviate shock during an operation.

4. *Sanitary arrangements.*

The number of latrines required is about 5 °/₀ of the cases
carried. There should be urinals in each set of w. c.'s, the receptacles being of thick glazed porcelain and not of metal, which
is liable to accumulate a deposit and difficult therefore to keep
clean; a free flushing by the sea water should be assured in each
case. Hot and cold water should be obtainable in the bathrooms
at all hours. For the cleaning of bed pans and urinals there should
be a special tap for the purpose.

5. *Laundry arrangements.*

The soiled linen should be collected in a special room on the
upper deck forward next to the washing room; the washing is
best done by steam rollers, a centrifugal machine worked also by
steam being used for getting rid of most of the water afterwards.
It should then be passed into the disinfectors, dried by hanging
on wooden «horses» which run in and out of a chamber the
atmosphere of which is dried by steam heat; it should then be
mangled and ironed and conveyed to the special cupboards below.
Such things as operating gowns, towels for operating room, etc.,
should be sterilized in their own metal cases and kept in these
in the preparing room till required.

6. *Ice making and cold storage.*

It is essential that ice be obtainable on board at all times, and if it cannot be made in considerable quantities, provision should be made for the carriage of it, not only for preserving food, but for use in the general treatment of the sick; in any case cold storage is required.

Ice chests for daily use should be provided in each set of wards.

7. *Operation room.*

This room seems to me to be best placed in the foremost part of the deck-house, that position ensuring more light and a minimum of chances of dust or «blacks» from the funnels; it should be lighted by scuttles at the side and in front, and overhead also. A + 30 electric light should be capable of being brought directly over the operating table, and there should also be a wandering lead with a reflector for use if operative procedure is required at night. Special arrangements for heating, in the way of extra pipes, should be fitted so as to ensure a temperature of 80° F. if necessary. All the corners in the room should be rounded off; a tiled floor is preferable if it can be accurately laid, otherwise the floor should be covered with strong linoleum, the joinings of the different pieces being filled with putty or covered by thin strips of lead accurately laid and nailed down. Wooden gratings are required for the operator and his assistants to stand on so as to prevent slipping on a wet floor. The bulkheads and roof should be as smooth as possible and covered with several coats of white enamel paint. The operating table of strong and simple pattern should be on rubber wheels, but capable of being fixed in any position by locking of the wheels, or it might revolve on a central fixed pedestal with locking arrangements at four points; it is advantageous, I think, that the table should be movable in some way in order that the part to be operated upon may be brought into the best light. Two metal screw-seat stools are required, one for the anaesthetist, and the other for the operator in performing such an operation as that for haemorrhoids. Three tables are necessary, for instruments, sponges, and anaesthetics; these should all be trough-topped and have rubber wheels such as are on the operating table, and by means of a fishguard they (and the stools) should be made fast to one of the bulkheads when not in use at sea. Six covered galvanised metal jugs are required, of about one gallon capacity each, to carry sterilized water or lotions, and a covered galvanized bucket should be fixed under the operation table; three enamelled basins are also required.

Preparing room. This room should communicate directly by a lift with the surgical ward; it should contain the instrument cases fixed to the bulkheads, case for anaesthetics, etc., wheeled table or ambulance for conveying patients from the lift to the operation table, basins for the operator and his assistants to wash in, and a sink; the drain pipe from these basins and sink should not pass into any latrine pipe but directly overboard. The metal cases of sterilized dressings, aprons, gowns, etc., should be kept here, as well as the sterilizer for instruments.

8. *X-Ray room.*

All the apparatus necessary for X-ray work should be placed in this room, and closely fitting dark screens should be attached to the shutters of the scuttles. A small annex should be fitted as a photographic developing room. The X-ray room could also be used for opthalmoscopic examinations.

9. *Bacteriological room.*

The bulkheads of this room should be fitted with racks for the various bottles and plant generally. The incubators should be easily removable for cleaning, the microscopes also. Taps for hot and cold water are required, and a sink.

10. *Dispensary.*

The dispensary for the compounding and issue of the drugs in daily use is best situated near the medical ward (vide n. 5). All the drugs and chemicals should be in locked racks, the dispenser having one set of keys and a spare set kept by the medical officer in charge. This room should be especially well lighted by electricity; a wandering lead is necessary. On the lower deck, or below that, there should be a large dispensary store, also well lighted, provided with a table and weighing machine, and special arrangements must be made in the form of slate or earthenware tanks for the storage of strong chemicals and inflammable drugs, the jars containing which being placed in the tanks and packed round with asbestos.

11. *Repairing room.*

This is a most necessary adjunct, as the surgical instruments constantly require resetting and sharpening; and not only those of the hospital ship but also those of the various men-of-war. Lathes with grindstones are required, and a complete set of implements. A qualified instrument maker should be in charge.

12. *Dental room.*

A small room is required for dental work; good light, both natural and artificial, is necessary. Fixed cases are required for the instruments, and the principal fittings are a dentist's chair and a dental engine; the latter could be worked from an ordinary electric fan by removing the blades.

13. *Store rooms.*

Such space as may be available on the lower deck might be utilized for medical stores, i. e., ward necessaries, and further provision should be made for these in the holds as required.

14. *Boats.*

For the removal of patients from a man-of-war special boats are required. These should have a deck-house, occupying the whole space except a gangway all round, and projecting above the gunwale about two feet; this upper part should have scuttles all round it for light and air, and there should be a central hatch opening fore and aft to enable the cots to be let down easily; they should be capable of taking twelve cot cases and twelve others. These boats would be towed by steam-boats, four of each being supplied to each hospital ship.

15. *Means for the transportation of cots.*

For the transportation of cot cases from the boats to the wards davits are required at each gangway, and lifts from the upper to the main deck. There being three large hatchways from the upper to the main and lower decks, davits should be placed on the ship's side, both port and starboard; cots would thereby be brought to the upper deck, carried at once to the hatchway opposite them, and from thence sent below by the lifts. The clearing of boats would thereby be facilitated, and the patients got below as rapidly as possible.

Cabins and wards for officers and men

A. Officers.

About twenty-five beds in all are required for officers. It is unnecessary that each officer should have a cabin to himself, as the difficulty of administration would thereby be increased; there should be five or six single-bed cabins for special cases, a four or five-bed cabin for warrant officers, and the rest of the accommodation divided into a ward for officers confined to bed and one for those able to get about. In all cases swinging cots should be used, and not bunks, in order that the patient may be approached from either side. Mosquito nets, bed-tables, etc., should be provided, as in the general wards, and in each single-bed cabin some kind of a fixed table is required, a chest of drawers, and a chair and a wash-stand.

B. Men.

The general arrangements of the Medical and Surgical Wards should be practically the same. Sufficient space should be left amidships under the central skylight for mess tables and forms. The swinging iron cots should be arranged in parallel rows, fore and aft, in one tier, and slung from iron uprights, but for use in war time if necessary spare cots should be carried in the hold to be placed in double tier in the wards as required. Each cot should be fitted with a wire basket for holding a handkerchief or books, and there should also be a light table capable of being placed across the cot or of lying parallel with it when not required. Mosquito curtains should be provided for each cot and a certain number of plain white curtains to act as screens if required; these should not be hung from the roof, as such a fitting would interfere with ventilation and with a second cot being placed overhead, but from iron rods supported by uprights attached to the sides of the cot, and in the event of a second tier cot being slung, the curtains of the lower might be attached to the bottom of the upper.

Lockers for clothing should be placed round the bulkheads with numbers corresponding to the cots.

All the scuttles in the hospital accommodation should be provided with wire gauze screens, so that should the draught be too great it may be modified without the necessity of closing the scuttle.

The electric light should be controlled in groups by keyswitches in charge of the second Sick Berth Steward on duty, and the globes should be fitted with a movable screen so as to prevent direct glare into patients' eyes; four wandering leads are required in each general ward, and these should be fitted with concave lateral reflectors and have switches of their own.

Electric fans should be supplied for use in the scuttles or ventilating shafts, and two strong iron movable pedestals for each general ward to support a fan if it is necessary to direct a current of air on to a patient directly.

The roof and sides of the wards should be painted with white enamel, and the floor planed as smooth as possible, then stained and polished.

If possible in each ward there should be a shelf for books.

Electrically heated kettles are necessary for each general ward, and one for the officers, in their pantry.

Ice chests are also required for each ward, and there should be an aerated water machine as well.

In the surgical ward special cots for fracture cases should be placed in groups by themselves and with extra space all round them, so as to be readily got at from every side. Three dressing tables are required, on wheels, one for the dressings themselves in their various sterile metal cases, another for lotions and instruments, and a third, in some such form as a covered slop pail, for soiled dressings.

In both medical and surgical wards there must be a locked cupboard for medicines.

In speaking of sterile dressingcases, I should like to advocate that such things as sterile gauze, cyanide gauze, etc., be supplied in rolls horizontally placed on revolving spindles in drum-like cases as nearly air-tight as possible, and with the opening arranged valve-like at the side, so that just sufficient material could be drawn out as was required at a time, the rest remaining uncontaminated in the drum.

Some arrangement must be made for the collection and destruction of soiled dressings; they should be burnt, preferably in a destructor for the purpose, but if this cannot be conveniently arranged for, then in one of the main furnaces down below; the dressings as they are removed from a patient should be placed in paper bags, each of which would be closed by twisting its neck, and collected in the covered slop pail and conveyed in it to the furnace.

The pantries for both the general wards should if possible be arranged at the ship's side opposite where the lifts come down from the galleys; sinks with hot and cold water are required and all washing of table crockery should be carried out here; urinals and bed pans being cleaned in a special w. c. in connection with eachset of latrines, where a jet of water can be applied from a special pipe for the purpose.

Wards for infectious cases.

These should be single-bed cabins; no special fittings are required, but attention should be particularly directed to securing a hard smooth surface to the bulkheads and floor, and to the position of the uptake ventilation on deck. For use in pulmonary tubercular cases, Japanese paper handkerchiefs should be supplied, into which the patients should be directed to expectorate; after use the handkerchief should be lightly squeezed and then placed in a covered metal pot, ultimately being burnt in the same manner as the surgical dressings.

One or two hip bats and portable w.c.'s are also required.

Personnel

A. *The Medical Staff in war time.*

1 Fleet Surgeon as Principal Medical Officer.

1 Staff Surgeon.

4 Surgeons.

1 Chief Sick Berth Steward as Butler.

5 First Class Sick Berth Stewards:

    1 for Medical Ward

    1 » Surgical Ward

    1 » Officers' Ward

    1 » Infectious Ward

    1 » Operation room, instruments, etc.

5 Second Class Sick Berth Stewards:

    2 for Medical Ward

    2 » Surgical Ward

    1 as assistant dispenser

25 Sick Berth Attendants:

    9 for Medical Ward

    9 » Surgical Ward

    3 » Officers' Ward

    2 » Infectious Ward

    2 » special duty

1 Qualified Dispenser in charge of stores.

1 Instrument Repairer.

4 Specially qualified cooks.

B. *The Medical Staff in peace time.*

1 Fleet Surgeon as P. M. O.

3 Surgeons.

1 Chief Sick Berth Steward as Butler.

5 First Class S. B. Stewards, as in war time.

15 Sick Berth Attendants:

    6 for Medical Ward

6 » Surgical Ward
2 » Officers' Ward
1 » Infectious Ward
1 Qualified Dispenser in charge of stores.
1 Instrument Repairer.
2 Specially qualified cooks.

Duties and Working of Hospital Ships

A. *In War Time.*

In time of war there should be at least two hospital ships to each squadron, or more, depending on the number of men-of-war constituting it. To one of these hospital ships the more serious cases occurring in the fighting ships should be transferred as often as opportunity occurs, so as to leave the latter unhampered and fit to engage the enemy at the shortest notice and under the most favourable circumstances; if this is not done such cases would have to be treated below-decks in their own ships, and the manner of doing so could not be other than unsatisfactory and with the great possibility of evil to themselves or, in the event of infectious cases, to others; they would also occupy space required for the accommodation of the injured in battle and their removal would leave the medical officers and sick berth staff free to devote all their energies to the wounded in battle.

Of course in certain cases it might not be possible, from stress of weather or from the rapid movements of the squadron, to keep all the men-of-war clear of serious cases up to the time of an action, and probably there will always be some such on board, but still I think every endeavour should be made to remove them in order that the fighting ships should be in as high a state of efficiency as possible.

I should in the above way fill up one hospital ship at a time, the other, or others, being kept for the emergency of battle; a certain number of these cases would probably return to their own ships cured, but this altogether depends on the nature of their complaints and what time elapses between their reception on board the hospital ship and the battle; when full up or nearly so, the hospital ship should be sent to the nearest hospital ashore and there discharge her sick, renew her supply of stores and rejoin her squadron as soon as possible.

On an engagement taking place, whether of a running nature

or of opposing squadrons circling round each other, all that the hospital ships could do would be to keep as clear as possible without losing touch; should a man-of-war be disabled and not pressed by the enemy, a hospital ship would then approach her and take the wounded on board, the whole crew, if the former were sinking, but in this case the uninjured would be transferred to another man-of-war as soon as possible after the fight was concluded. In the event of a ship of A fleet coming up with a totally disabled ship of B fleet, and it being necessary for the latter to strike her flag, I presume that a hospital ship of B fleet would still approach and receive the seriously wounded, the surgeons of the A ship probably supervising which cases should be permitted to go to the B hospital ship and which they considered should be made prisoners on account of their injuries being such as would not likely prevent their rejoining the fighting line in a short time.

It is unlikely that any nation would wish to encumber itself with the enemy's seriously injured, and therefore they would permit all such to go on board their own hospital ships.

At the conclusion of a battle I presume the hospital ships of the victorious fleet would go to the nearest of their own men-of-war first and remove the cases from her, then taking the other ships in rotation, always having regard to any signals which indicated that a ship was so damaged as to be in danger of sinking, and proceeding to her assistance in that case first.

After collecting the wounded, the hospital ships would make all speed to the nearest of their own shore hospitals, and having landed their cases rejoin their squadrons without loss of time. I do not know whether hospital ships would be allowed to land their cases at neutral ports, but if they were, I suppose that the men who recovered from their injuries would be interned till the end of the war, those who were capable of bearing arms again at any rate.

Further than what has been above mentioned, what would happen to the hospital ships of the defeated fleet is hardly possible to say, as everything would depend on how much damaged the men-of-war were; certainly if able to escape the latter would not wait to transfer wounded anywhere near the scene of the action; the senior officer would probably make signals ordering the hospital ships to pursue such course as was considered necessary.

Besides their purely naval function, the employment of hospital ships for the conveyance of military wounded has to be considered. The sick and wounded of a naval brigade landed for duty ashore would naturally be removed home, as necessary, by the hospital ships, but it would be necessary also to do the like by the military, and for this purpose there should be ships of the mercantile marine selected during peace time which can be speedily converted into hospital ships as required.

B. *In Peace Time.*

There should be one hospital ship attached to each squadron and one to each of the large home hospitals, the latter being used as will be stated later, and also acting as reserve ships for war time, when they could be despatched at once to supplement those of the various squadrons. I think it well also that there should be a certain number of ships of the mercantile marine selected during peace time to be converted into hospital ships if required in war, the whole detailed plan for their conversion being made out and ready for application.

In peace time a hospital ship accompanying its squadron would be available for the treatment of all the more serious cases of accident and disease occurring in such squadrons; they would then receive better attention than is possible in a man-of-war, air, light and freedom from noise would be assured, infectious cases could be isolated and lunatics would have accommodation suitable to their condition. Further, injuries could be treated aseptically, a condition which is rarely obtained and only with the greatest difficulty in men-of-war. Most of us in the Naval Medical Service have felt the very nearly insurmountable difficulty there is in obtaining asepsis for wounds when having to operate in a man-of-war; first and foremost the operation has most likely to be performed in the sick bay, a place used as a ward, diningroom and dressingroom for all kinds of cases; it may be possible to obtain permission from the captain of the ship to use a casemate or screened off part of the battery deck as an operation theatre, but there would be considerable difficulty in getting necessary arrangements made, and at the least the operator must run the risk of distractions from noise all round him, as unless the whole routine of the ship be brought to a standstill, noise of some sort is certain to occur. The difficulties of sterilizing, and keeping sterile, the dressings are great, and though the hands of the operator may be something like surgically clean, those of the Sick Berth

Staff in attendance can hardly be expected to attain anything like this considering their multifarious duties; all this would be obviated if we had a hospital ship to which to send our cases.

Again, hospital ships in peace time could be used to great advantage:

(1) For conveying patients or invalids to hospitals on shore when the squadron was at a distance; cases at present have often to be kept on board men-of-war for considerable periods on account of there being no means available for getting rid of them.

(2) For conveying invalids home from foreign stations under the most favourable conditions as to accommodation, treatment and supervision.

(3) For taking to sea for short cruises or to more salubrious harbours patients from shore hospitals, for whom change is often a great desideratum. It often happens that there are cases (e. g. pulmonary) in shore hospitals abroad when the climate is unsuitable, but who cannot be sent home, say, to face an English winter, and in these much good would surely be attained if they could be placed under better hygienic and climatic conditions.

(4) For taking to more salubrious climates convalescents from home hospitals (e. g. Haslar to Madeira). There are many cases of disease (fevers) contracted abroad which, though improving under treatment at home, convalesce but slowly, especially during the winter and early spring, and it must not rarely happen that officers, but more especially men, cannot be allowed to go to their own homes during convalescence on account of the climatic conditions there being unsuitable for their complaints; in such cases it is surely to the advantage of the country that means be provided for securing to them the best prospect of a speedy return to health, such being also from a financial point of view the best in the long run. Also if such arrangements as these were known to exist, it would be an additional inducement, and not a small one, for both officers and men to join a service in which every care and attention was shown to those who contracted disease due to the conditions under which they were called upon to serve.

(5) For instructional purposes. The hospital ships would provide excellent training for the surgeons and sick berth staff of the squadrons to which they were attached, and as from want of the opportunity for seeing cases most naval medical officers find it very hard to keep up their work in the constantly improving

methods of treatment, here is one way at least in which this may be overcome. For the sick berth staff also this is most important.

I should like to see a regulation put in force by which medical officers and the members of the sick berth staff should, unless having served in a shore hospital within three years, serve in a hospital ship for six months out of every two years of their appointments afloat.

It may be said that if all the more serious cases are always to be transferred to hospital ships, the medical staff of the war ships will cease to take much interest in their professional work, but I do not think this will be so—no man who values his self-respect will become slovenly in this way merely because he has only minor cases to deal with; many a case trivial at first may become, as every medical man knows, most serious if proper attention be not accorded, and this of itself should be sufficient to deter a man inclined to «take things easy» from neglecting his duty. Also for the junior officers and the Sick Berth Staff the knowledge that they must serve repeatedly in a hospital, whether ashore or afloat, where their abilities will be more highly tried and where the opportunities for the senior medical officers of observing their work will be much greater, will prevent them from becoming careless.

I have endeavoured to lay before you as succinctly as possible my ideas of the requirements of a hospital ship and what her functions would be in war and peace. I am quite aware my views are open to criticism on many sides, but it is only by bringing such views forward and submitting them to the criticism of those who understand the subject that a sound scheme for the establishment of hospital ships can be formulated.

THÈME 4 — TRYPANOSOMIASIS HUMAIN
(Human Trypanosomiasis, Sleeping Sickness)

Par MM. Col. DAVID BRUCE
C. B., F. R. S., Royal Army Medical Corps

et Capt. E. D. W. GREIG (Londres)
Indian Medical Service

Definition. — A disease caused by the entrance into the tissues of man of the *Trypanosoma gambiense*, which is characterised by general enlargement of the lymphatic glands and increase in the number of lymphocytes of the blood, with irregular attacks of fever in the early stage, and in the later stage by, in addition to the above mentioned, signs and symptoms due to changes in the cerebro-spinal system. The onset of these signs synchronises with the entrance of the trypanosoma into the cerebro-spinal fluid. The name Sleeping Sickness has been given to this latter stage.

ETIOLOGY. — *A general account of the investigations.* — *Trypanosoma gambiense* was first described by Dutton [1] in a case of an Englishman who was the master of a Government boat plying on the Gambia River, West Africa. He was admitted into hospital under Dr. R. M. Forde, on 10th May, 1901. Dr. Forde [2] saw a motile structure in the blood of the patient, which he was unable to identify. Dr. Dutton examined the blood in December, 1901, and saw the trypanosome which he described. At that time this disease was not associated in any way with the condition called Sleeping Sickness.

The next important step was that taken by the Sleeping Sickness Commission of the Royal Society in Uganda [3] in proving that *Trypanosoma gambiense* was the cause of Sleeping Sickness, and that the so-called Trypanosoma or Gambia Fever was simply the earliest stage of this malady.

The Commission, under the direction of Bruce, on arrival was informed by Castellani [4] that he had seen a trypanosome several times in the cerebro-spinal fluid of cases of Sleeping Sickness, but considered that it was probably an accidental concomitant of the disease, like the *Filaria perstans*. Baker [5] recorded three cases of Trypanosoma Fever in Uganda.

The above are the main facts in the history of the discovery of the cause of the disease. The disease has been known, clinically, for over a hundred years on the West Coast of Africa, but its true nature remained a mystery until 1903, although many attempts had been made to solve the problem of its causation before this date, but without success.

Geographical distribution. — The distribution of Human Trypanosomiasis is very remarkable, and, as we shall see later, there is a special reason for this. If a map of Africa showing the distribution of Sleeping Sickness be examined, it will be seen that the disease occurs close to the great water-ways, *e.g.*, the Congo, the Victoria, Albert, and Albert Edward Lakes, and the Victoria and White Niles in equatorial Africa. In Uganda the disease has followed the opening up of trade routes. It has now been raging on the shores of the Victoria Lake for several years past, and, as Greig (²) has recently shown, the disease has extended to the Albert Lake and the banks of the Nile. The disease is likely to extend North down the Nile (but not into the Sudan along the banks of the Nile) and South to Lake Tanganyika. The reason for this will be explained.

Race. — The white man and the Indian races are as susceptible to the infection as the natives of equatorial Africa.

Seasons. — There does not appear to be any seasonal prevalence of this disease.

Occupation. — The natives of Uganda carry on their trade on the shores of the Lake; banana, tobacco, fish, etc., being brought in by canoes and sold here. Unfortunately, in this locality, the Tsetse fly, which we know is the means by which the disease is spread, is most abundant, and hence it is that a large number of natives congregated together in this -fly belts, many of whom harbour the parasite of Sleeping Sickness, fulfil all the conditions necessary for the propagation of the disease. We thus see the part which occupation plays in the spread of this disease.

Food. — Although at one time regarded as a food disease it is now known that food is not a specific factor in the causation of the disease.

Sex. — Both sexes are equally attacked if they are exposed to the bites of the fly.

Morphology of the parasite. — This parasite can be readily detected in the fresh preparation with a low power, 150 to 200 diameters, Zeiss 16 mm. apochromatic objective, and No. 8 or 12 eye-piece. The rapid, eel-like motion of the trypanosoma, and especially the motion of the cells, at once attracts attention. In the determination of the parasite in the lymph juice, the examination of the fresh preparation is much to be preferred.

The best method of staining the parasite is by one of the modifications of Romanowsky methods. The one which yielded best results in our hands was that described by Leishman [7]. A blood film containing the parasite stained in this way shows the following details of structure: The parasite is composed of a single cell; in the centre is a deeply staining nucleus surrounded by a clear blue protoplasm; behind the nucleus is a small body, taking the chromatin stain very intensely, called the micronucleus or centrosome; near this, in the protoplasm, is a large vacuole; dots taking the chromatin stain are more or less numerous in the protoplasm. The flagellum is seen to commence at or near the micronucleus and runs along the margin of an undulating membrane, which is unstained, and connects it with the body of the parasite; at the anterior extremity of the membrane the flagellum is prolonged as a free whip-like process. The parasite reproduces itself by simple division, and the resulting new forms may remain attached for some time, forming a rosette. No true sexual reproduction has yet been clearly made out. Plimmer states [8], on morphological grounds, that a distinction can be made between the *Trypanosoma gambiense* and that of Sleeping Sickness; but it is safer, in the differential diagnosis of trypanosomes, to adopt not only this means, but also: (1) experimental inoculation in animals; and (2) artificial culture on blood agar (Novy & Mac Neal [9]). The inoculation experiments of Bruce and Greig [10], in Uganda, Laveran [11], in Paris, Thomas and Linton [12], in Liverpool, all agree in showing that the *Trypanosoma gambiense* of the West Coast is identical with Sleeping Sickness trypanosoma found in the cerebro-spinal fluid of men suffering from that disease.

Experimental inoculation of TRYPANOSOMA GAMBIENSE. — A large number of different kinds of animals were used by Bruce and Greig [13], in Uganda, for these observations. They included monkeys, dogs, jackals, cats, rats, guinea-pigs, rabbits, oxen, goats, sheep, and donkeys.

Monkeys. — Two varieties were used—*Macacus rhesus* and a *Cercopithecus* (Sp. ?). It was found that, whether the *Trypanosoma gambiense* was obtained by the bite of the fresh fly collected near the huts of cases of Sleeping Sickness, or from the cerebro-spinal fluid of cases of Sleeping Sickness, or the blood of man in the early stage of Sleeping Sickness, *e.g.*, the so-called Trypanosoma Fever, or from flies which had previously fed on cases of Sleeping Sickness, it gave rise to exactly the same signs in the monkey, namely, a slow, chronic malady, in all respects similar to Trypanosomiasis in man. The trypanosomes first appeared in the blood from the tenth to the twentieth day, and continued in the blood in smaller or larger numbers. The illness lasted from four to eighteen months.

The disease in monkeys, although strictly parallel to that found in man, was rather more acute, being to a greater extent a blood infection than a lymphatic one, as in man.

The *post-mortem* appearances in monkeys are identical to those found in man. The mononuclear exudation, described by Mott ([20]) as characteristic of Sleeping Sickness in man, is also found in monkeys infected with *Trypanosoma gambiense* in much the same way. They become infected, but the parasite dies out in the blood after two months. Young dogs appear to be completely refractory; but kittens react in the same way as the adult ([14]).

Guinea-pigs. — Trypanosomes appeared in the blood of guinea-pigs after repeated injections. In the one case, after injection of cerebro-spinal fluid from a Sleeping Sickness case, trypanosomes appeared one year after the last inoculation. The disease ran a very chronic course ([15]).

Rabbits. — Trypanosomes appeared in the blood five to fifteen days after injection. Duration of disease fifty to one hundred and twenty-eight days (Laveran and Mesnil).

Rats. — Trypanosomes appeared in the blood four to forty-seven days after inoculation. Duration of the disease forty-five to three hundred and eighty-eight days.

Mice. — Trypanosomes appeared in the blood one to thirty-seven days after injection. Duration of the disease eleven to fourteen days.

Goats. — A goat showed *Trypanosoma gambiense* in the blood about fifteen months after infection ([16]).

Sheep, *cattle*, and *donkeys*, although repeatedly injected, in Uganda, with blood and cerebro-spinal fluid remained completely refractory.

We have thus seen the effects produced in animals by the inoculation of fluids containing the *Trypanosoma gambiense*. In our experiments in Uganda no difference could be made out as regards the effects on animals of the trypanosomes obtained from the blood of early cases and those obtained from the cerebro-spinal fluid of cases in the last stage of Sleeping Sickness. Plimmer [35], in white rats, finds there is a difference; but this observation only proves that these trypanosomes produce different effects in white rats to those produced in all the other varieties of animals experimented with.

Habitat outside the human body, and mode of transmission from the sick to the healthy, of the TRYPANOSOMA GAMBIENSE. — This trypanosome has only one habitat outside the body of man, and that is the body of a species of Tsetse fly *(Glossina palpalis)*, and this is the universal carrier in Nature, and it is propagated from the sick to the healthy by this fly, and not by other biting flies. The Tsetse fly is peculiar, in that it does not lay eggs, but a fully formed larva, as large as the body of the adult fly. Full particulars regarding this Genus are given in Austen's Monograph [5].

The Sleeping Sickness Commission in Uganda [36] established the connection between the *Glossina palpalis* and the propagation of *Trypanosoma gambiense* by the following lines of work : (1) feeding Tsetse flies, which 8, 12, 24, and 48 hours previously had fed on Sleeping Sickness cases, on healthy monkeys. The result of these various experiments showed that the monkey became infected by the trypanosomes, and the disease produced ran the usual characteristic course. At longer intervals than 48 hours, it was not found possible to transmit the trypanosomes ; (2) by mapping out the distribution of the *Glossina palpalis* and Sleeping Sickness. Two maps were constructed of Uganda, one which gave the distribution of the *Glossina palpalis* and other biting flies and the other that of Sleeping Sickness. An examination of these two maps showed that the distribution of the *Glossina palpalis* and Sleeping Sickness was identical ; and, although cases of Sleeping Sickness have gone into areas where many other biting flies existed, but no Tsetse flies, no spread of the disease took place in these areas.

The above lines of investigation proved conclusively that the carrier of the disease outside the human body was the *Glossina palpalis*. It is not unlikely, however, that other members of the Tsetse family may carry the parasite, because it has been shown by Greig and Gray [49] that the *Glossina palpalis* can carry other varieties of trypanosomes. Should this be so, then, as an examination of the map giving the distribution of Tsetse flies, by Austen ([21]), will show, that Trypanosomiasis may be spread very widely in Africa.

A further interesting fact shown by the Commission in Uganda ([28]) was, that the wild Tsetse flies caught in the Sleeping Sickness areas also harboured the trypanosoma and were capable of producing the disease in healthy monkeys on which the flies had fed.

A most interesting observation has been made by Gray and Tulloch ([22]) which shows that in the alimentary canal of *Glossina palpalis* a very marked proliferation of the *Trypanosoma gambiense* takes place. The increase is continued up to 288 hours after feeding.

SYMPTOMATOLOGY.—In the early stages of Human Trypanosomiasis the signs and symptoms of disease are very few. The only sign which is constantly present, which has been shown by Greig and Gray ([25]) to have a definite relation to the disease, is enlargement of the lymphatic glands. During life the enlargement of the superficial glands can readily be made out, especially the posterior cervical group. Further, the trypanosomes are present in the cervical glands in numbers; a single drop of juice removed by a hypodermic syringe and examined fresh under the microscope shows the presence of the parasites in numbers; thus the diagnosis of the disease is rendered very easy by this method. To determine them in blood with certainty it is necessary to take ten cubic centimetres and centrifuge it.

With the exception of the above there is no other constant sign of the disease at this stage. The patients are liable to attacks of fever at intervals, and there may be occasionally slight local œdematous swellings, which pass away. The patients at this period, however, are going about doing their work as usual. This stage of the disease is the most dangerous from the point of view of the infection of fresh areas, because these apparently healthy men could very readily infect «clean» «fly belts». This stage may last for a few months up to two years, and probably more. We have had under observation in Uganda for the last two years a number of cases in this condition. The majority have passed into Sleeping Sickness ([26]), but a few are still alive. This stage gradually passes into the condition known as Sleeping Sickness, when, in addition to polyadenitis, signs and symptoms due to changes in the cerebro-spinal system arise, and the onset of these synchronises with the entrance of the trypanosomes into

the cerebro-spinal system. The patient's friends are often the first
to note the commencement of this stage by some alteration in his
mental condition. When the patient now comes under observation
the facial expression first attracts attention; it is often dull and
expressionless; the speech also is low and monotonous, and
frequently tremors are detected in the tongue and lips; the hands
are also tremulous; the gait becomes uncertain and ataxic.
He may emaciate very markedly; in other cases he remains fairly
well nourished. There is no constant skin lesion. The temperature
rises from normal in the morning to 101°-102° F. in the evening.
Itching of the skin is frequently complained of, and the pulse is
generally rapid. The lymphatic glands, as already mentioned,
show general enlargement, varying in size from a pea to a bean,
and may form large masses. The red blood corpuscles are not
diminished in number, nor is the percentage of hæmoglobin. In
a few cases these may, before death, rise above normal. The lymphocytes are increased in all cases, apparently at the expense of
the polynuclear leucocytes [14]. The cerebro-spinal fluid shows the
presence of trypanosomes; sometimes these may be found without
centrifuging the fluid, but, as a rule, it is necessary to take ten cubic
centimetres and centrifuge this. The cells of the cerebro-spinal
fluid are all lymphocytes, and their number rises from *nil*, in
the earlier stages, to 2,340 per cubic centimetre of cerebro-spinal
fluid, in the last stage (Greig and Gray [20]). This fact is important
in relation to the pathological changes, as we shall see
later.

A few weeks before death all the symptoms deepen; the temperature goes down six or seven degrees below normal, the
patient becoming completely bedridden and comatose, and is practically dead for several days before he actually does die. It is
only towards the very end that the lethargic symptoms develop,
and it is from these that the disease takes its name, but there may
be cerebral exaltation with excitement, and even mania, at any
stage of the disease.

PATHOLOGY. — The presence of the trypanosomes induces a
chronic proliferation of the lymphocytes. This is seen in the enlargement of the lymphatic glands which occurs early in the disease; the cells of these glands are thrown into the blood stream,
as is shown by the marked increase of the number of lymphocytes in the blood, and finally, when the trypanosomes enter the
cerebro-spinal system, the mononuclear cells there are stimula-

ted, probably, by a toxin secreted by the trypanosoma, and a marked proliferation during life occurs, as has been shown above. These cells accumulate in the perivascular lymph spaces of the brain and give rise to a characteristic appearance, which Mott [26] first described in the *post-mortem* examination of the brain of cases of Sleeping Sickness. The accumulation of these cells in the lymphatic spaces of the cerebro-spinal system interferes with the nutrition of the nerve cells and so brings about the signs and symptoms of this disease.

On *post-mortem* examination, in addition to the lymphatic enlargement, it has been shown by Greig and Gray [27], that the stomach in cases of Human Trypanosomiasis presents a curious appearance. The organ is sometimes found to contain altered blood, and the mucous membrane is studded with a number of small, dark areas, surrounded by a red zone, giving it a very striking appearance. These areas are due to petechial hæmorrhages under the mucous membrane which have been broken down by the action of the gastric juice. Petechial hæmorrhages are very common under the endo- and epicardium in Animal and occasionally in Human Trypanosomiasis.

The brain, in an uncomplicated case, shows a characteristic ground-glass-like appearance of the pia-arachnoid; this is due to an increase of cerebro-spinal fluid, with flattening of the convolutions. The vessels are generally injected, and occasionally actual subdural hæmorrhage may occur.

An exudation of a yellow, jelly-like substance in the sheath of the abdominal muscles has been seen, similar to the condition which is so commonly found in Nagana.

Terminal Invasion.—In a certain proportion of cases a bacterial invasion, chiefly coccal, occurs, but only in the very last days of the Sleeping Sickness stage, and, therefore, cannot determine the onset of this phase of the malady. A number of examinations of the gland juice, blood, and cerebro-spinal fluid of cases of Sleeping Sickness were made at all stages of the disease by Greig and Gray [28], and it was possible to localise the invasion by bacteria, chiefly diplo-streptococci, to the last days of the disease.

DIAGNOSIS.—The diagnosis of this disease is the finding of the *Trypanosoma gambiense* in the lymphatic glands or blood, and later in the cerebro-spinal fluid also. The examination of the enlarged superficial cervical glands is the quickest and easiest method of diagnosing the disease. A drop of the juice is taken with a hypodermic needle from an enlarged cervical gland and examined, fresh on a slide, under a magnification of 200 diameters, when the parasites, after a few minutes search, will be readily detected.

In the examination of the blood ten cubic centimetres must be taken, and a little weak citrate of potassium added to prevent clotting. This is centrifuged for ten minutes and a drop of the layer immediately above the blood cells is examined. The plasma is centrifuged again for ten minutes and a drop from the bottom examined. The plasma is again centrifuged. This may require to be repeated three or four times, and in Uganda, it was customary to have five investigators examining slides from the drop. So that it will be seen that the examination of blood is tedious and difficult.

To detect the trypanosome in the cerebro-spinal fluid ten cubic centimetres of this fluid should be drawn off by lumbar puncture, centrifuged, and the sediment examined fresh. Here, too, the trypanosomes are often scanty, and a prolonged search may be required, although, in some cases, they are abundant and may be found in the cerebro-spinal fluid without centrifuging.

PROGNOSIS. — As a result of two years experience in Uganda it was found that cases of Human Trypanosomiasis terminated as follows: — (1) by passing into the stage of Sleeping Sickness, which the majority did, and no case which has entered this stage has recovered; (2) by dying of some intercurrent affection, and more particularly pneumonia; and it is interesting to note that Cook (¹⁷) has found the admission rate for pneumonia at the C. M. S. Hospital, Mengo, Uganda, has gone up markedly since the Sleeping Sickness epidemic began. A few cases remained apparently in good health. It is very probable that these in time will succumb to Sleeping Sickness, but future observations will have to answer this question.

TREATMENT. — If this had been a disease in animals it would have been easy to have eradicated it, viz., by destruction of all the infected animals, and so have destroyed all the sources of infection; but being a disease of man the problem becomes much more complicated. The problem is an administrative one, and officials having been told of the results of scientific work, what the disease exactly is and how it is spread, must adapt these principles to the peculiar conditions of the people. The main lines are, the accurate delimitation of the «fly belts» all over

Africa, the preventing infection of «clean belts» by people from Sleeping Sickness areas, the clearance of vegetation and particularly undergrowth from areas in the «fly belts», where white people and natives are living, and especially by educating the people to avoid the dangerous zones. Efforts such as the above, energetically and intelligently carried out by Administrators, would undoubtedly be of help in minimising the spread of the disease.

The actual treatment of the disease is, at present, unfortunately, not satisfactory. It is absolutely certain that treatment of any kind in the last stage is useless. In the earlier stages arsenic alone has a beneficial effect, probably, prolonging life. Arsenic and Trypanroth (discovered by Ehrlich and Shiga [10]) has been employed by Laveran [11] in animals, but as Sleeping Sickness is a very chronic disease, naturally a very long interval must elapse before we can offer any definite opinion on the merits of a particular line of treatment, but the scientific investigations on this subject are still in progress, and it is to be hoped that a means of destroying the parasite without, at the same time, killing the host may be discovered. In any case the results of this research will be awaited with interest.

REFERENCES

[1] Dutton, *Trypanosome occurring in the Blood of man*, Thomson Yates Laboratory Reports, Vol. 1, Part 2, May, 1902.

[2] Forde, *Journal of Tropical Medicine*, 1st, Sept., 1902.

[3] Bruce, Nabarro, and Greig, *Reports of the Sleeping Sickness Commission of the Royal Society*, No. vi, 1903.

[4] *Ibid.*

[5] Baker, *British Medical Journal*, May 30, 1903.

[6] Greig, *Reports of the Sleeping Sickness Commission of the Royal Society*, No. vi, 1905.

[7] Leishman, *British Medical Journal*, 21 Sept., 1902.

[8] Plimmer, *Proceedings of the Royal Society*, Dec, 1, 1902.

[9] Novy and MacNeal, *Journal of Infectious Diseases*, Vol. 1, No. 1, January, 1904.

[10] *Reports of the Sleeping Sickness Commission of the Royal Society*, No. iv, 1903.

[11] Laveran et Mesnil, *Trypanosomes et Trypanosomiasis*, Masson et Cie, Paris, 1904.

[12] Thomas and Linton, *Liverpool School of Tropical Medicine*, Memoir xiii, p. 75, 1904.

[13] *Ibid.*

[12] Greig and Gray, *Continuation Report on Sleeping Sickness in Uganda. Reports of the Sleeping Sickness Commission of the Royal Society*, No. vi, 1905.

[13] *Ibid.*

[14] *Ibid.*

[15] Plimmer, *Proceedings of the Royal Society*, Dec. 1, 1904.

[16] Austen, *Monograph of the Tsetse Flies.* Longman & Co., 37, Soho Square, London.

[17] Bruce, Nabarro, and Greig, *Reports of the Royal Society on Sleeping Sickness*, No. iv, 1903.

[18] Greig and Gray. *Ibid.* No. vi, 1905.

[19] Austen, *Distribution of Tsetse Flies. Reports of the Royal Society on Sleeping Sickness*, No. vi, 13, 1905.

[20] Gray and Tulloch, *Reports of the Royal Society on Sleeping Sickness*, No. vi, 14, 1905.

[21] Bruce, Nabarro, and Greig, *Ibid.* No. iv, 1903.

[22] Greig and Gray, *Ibid.* No. vi, 11, 1905.

[23] Greig and Gray, *Ibid.* No. vi, 11, 1905.

[24] Mott, *British Medical Journal*, Dec. 16, 1899.

[25] Greig and Gray, *Ibid.* No. vi, 11, 1905.

[26] Greig and Gray, *Ibid.* No. vi, 11, 1905.

[27] *Reports of the Sleeping Sickness Commission of the Royal Society*, No. vi, 1905.

[28] Ehrlich and Shiga, *Berlin. klin. Wochen.* Nos. 13 & 14, 1904.

[29] Laveran, *Comptes rendus des séances de l'Académie des sciences*, cxiv. p. 287 (Séance de Janvier, 1905).

THÈME — ÉTIOLOGIE ET PROPHYLAXIE DE LA FIÈVRE JAUNE

Par M. FRANCISCO FAJARDO (Rio de Janeiro)

Le problème de la fièvre jaune a déjà perdu heureusement l'ancien intérêt scientifique qu'il excitait sous le rapport de sa prophylaxie, appuyée aujourd'hui sur des données scientifiques exactes, appliquée partout avec un résultat complet et ayant acquis la plus grande importance pratique.

On ne peut pas en dire autant de l'étiologie et du traitement de la fièvre jaune, qui sont encore enveloppés de ténèbres et semblent défier les savants.

Aussi le diagnostic d'une manifestation bénigne de la fièvre jaune présente encore au médecin praticien une difficulté souvent insurmontable, et c'est souvent pour lui un véritable tourment que d'avoir à déclarer, au chevet du malade, un pronostic d'une si grande signification.

Pour ce qui regarde le diagnostic, il faut appeler l'attention, avec Otto et Neumann [1], de la Commission allemande, sur la valeur

exceptionnelle de l'albuminurie initiale, sur l'odeur caractéristique
du malade, et pour ce qui regarde le pronostic, sur l'extrême sensibilité de la région vésicale à la pression (signe de Seidl).

Quant au traitement, il est toujours bon de faire une sai-
gnée de 200 à 250 gr. (²) sans détriment d'une application hypodermique de médicaments cardio-toniques.

I — *Étiologie*

Si le problème de l'étiologie de la fièvre jaune n'a pas encore
eu une solution définitive, quelque chose d'utile a été fait dans la
voie de son éclaircissement, en particulier par la Mission Pasteur (²),
qui a travaillé à Rio de Janeiro.

Au Brésil, la première opinion sur l'étiologie de cette maladie a été émise par le feu prof. Torres Homem (³) en 1872, qui ne
cessa de soutenir que ce mal était de nature miasmatique, qu'il
n'était pas contagieux, et qu'il fallait, comme mesures prophylactiques, dessécher et combler les marais, et donner un écoulement
aux eaux pluviales.

Au sujet de l'épidémie de 1872, Torres Homem disait qu'elle
avait commencé dans la partie de la ville de Rio de Janeiro la
plus proche du littoral, qu'e' e s'y était concentrée d'abord, pour
s'étendre ensuite peu a peu jusqu'au cœur de la ville, envahis-
sant plus tard les quartiers les plus excentriques, et pénétrant
jusqu'aux faubourgs. Cette même marche de l'épidémie, je l'ai moi-
même (⁴) vérifiée graphiquement en 1894 et, comme nous verrons
plus loin, c'est encore aujourd'hui le littoral qui renferme le point
de résistance de la maladie; c'est là qu'on voit des foyers apparaître inopinément comme cela a lieu maintenant même (1905).

Consultez à ce sujet le traité magistral de Sodré et Couto (⁵),
et aussi Bulhões Carvalho (⁶) et Seidl (⁷).

Avec le progrès des études bactériologiques, les travaux du
prof. Domingos Freire eurent chez nous un grand retentissement.
Ces études de l'éminent professeur, je les ai combattues (⁸) à
côté de beaucoup d'autres adversaires qui ne lui ont pas man-
qués. La même époque vit naître aussi les études de Carmona et
Valle en 1883 (Poronospora lutea), de Gibier, de Finlay en 1887
(Micrococcus tetragenus febris flavæ), de Lacerda, en 1899, de Stern-
berg en 1887 (Bacillus X), et telle était alors chez nous l'ardeur
de la lutte pour ces études expérimentales que, arrivant de l'Europe en 1892, je m'adonnai avec le prof. Chapot Prévost (1892-94)

et longtemps à la recherche de la cause de la fièvre jaune, étudiant avec ténacité, mais sans résultat, la flore intestinale et le sang des malades et des cadavres de fièvre jaune.

Pendant l'épidémie de 1895 à Santos, j'ai travaillé, sans résultat, avec le Dr. Lutz, qui soutenait déjà la transmission de la maladie à travers l'air, et qui craignait de la contracter malgré les précautions alors en usage.

En 1895, Sanarelli [10] présenta, à Montevideo, dans une conférence à laquelle j'assistai, son *Bacillus icteroides*. Ayant suivi à Rio les études de Sanarelli, et ayant assisté, à Montevideo, à l'Institut de médecine expérimentale, à la reproduction par le bacille et sa toxine de plusieurs phénomènes caractéristiques de la fièvre jaune, je fis usage, à Rio, en collaboration avec le prof. Miguel Couto, de la toxine fournie par le prof. Sanarelli; et je dois avouer que j'ai été longtemps convaincu du rôle pathogénique du *Bacillus icteroides*.

Au Brésil on a longuement discuté sur le bacille de Sanarelli et il est juste de reconnaître que, si les travaux du remarquable expérimentateur italien n'ont pas été acceptés, ils ont du moins jeté une vive lumière sur ce difficile problème et, d'accord en cela avec Reed, Carrol, Agramonte, Lascar [11] (dans sa *note préliminaire*), Blumer [12] et d'autres [13], nous pouvons affirmer que les travaux de Sanarelli ont appelé sur cette question l'attention de tous les savants, et que de là est sortie, à cette époque, l'organisation de la Commisson américaine. Les travaux de Koch sur la guérison de la tuberculose n'ont pas été non plus couronnés d'un plein succès, et, cependant, entr'autres bienfaits, ils ont éveillé fortement l'attention du monde scientifique sur les recherches bactériologiques.

On n'a pas admis non plus le petit bacille proposé en 1901 par Durham et Myers [14], qui ont fait des études au Pará.

En Octobre de 1900, la Commission américaine commença la publication de ses études, qui ont donné une direction tout à fait différente aux études de la fièvre jaune, en montrant sa transmission par le *Stegomyia calopus Wied*. Cette découverte fut bien reçue, puisque l'esprit des savants y était déjà préparé. Au mois de Juillet de la même année, à Paris, le grand savant Laveran me disait que la fièvre jaune devait être transmise par un moustique.

Peu de temps après, la Commission américaine proclamait l'invisibilité du microbe de la fièvre jaune, lequel microbe traversait le filtre de Berkfeld (¹⁵), observations qui furent bien vite confirmées par Laveran (¹⁶) dans un matériel que je lui envoyai, sur sa demande, de Rio de Janeiro.

Avant d'aller plus loin, il faut appeler l'attention sur les études géniales de Carter (¹⁷) qui, en démontrant, en 1898, que la période de temps entre le premier cas de fièvre jaune, dans un lieu donné, et les cas postérieurs, était généralement de deux à trois semaines, fit pour cette maladie, ce que Wenzel (¹⁸) avait fait en 1871 pour l'impaludisme, quand il établissait que le rapport du temps entre la plus grande chaleur atmosphérique et l'apparition de l'impaludisme était de 25 jours.

Dans le cours de mes expériences sur la fièvre jaune, j'ai trouvé en Août 1902 sur des coupes microscopiques de stegomyiae colorés par la méthode de Laveran, lesquels stégomyiae avaient piqué des malades de fièvre jaune dans l'Hôpital São Sebastião aux soins du Dr. Seidl, mon collaborateur, j'ai trouvé, dis-je, au bout de 10 à 12 jours, un organisme spécial qui pourrait se rapporter au problème étiologique. Mon doute s'est dissipé immédiatement, quand j'ai observé aussi le même organisme dans l'estomac, l'œsophage, et dans d'autres organes de moustiques non infectés. J'envoyai des préparations à Laveran qui me répondit qu'il s'agissait de levûres. Ayant publié mes études en Janvier 1903 (¹⁹), au mois de Mars de la même année on publia les travaux de Parker, Beyer, et Pothier (²⁰), qui étaient allés étudier la fièvre jaune à Vera-Cruz et ont décrit cette même levûre sous le nom de *Myxococcidium Stegomyia* et lui ont attribué un rôle pathogénique dans la fièvre jaune. L'examen des deux travaux, surtout celui des microphotogravures, ne laisse aucun doute sur l'identité de ces microorganismes. Malheureusement mon travail n'a pas été connu à temps des auteurs américains. Agramonte (²¹) ayant confirmé les études de Parker, Beyer et Pothier, Carrol démontra presque aussitôt et parfaitement que le «Myxococcidium» n'avait aucun rapport avec le microbe de la fièvre jaune (Octobre 1903).

Dans le rapport de la Mission Pasteur (²²) (Novembre 1903), composée des Drs. Marchoux, Salimbeni et Simond, on trouve une intéressante étude de la parasitologie du *stegomyia* décrivant des levûres, grégarines, une nosème, et montrant que ces levûres se développent surtout chez le stegomyia nourri de banane, comme c'était mon cas. Cette mission française établit que le sang du malade de fièvre jaune perd sa virulence après le quatrième jour, vérifia le peu de résistance du virus à la chaleur, vu qu'elle cesse en chauffant le sérum du malade à 55° pendant 5 minutes ; elle vérifia également que le dit virus traverse les bougies de porcelaine, comme l'avait affirmé la Commission américaine, et qu'il doit être pour cela extrêmement ténu et très mobile. Tout cela porte à croire que, la fièvre jaune devant être une maladie parasitaire comme la rage et d'autres, la cause de ce mal ne doit pas appartenir au groupe des bactéries proprement dites. Or, son agent spécifique devant être un protozoaire, il reste à savoir à quel type il appartient. Selon les vues judicieuses du grand savant Blanchard (²⁹), on doit chercher ce germe parmi les hémosporidies d'extrême petitesse, vu leur aptitude à produire, chose curieuse, dans certains milieux, selon Schaudinn, des générations de *Trypanosomes* et de *Spirochaetes*. Il faut espérer que les recherches actuelles vont être stimulées par la récente découverte du *Spirochaete pallida*.

II — *Prophylaxie*

L'histoire du triomphe de Cuba sur la fièvre jaune est bien connue.

Le général Wood ayant été appelé en 1900 au gouvernement de la Havane, son premier soin fut l'assainissement de la ville. Il confia cette tâche au médecin en chef de l'armée américaine, dr. Gorgas, homme instruit, modeste et doué d'un grand sens pratique, qui, d'accord avec les drs. Finlay et Guiteras, notables docteurs cubains, organisa une série de mesures d'assainissement concernant les égouts, l'approvisionnement d'eau, le fumier, les visites aux habitations d'ouvriers, l'hygiène industrielle, etc., et d'autres mesures encore pour lutter avec acharnement et systématiquement contre les moustiques, mesures qui ont eu le brillant résultat que nous connaissons. Ces mesures en vue des moustiques obéissaient aux conclusions de la Commission américaine, dont les expériences se réalisèrent à l'instigation du général Wood, quand on connaissait déjà depuis 1881 l'opinion de Finlay qui disait alors : «le *Culex mosquito* est l'agent nécessaire qui transmet la fièvre jaune» ; ce culex moustique est le *Stegomyia fasciata* Theo ou *Stegomyia Calopus* Wiedemann selon Blanchard.

Les résultats réellement étonnants, obtenus à Cuba dans l'assainissement général et dans la guerre aux moustiques, sont venus démontrer que le problème séculier de la prophylaxie de la fièvre jaune est pour toujours définitivement résolu, et les études de la commission américaine constituant un corps de doctrine, ont acquis une importance pratique, commerciale et économique telle, que Finlay, Carter, Reed, Carrol, Agramonte, Wood, Gorgas, Guiteras sont devenus de véritables bienfaiteurs de l'humanité.

Quant à l'état sanitaire actuel de Cuba, il suffira d'apprécier les résultats suivants que dans un rapport officiel les drs. Albertini, Guiteras et Martinez [24] ont présentés en mai 1905 au premier Congrès national de Cuba:

1.º l'extinction de la fièvre jaune dans le territoire cubain et 2.º la démonstration concluante que la piqûre du *stegomyia* infecté est l'unique moyen naturel de transmettre la fièvre jaune.

Un tel résultat touchant la prophylaxie antictéroïde montre que la question n'est plus *sub judice*, d'ailleurs on la trouve dans les traités comme matière acquise [25,26], et que les théories opposées à la prophylaxie spécifique de la fièvre jaune ont aujourd'hui à peine une valeur historique.

La Conférence internationale de Paris en 1903 a accepté comme démontrée la prophylaxie de la fièvre jaune, basée sur la transmission de cette maladie par le *Stegomyia Calopus* Wied.

L'adoption de la nouvelle prophylaxie, à l'exclusion de toute autre, par la Convention sanitaire internationale faite à Rio en 1904, sous l'auspice des Républiques Argentine, de l'Uruguay, du Paraguay et du Brésil est encore une démonstration des résultats effectifs dus à cette prophylaxie [27].

Devant la victoire de Cuba, l'actuel président de la République brésilienne, M. le dr. Rodrigues Alves, n'a rien eu de plus à cœur, comme base de la prospérité du pays, que de le délivrer du plus grand fléau qui ait jamais fait son malheur.

Il y avait déjà chez nous, en faveur de la doctrine culicidienne, une forte propagande, à la tête de laquelle se trouvait le savant dr. Lutz [28] de São Paulo, et on publiait d'intéressantes études de Goeldi [29,30] et d'autres.

Le président, s'entourant d'hommes animés de l'esprit du progrès, distribua ainsi l'œuvre grandiose à réaliser: des travaux gigantesques pour refondre la ville, tels que la construction d'un quai sur le port de Rio, l'ouverture de tout le centre de la ville par une avenue de 33 mètres de large sur 1800 mètres de long, etc., au dr. Lauro Müller, ministre de l'Industrie; l'assainissement et l'embellissement de la ville encore coloniale, par l'élargissement de plusieurs rues centrales, la construction sur le bord de la mer d'une énorme avenue, ayant 30 mètres de largeur et 5.000 mètres de longueur, le pavage perfectionné des rues et la démolition systématique des habitations malsaines ou défectueuses, etc., au dr. Pereira Passos, digne préfet, qui fait en ce moment à Rio ce que Haussmann a fait autrefois à Paris, et enfin il appela au ministère de Justice et Intérieur le dr. Seabra, notable homme d'état, qui chargea de la prophylaxie spéciale de la fièvre jaune le dr. Oswaldo Gonçalves Cruz, savant brésilien.

Ces travaux ayant été commencés en 1902 et 1903, examinons où ils en sont et quels résultats on en a cueillis.

TABLEAU Ier

Mortalité par fièvre jaune à Rio depuis 1896 jusqu'au 15 Août 1905

	Janvier	Février	Mars	Avril	Mai	Juin	Juillet	Août	Septembre	Octobre	Novembre	Décembre	Totaux
1896	690	988	1121	557	171	54	24	16	4	19	12	28	3574
1897	58	65	88	66	36	16	5	2	1	0	4	4	325
1898	19	116	310	278	178	82	54	36	14	12	17	30	1140
1899	138	235	258	101	40	22	17	7	14	11	19	35	897
1900	57	49	89	50	21	13	7	6	3	7	7	5	311
1901	54	55	83	66	18	22	16	5	15	16	8	10	362
1902	18	86	223	216	208	128	85	54	38	39	36	120	1284
1903	181	219	270	138	41	20	16	12	4	4	3	4	934
1904	5	7	9	8	10	4	4	1	—	0	—	—	48
1905	3	15	23	59	64	61	20	8	—	—	—	—	257

Comment expliquer un tel fait d'une mortalité de 48 en 1904 et 257 jusqu'au 15 Août en 1905? La prophylaxie spécifique a-t-elle été impuissante? A-t-elle été mal appliquée? Ni l'un ni l'autre.

La dite prophylaxie ayant été instituée dans l'État de São Paulo par le dr. E. Ribas (31), d'accord avec le dr. Lutz, cet État est resté jusqu'à présent exempt de fièvre jaune.

La prophylaxie spécifique instituée en 1902 pour la première fois à Rio par l'éminent dr. Nuno de Andrade, ex-directeur général de la Santé Publique, et très bien appliquée par l'illustre dr. Graça Couto, sans exclusion de la prophylaxie rationnelle, fut rendue exclusive et amplifiée le 20 Avril 1903 par le dr. Gonçalves Cruz (32), actuel directeur de la Santé publique, à la suite des brillantes recherches et expériences de la Mission Pasteur, lesquelles confirmaient les résultats dus à la Commission américaine, et aux travaux réalisés par Lutz et Ribas à São Paulo.

Comme on sait, la Commission américaine vit sa prodigieuse découverte confirmée encore par Guiteras à la Havane, par la nouvelle série d'expériences de la même commission, par la Commission de la Marine des États-Unis en 1902 et par la Commission brésilienne de São Paulo. Comme la doctrine en question, si solidement établie, a déjà souffert son *argumentum crucis* à la Havane, etc., il faut chercher en dehors de la doctrine la cause de l'étrange occurrence d'une petite épidémie de fièvre jaune à Rio de Janeiro, après l'application de la prophylaxie spécifique en 1905.

La Havane s'est délivrée pour toujours de la fièvre jaune dans l'espace de sept mois [33]; et néanmoins, la même méthode n'a pas encore donné de résultat à Rio en plus de deux ans!

Si la doctrine est vraie et si son application a été faite rigoureusement, la permanence de la fièvre jaune à Rio de Janeiro, et, disons plus, sa manifestation épidémique en 1905, ne peut s'expliquer que de cette manière:

a) Par les cas ambulatoires [9] qui passent parfaitement inaperçus et échappent par conséquent à la vigilance sanitaire, constituant des foyers endémiques et ignorés de fièvre jaune, d'où naît subitement une épidémie, dès que par une circonstance quelconque des individus sensibles se réunissent dans le voisinage de ces foyers.

Ces foyers endémiques, dont j'ai tenté l'étude en 1894, sont aujourd'hui parfaitement connus, grâce au zèle des médecins auxiliaires du dr. Cruz.

b) Par l'importation répétée de cas de fièvre jaune, ou au moins de moustiques infectés, venus de certains ports du Nord. Jusqu'à présent, il n'y a pas eu à la Havane un seul cas de fièvre jaune autochthone; il y a eu à peine deux cas confirmés de fièvre jaune provenant de ports étrangers.

Cependant de 1898 à 1901, lors des premiers essais de la nouvelle prophylaxie, il était entré à Cuba 42.000 immigrants, c'est-à-dire individus sans immunité contre la maladie. A Rio de Janeiro le service de vigilance sanitaire maritime n'a pas encore une organisation bien rigoureuse de manière à empêcher efficacement l'importation de cas de fièvre jaune originaires des ports du Nord. A Rio de Janeiro il y a eu 550 cas de fièvre jaune, autochthones et importés depuis de 1er Janvier jusqu'au 15 Août 1905.

c) Par la différence de topographie et de population entre les deux capitales: la Havane compte 300.000 habitants et Rio de Janeiro en compte 905.000.

d) Par le surcroît d'individus privés d'immunité, la plupart immigrants, attirés à Rio par les grands travaux en voie d'exécution.

Le service de prophylaxie de la fièvre jaune qui a été brillamment commencé par le dr. Carneiro de Mendonça, malheureusement mort aujourd'hui, se trouve maintenant à la charge d'un homme de talent, Mr. le dr. Pacheco Leão. Il se divise en deux sections: 1.ª Section d'isolement et de fumigation (expurgo) et 2.ª Section de police des foyers.

L'épidémie actuelle de fièvre jaune n'a pas été une surprise pour l'administration de la Santé publique elle-même; cela est évident puisque dans son rapport de 1904, elle s'exprime ainsi: «La fièvre jaune a cessé de se manifester sous forme épidémique; *on ne peut pas toutefois la considérer comme complètement éteinte*, surtout à cause des cas anormaux, impossibles à diagnostiquer et qui peuvent donner lieu à l'apparition inattendue de nouveaux foyers de fièvre jaune.»

D'après une entrevue entre les drs. Marchoux et Simond d'un côté, et un journal parisien [36], entrevue publiée le 1ᵉʳ Août dernier, on voit que ces deux savants insistent sur les manifestations bénignes de la fièvre jaune chez les enfants, manifestations qui peuvent passer inaperçues. Outre cela, ils présentent un fait très important de transmission du virus de la fièvre jaune à travers la larve. D'après Marchoux et Simond, le moustique pourra donc naître déjà infecté, s'il provient d'un œuf pondu par un moustique qui, après avoir été infecté, a franchi la période de 12 jours, qui lui est nécessaire pour devenir virulent. Ils réussirent ainsi à transmettre la fièvre jaune à un individu de bonne volonté au moyen d'un moustique né d'un œuf provenant d'un moustique virulent.

Or, comme il est vérifié par Marchoux et Simond qu'il n'y a que les jeunes moustiques qui piquent pendant le jour, il s'en suit que, dans ces circonstances, la fièvre jaune peut se transmettre, bien que plus rarement, même pendant le jour. C'est l'opinion du dr. Lutz qui a observé des cas de transmission de fièvre jaune pendant le jour. C'est aussi la mienne, qui est basée sur des observations cliniques à Rio de Janeiro, et sur l'étude que j'ai faite des mœurs du *Stegomyia calopus* Wied: *la fièvre jaune peut être contractée pendant le jour, quoique rarement.*

Il n'est pas nécessaire de faire remarquer l'importance transcendante de la découverte de Marchoux et Simond, laquelle vient expliquer aussi pourquoi il y a eu, cette année encore, tant de cas de fièvre jaune, malgré la lutte sage et acharnée qu'a engagée contre elle le dr. Gonçalves Cruz, qui a su s'entourer d'un groupe de jeunes médecins pleins d'enthousiasme pour la science humanitaire.

L'étude du tableau ci-dessous qui m'a été fourni par le dr. Pacheco Leão, directeur du service de prophylaxie contre la fièvre jaune, est bien suggestif au point de vue de la distribution des 550 cas de fièvre jaune qu'il contient. Par ce tableau on voit que la maladie ne se manifeste pas dans toute la ville et qu'au contraire elle a éclaté en Janvier, d'abord dans le 5-ème district sanitaire *Travessa das Partilhas* (6 cas), *Ladeiras do Faria* (4), e *do Barroso, rua Barão de S. Felix* (2), etc.; elle s'est accentuée là en Février et en Mars, quand elle a commencé à sévir aussi dans le 3-ème district sanitaire, dans le 4-ème et dans le 6-ème, où elle est arrivée à son apogée en Mai, pour décroître rapidement, grâce aux énergiques mesures prises contre le moustique. Elle se trouve aujourd'hui réduite à la manifestation de quelques cas sporadiques. Il est bien évident que sans la prophylaxie spécifique qui a étouffé rapidement le mal, une formidable épidémie de fièvre jaune aurait, cette année, désolé Rio de Janeiro.

TABLEAU 2ème

Cas de fièvre jaune en 1905, par Districts Sanitaires (jusqu'au 15 Août)

Districts sanitaires	Janvier	Février	Mars	Avril	Mai	Juin	Juillet	Août	Total
1ª		2	2	2	1	2	1		10
2ª		3	2	8	10	2	8	1	28
3ª		4	7	19	54	19	8	1	96
4ª		1	3	11	26	16	11	2	69
5ª	15	22	25	44	15	17	5	2	175
6ª			6	20	39	42	21	2	129
7ª			1	4	5	6	2		13
8ª				2	3	1			6
9ª	1	1		2	2	2		1	9
10ª			1		1	2			4
Ignoré						4	1		5
	16	34	48	107	164	113	57	12	550

Dans le tableau que nous présentons ici, il y a des données intéressantes relativement à la prophylaxie de la fièvre jaune à Rio de Janeiro en 1905, et pour cela nous les transcrivons ici. Elles se rapportent au service de l'Administration générale de la Santé publique, qui m'a fourni ce tableau.

TABLEAU 3.—

1905

Cas de fièvre jaune du 1.er Janvier au 15 Août .	550
Décès id, id. id. id. id....	257
Le pour cent de la mortalité	46,72
Maisons expurgées (contre le moustique) dans	
cette période (227 jours)................	69,51
Moyenne par jour des maisons expurgées........	30,62
Cubage total des maisons expurgées	8.911.859 ^{m3}
Moyenne par jour du cubage.................	39.272 ^{m3}
Maxima par jour id.	51.170 ^{m3}
Foyers de larves éteints	75.188

Note. —Dans le nombre de foyers de larves qui ont été éteints dans cette période de temps, on a compris les 1967 foyers trouvés sur des plantes (bromelias) dans les terrains de Copacabana. Ajoutons qu'en 1904 on a aussi trouvé dans cette localité, et éteint sur les mêmes végétaux, 3782 foyers.

Le canal de Panama constitue aujourd'hui un problème sanitaire difficile à résoudre; car, si pour l'ingénieur il a une grande importance, cette importance est bien plus grande au point de vue de rendre le canal habitable pour un nombre considérable de travailleurs. On sait que le grand Lesseps a vu son œuvre fortement embarassée par les maladies. La brillante victoire de Cuba, ainsi que les derniers progrès réalisés dans l'étude des maladies tropicales, doivent encourager Gorgas, mais, d'un autre côté, il ne faut pas oublier que la *zône du canal* proprement dite est une des régions les plus insalubres du globe [37], ayant une situation spéciale très différente d'une ville, d'une vigilance sanitaire presque impossible, et dont l'assainissement demanderait beaucoup de temps.

Si l'état actuel de Cuba représente «un des plus brillants résultats de l'application de la science sanitaire à la santé publique», selon le *State and Provincial Board of Health*, il est logique d'en conclure que, lorsque Gorgas aura obtenu dans la zone de l'Isthme le même succès qu'à la Havane, l'hygiène aura fait encore un grand pas. Il n'y aura plus alors qu'à combattre les cas sporadiques de fièvre jaune importée ([9]).

Avec l'assainissement de l'Isthme de Panama, et l'extinction de la fièvre jaune qui y est endémique, chose qu'on doit espérer de la compétence spéciale des Drs. Gorgas, Carter, Ross, La Garde et Spratling, l'Amérique du Nord donnera au monde entier, qui bénéficiera du Canal, une extraordinaire leçon de choses.

L'épidémie de fièvre jaune qui vient de s'abattre sur la Nouvelle Orléans, dans le quartier Italien, déterminant rapidement quelques foyers d'infection, va offrir à la nouvelle prophylaxie une autre occasion d'accroître sa célébrité.

Cette épidémie, d'après des constatations qui paraissent convaincantes ([10]), a été apportée à la ville par un bateau de fruits, et est restée inaperçue durant six semaines. On a établi une prophylaxie spécifique des plus rigoureuses, outre la quarantaine de Texas et de Tennessee. La panique régnait dans l'état de Mississipi. Tous les voyageurs venant de la Nouvelle Orléans étaient obligés, sur la ligne du Mississipi, de changer de voitures. Ces voitures sont soumises à des fumigations et à des désinfections; les fenêtres en sont fermées et clouées pendant le passage du train à travers l'état, et le train ne peut pas avoir une vitesse inférieure à 30 milles par heure!

En admettant la finalité des démonstrations, il est permis d'espérer, après les brillants résultats obtenus à Cuba, que sous peu, il n'y aura plus un seul cas de fièvre jaune autochtone dans les villes de Rio de Janeiro, de la Nouvelle Orléans et enfin dans la zone du canal de Panama.

CONCLUSIONS

1. Les travaux du Prof. Sanarelli, quoique n'ayant pas obtenu la sanction du monde scientifique, en ce qui regarde l'étiologie de la fièvre jaune, doivent être considérés comme des remarquables contributions scientifiques, puisqu'ils ont systématisé les symptômes et éclairé d'une façon toute spéciale l'anatomie pathologique de la maladie.

2. Les bénéfices apportés par les études récentes sur la fièvre jaune jusqu'à présent en ce qui regarde le diagnostic, le pronostic et le traitement sont insignifiants.

3. Les études faites jusqu'ici sur l'étiologie de la fièvre jaune n'ont pas encore apporté une solution définitive à ce problème et

ont une valeur réelle seulement par le fait de poser des propositions négatives en donnant une orientation aux recherches; particulièrement par la *Commission américaine* et la *Mission Pasteur*.

4. Au Brésil la lutte acharnée et tenace contre le moustique en général et en particulier contre la propagation de la fièvre jaune, feront bientôt disparaître cette terrible maladie du territoire brésilien, comme le démontre l'étude des travaux réalisés en rapport à la découverte des foyers épidémiques à Rio.

5. La transmission naturelle de la fièvre jaune pendant le jour, entre 9 et 3 heures, par le *Stegomyia calopus* peut avoir lieu, quoique rarement.

6. Le problème de la fièvre jaune a heureusement déjà perdu l'ancien intérêt scientifique qu'il excitait sous le rapport de sa prophylaxie spécifique, appuyée aujourd'hui sur des données scientifiques exactes, appliquée partout avec un résultat complet; ayant acquis d'autre part la plus grande importance pratique

BIBLIOGRAPHIE

1) Otto und Neumann — *Bericht in Archiv f. Schiffs- und Tropen Hygiene*, 1904, Leipzig.

2) E. Marchoux et P. L. Simond — *Bulletin de l'Institut Pasteur*, 1904, ns. 1 et 2, (*La fièvre jaune*).

3) Marchoux, Salimbeni et Simond — *Annales de l'Institut Pasteur*, 1903.

4) Torres Homem — *Lições de clínica sobre a febre amarella*, Rio de Janeiro, 1873.

5) F. Fajardo — *Boletim Quinzenal de Estatística Demographo-Sanitaria da Cidade do Rio de Janeiro*, 1894 (*carta epidemiographica do Cidade do Rio de Janeiro com relação á febre amarella*), pp. 112-3.

6) Azevedo Sodré e Miguel Couto — *Das Gelbfieber*, Wien, 1901.

7) Bulhões Carvalho — *Annuario de Estatística Demographo-sanitaria*, 1905, Rio de Janeiro.

8) Carlos Seidl — *O quarto centenario da febre amarella*, Rio de Janeiro, 1895.

9) F. Fajardo — *Resposta ao Dr. Domingos Freire*, Rio de Janeiro, 1894.

10) G. Sanarelli — *Etiologie et pathogénie de la fièvre jaune, Annales de l'Institut Pasteur*, 1897.

11) Reed, Caroll, Agramonte e Lazear — *Revista de Medicina Tropical*, Octobre, 1900 (Nota preliminar).

12) G. Blumer — *Medical Record*, New York, 1903, July, p. 127.

13) James Carroll — *Yellow fever; a popular lecture, American Medicine*, June 3, 1905.

14) Durham et Myers — *Revista de Medicina Tropical*, 1901, n.º 5.

15) Reed, Carroll e Agramonte — *Revista de Medicina Tropical*, Havana, 1901.

16) Laveran — *Comptes R. S. Biologie*, Paris, 1902, p. 592.

17) Carter — *New Orleans Medical Journal*, Mai, 1890, cfr. Reed, etc. *Rev. M. Tr.*,
        1909, Oct.

18) Wenzel — Vide Ruge (*Einführung in das Studium der Malariakrankheiten*,
        Jena, 1901).

19) F. Fajardo — *Notas ácerca do impaludismo e da febre amarella, in O Brazil
        Medico*, Janeiro, 1903, Rio de Janeiro.

20) Parker, Beyer and Pothier — *A study of the etiology of yellow fever*, Washing-
        ton, March, 1903.

21) Agramonte — *Revista de Medicina Tropical, Havana*, 1902, p. 159.

22) Marchoux, Salimbeni et Simond — *Annales de l'Institut Pasteur*, 1903.

23) R. Blanchard — *Les moustiques*, Paris, 1905, p. 522.

24) Albertini, Guiteras e Martinez — *Revista de Medicina Tropical, Havana*, 1905,
        n.º 8.

25) Kolle und Wassermann — *Handbuch der pathogenen Mikroorganismen*, Jena,
        1904.

26) Chantemesse et Borel — *Fièvre jaune et moustiques, Bulletin de l'Académie
        de Médecine*, Paris, 1905.

27) *Convenção Sanitaria entre as Republicas do Brazil, Argentina, Uruguay e Pa-
        raguay*, Rio de Janeiro, 1904.

28) A. Lutz — *O Mosquito como agente de propagação da febre amarella*, S. Paulo,
        1901.

29) Goeldi — *Os mosquitos no Pará*, Belém, 1902.

30) Goeldi — *Os mosquitos no Pará*, 1905.

31) E. Ribas — *Memoria apresentada ao V. Congr. Braz. Med. e Cir.*, Rio de Ja-
        neiro, 1903, Junho.

32) O. Gonçalves Cruz — *Relatorio ao Ministro do Interior 1903*, Rio de Janeiro.

33) C. J. Finlay — *Revista de Medicina Tropical*, Havana, 1905, n.º 1.

34) Marchoux et Simond — *Bulletin de l'Institut Pasteur*, Paris, 1904, n.º 21, pag. 885.

35) O. Gonçalves Cruz — *Relatorio apresentado ao Ministro do Interior*, Rio de Ja-
        neiro, 1905, p. 18.

36) *Le Matin*, Paris, 1905, 1 Août (*Le mystère de la fièvre jaune*).

37) *Medical Record* — New York, July, 1905, p. 183.

38) Georg Blumer — *The influence which the acquisition of tropical territory by
        the United States has had, and is likely to have on American Medicine,
        Medical Record*, July, 1905, p. 128.

39) Georg Leigh — *Sanitation and the Panama Canal, The Lancet*, 1905, June 3,
        10 et 24.

40) *Medical Record*, — New York, August 5, 1905.

THÈME : ÉTIOLOGIE ET PROPHYLAXIE DE LA FIÈVRE JAUNE

(Etiology and prophylaxis of yellow fever)

Par M. WILLIAM C. GORGAS (Washington)

Colonel Medical Corps, U. S. Army, Chief Sanitary Officer Panama Canal.

In commencing I wish to ask the consideration of the Congress for the many imperfections in my paper, and beg to offer in extenuation the circumstances under which it was written.

For the last two years I have been stationed at Panama, where I could get access to no litterature of any kind upon this subject, and all the data and papers of every kind, which I have collected in the last twenty years concerning this disease, had to be left at my home in the United States. As my attention has been more or less directed to this disease since 1882 I have a considerable amount of such material. Among other matter on this subject, I have more or less complete records of some two thousand cases seen or treated by myself during these years, and Henry R. Carter, of the United States Public Health Service. records are of more than ordinary value from the fact that the diagnosis in these cases did not depend upon myself, or the attending physician, but upon a board of three of the leading physicians belonging to the locality in which they occurred. In Havana for instance, the board consisted, part of the time, of Carlos Finley, of Havana, John W. Ross, of the United States Navy, and Henry R. Carter, of the United States Public Health Service. I doubt if three men better qualified to judge of yellow fever could be selected if we had all the world to choose from.

In considering the prophylaxis and etiology of this disease a very short account of what we know of its history is necessary for a clear understanding. Similar to all other specific diseases, its origin is buried in obscurity. Personally I believe it originated just as did the dog, horse or man. If we accept the Darwinian idea, the animal parasite which probably causes yellow fever developed from some preexisting cell away back in the dim past, just as did man. It, possibly, at some very distant period, had an extra corporeal existence, as probably did the human tapeworm, and has gradually become an exclusively human and mosquito parasite, and can now apparently live only under these two conditions, in man, or the stegomyia mosquito. And man is very rapidly developing immunity to this parasite. At present, even in the most susceptible races, he developes rapidly a very powerful antitoxin, which destroys the parasite within the first three days, and if this susceptible man survives, he ever afterwards continues to throw out this antitoxin, which poisons the parasite as soon as it is thrown into the circulation. Some races, such as the negro, have acquired such immunity, so that if they do not altogether escape the disease, they have it so lightly that few die. This, I take it, means that when the parasite is thrown into the circulation of such a man, it finds unfavourable conditions, and only reaches a low stage of development. So that even now we see that man has acquired by selection an enormous advantage over the yellow fever parasite. Every yellow fever parasite which gets into man is killed within the first few days, unless it is rescued within that time by a female mosquito of the stegomyia species, and the parasite cannot be propagated unless it takes this risk. On the other hand seventy-five per cent of mankind survives the battle. So, it seems to me, that nature has already made provision for the eventual extermination of the yellow fever parasite. If left entirely to nature it would first disappear from the tropics as tropical man became immune. And with the close intercommunication of modern civilization this apparently would not take so many generations. It would linger longer about the Northern and Southern borders of the habitat of the stegomyia, where there would be an influx of non-immune men from regions still further North and South, but here too, with the chances so against it, its extermination would come about in time. So I bespeak your sympathy for the unfortunate yellow fever parasite, who, through no fault of his own, has gradually acquired the hostility of all the world, except that of the female stegomyia mosquito, and her sheltering arms he has to leave, if he wishes to continue his species, and has to seek the body of his deadliest enemy,—man. Probably not one parasite in ten thousand gets back from this perilous adventure. The others are miserably poisoned in the blood of his arch enemy. His only chance of escape is the help of his lady friend, and she is utterly indifferent as to whether she helps him or not. She gets him out of his deadly peril, not from friendship or to assist him, but purely accidentally and for her own selfish purposes. Could any being have a more gloomy or helpless future?

The recognition of the disease itself began about the time of

the discovery of America, and, like all other diseases, the history
of its first recognition is shrouded in obscurity. I think that the
balance of evidence points to the fact that it is an American disease.
The Mexican Indians before the advent of the Spaniards, in the
neighbourhood of Vera Cruz, were scourged by an epidemic fever
to such an extent that Montezuma had several times to send six
or eight thousand families to repopulate the region. It gradually
spread until about the beginning of the nineteenth century it was
recurring on the East coast of the Western hemisphere, from
Quebec on the North to Montevideo on the South, and on the
Western coast from the United States in North America to Pata-
gonia on the South. In Europe, England, France, Spain, Portugal
and Italy had been infected, and also the East coast of Africa.
It has never appeared outside of these limits, either in Asia or
the islands of the Pacific. It has always been known as a disease of
cities and towns, and caused a large mortality to man in the regions mentioned, particularly where non-immune men have been
accumulated in large bodies, as in military and naval expeditions.

To the United States it has caused large loss of life and still
larger financial loss.

From the earliest time it has attracted a great deal of study
and attention. As it began to be differentiated from malarial fevers
and recognized as an epidemic disease, the question at once came
up as to how it was propagated. Whether it was directly contagious
or an infection that required some intermediate development. Up
to the year 1901 the opinion of practical sanitarians was very much
mixed on this subject. They acted upon theory that the disease
could be conveyed by fomites and also directly from person to
person. Though it was well known, for instance, that if yellow
fever patients were taken into an uninfected hospital they could
be treated there for some time without giving the other patients
the disease, but that after a longer or shorter time the other patients in the wards would begin to develop yellow fever, and
that after this stage had been reached a non-immune brought into
the hospital would contract the disease within a few days. It was
also known that a community of one or two thousand people,
no matter how badly infected with yellow fever, could be moved
a very short distance, into an uninfected locality, and although
a few cases would occur in this new locality within the first five
days of the move, after that none would occur. And this no matter how much in the way of fomites they carried from the infected

locality to the new locality. And that the new locality would remain free from yellow fever for a longer or shorter period, frequently permanently. In the United States Army this has been many times done, and was the rule wherever yellow fever occurred in an Army Post.

The Medical Corps of the Army felt entirely able to protect a command from the disease, when military necessity did not prevent free movement. These phenomena were explained in various ways. The most general belief, by those most familiar with the disease, was that yellow fever was conveyed by a micro-organism, that this micro-organisme was transported from place to place by persons or as fomites, but that in going into a new locality, an uninfected house for instance, it had to undergo further developement for a longer or shorter time before becoming dangerous. If the new locality were dirty and unhygienic it was believed to be particularly favourable for their development. It was looked upon pre-eminently as a filth disease. Why this general belief existed, it is difficult, as we look back now, to say. While it more particularly affected the dirty tropical cities, we knew that the cleanest house and best sanitated locality were not exempt. And generally in a tropical city like Havana it was the cleanest, wealthiest and best-kept part of the city that suffered most. Because the non-immunes, who were principally made up of wealthy foreigners, lived in such part of the city. Probably the belief that yellow fever was caused especially by filth was due to the general acceptance of the filth theory of disease. Yellow fever was a very severe and easily spread disease, therefore it must be due to excessive filth. Nothing, I think, has contributed more to the overthrow of this theory than the demonstration that yellow fever has no direct connection with filth. With such belief as to its cause, the logical prophylactic measures were cleanliness and quarantine. In the first place try to get the locality, by cleaning up, in such a condition that the disease would not spread or the germ develop. This is expensive and requires time, and, as everybody experienced in municipal sanitation knows, people in general, even the most intelligent, are willing to do this only under the fear of an immediate epidemic. Consequently in the United States this measure was generally neglected and attention concentrated upon the second. It was agreed that, even if you did have a dirty town, the germs of yellow fever could not originate there, and unless these germs were introduced from the outside, this disease could not occur. Believing that these germs could be conveyed by fomites of all kinds and by sick persons, most rigid quarantines were instituted as soon as yellow fever was reported. This, in the Southern States, was carried to the extreme of stopping absolutely all travel and traffic of every kind, and even to many cases of cruelty to the sick and hardship and suffering among the well. This was the state of opinion and condition of affairs in the United States when the Spanish-American war broke out in 1898. Since the foundation of the United States as an independent government yellow fever has probably caused more commercial loss and suffering than all other epidemic diseases put together. Along the Gulf coast it was a constant source of dread and every summer prohibitive quarantines were placed against the West Indies and ports South of the United States. The city of Havana in Cuba was known to be the usual focus from which yellow fever was communicated to the Gulf coast of the United States. All points in the United States are subject to such a degree of cold that yellow fever will disappear in the winter. In Havana, while the winter months are cooler than the summer months, it is not sufficiently cool to stop yellow fever, though there is a very marked difference between the winter and summer months in the amount of yellow fever present. When, therefore, this city fell into the hands of the United States, our authorities bent every energy toward getting rid of yellow fever. We cleaned the city, and probably kept it cleaner than any city of modern times. It already had a splendid water supply. Organized a modern health department and everything that intelligence and money could devise against this filth disease. Yet yellow fever steadily increased during our occupation, and after over two years'work was fully as bad as it had been under the average Spanish control. During this year we had some thirteen hundred cases of yellow fever, with more than three hundred deaths. It was very evident that work along these lines was having no effect, and it did not seem reasonable that any continuance of it would do so. We were doing all we possibly could along these lines and had been for over two years.

A few years before, a distinguished Italian savant, Sanarelli, announced to the world the discovery of the causative organism of yellow fever. The demonstration had been considered so positive that he had been awarded the Nobel prize, but as his reports and methods came to be investigated there were many competent members of the medical profession who were not convinced; however, he had an equal number of prominent men who thought the matter proved.

Early in our occupation of Havana, our Public Health Service had sent a Board of two most competent bacteriologists to Havana. This Board examined into the subject very carefully, making many post-mortems on yellow fever patients, and reported unreservedly in favour of Sanarelli's organism.

Dr. Walter Reed, a well-known bacteriologist of the Army Medical Corps, had looked into the matter of Sanarelli's claims and had become convinced that Sanarelli was in error. The Surgeon-General of the Army organized a Board, consisting of Army Medical Officers, namely: Dr. Lazear, Dr. Carroll and Dr. Agramonte, with Dr. Reed as Chairman, for the purpose of going to Havana to investigate the Sanarelli organism. This Board came down in the year 1900, made many post-mortems, but did not find Sanarelli organism. This, together with previous work, induced them to report adversely to this organism, as the causative organism of yellow fever. They then began to consider further methods of investigation. Dr. Carlos Finlay, of Havana, since about the year 1881, had been writing advocating the idea that the female Stegomyia mosquito was the means of transmitting yellow fever from man to man. For this he gave very logical and clear reasons, based on the clinical history of yellow fever itself, and the local history of the disease. He also made quite a number of experiments, but, through the disadvantageous circumstances under which he carried on his experiments, his work had carried very little conviction. I knew Dr. Finlay well and was thrown with him daily in consultation over yellow fever patients, during the first two years of our occupation, and I can recollect in these years of our very pleasant and cordial relations, having spent a good many hours, and a good deal of argument, trying to show Dr. Finlay the absurdity of his mosquito theory of the transmission of yellow fever, but the Doctor was a veteran, who had already had sixteen years of experience in meeting the arguments of many other men like myself, who knew that his theory was an absurdity, and would not be convinced.

In casting about for further matters to investigate with regard to yellow fever, the Board considered the fact that malaria had been proven to be carried by the female Anopheles mosquito as a host; that by H. R. Carter of the Public Health Service of the United States it had been shown that there was a definite stage of seventeen days of extrinsic incubation for yellow fever; that is, if a yellow fever patient was introduced into a house where there were other non-immunes, these other non-immunes would be perfectly safe for a time, but after a time the house would become infected, and the non-immunes begin to develop yellow fever. This time between the introduction of the patient and the development of secondary cases is definitely shown by Carter to be about seventeen days.

Influenced by these reasons, and the fact that the mosquito had been proven to be the host for the malarial parasite, the Board determined to investigate this matter. They made two or three experiments on the human being, in which they believed that they had transmitted yellow fever by the mosquito. At this time the unfortunate martyr to science, Dr. Lazear, died of the disease, while carrying on his work. The first few cases had not been so isolated as to make it absolutely impossible that they could have contracted the disease in some other way than by the bite of the infected mosquito. The Board went to work to remedy this defect; they established a camp five or six miles out from Havana, in the country, separated a considerable distance from any dwelling, and so controlled that no-body could enter or leave without the authority of the Board. Into this camp they introduced non-immunes just arrived from Spain, who were kept there two weeks under observation. This demonstrated that they had not contracted yellow fever in getting there. During four or five months a number of these men were bitten by infected stegomyia mosquitoes and invariably developed yellow fever. These cases were diagnosed by the official Board, which diagnosed all the cases which occurred in Havana, and Dr. Reed, in the name of this Board, very freely invited the physicians of Havana to visit his camp and see his cases. The experimental work was carried on in a variety of ways. One striking method was that of making a mosquito-tight house, and then dividing it into two rooms by means of a mosquito bar. Of course the mosquito bar granted a perfectly free interchange of air between the two rooms, and the conditions were exactly the same on both sides of the bar. Non-immunes were placed to live and sleep in both of these rooms. All the non-immunes put in one room developed yellow fever. None of those who slept in the other room had the disease. Dr. Reed explained this remarkable state of affairs by showing that on the yellow-fever side he had simply introduced a half a dozen infected stegomyias. In another building made almost air tight, all sorts of clothing and bedding from yellow-fever patients were stored. This bedding was soiled in every possible way by the feces, urine, and vomit of yellow-fever patients. The unwashed bedding from the yellow-fever hospital was packed and sent directly from the wards, where the patient had died, to this room. Every night non-immunes went into this room, which had been kept tightly closed, put on this clothing, and slept in these beds, yet no cases developed. Afterwards these same non-immunes, when a sufficient time had elapsed, were bitten by the yellow-fever mosquitoes and all developed yellow fever.

Of course these experiments are very crudely told by me, and I would advise any one interested in this subject to read in detail the reports published by this Board, of which there were five or six, describing their procedure. It is one of the most exact and mathematical pieces of work ever done in medicine, and cannot fail to carry conviction, I think, to any man who has a fair scientific training.

The Board, from their work, proved the following facts in the etiology of yellow fever:

That yellow fever can be conveyed by the female stegomyia mosquito.

That this female stegomyia mosquito has to bite the yellow-fever patient within the first three days after this patient has been attacked by the disease.

That after the first three days, the yellow-fever patient, apparently, does not infect the mosquito.

That after biting this Stegomyia remains in an incubation stage for not less than twelve days. After this period if she bites a non-immune human being he generally developes yellow fever.

That the incubation period in man is from three to six days.

That fomites, under ordinary conditions as they existed in Havana about a sick person, could not convey the disease.

That the blood of a yellow-fever patient taken from the circulation in the first three days, in very small quantities, two or three cubic centimetres, would convey the disease.

That the blood-serum, after having been passed through a filter, would convey the disease.

Since then numerous other scientific men have confirmed

these findings, and they are at present very generally accepted by the medical scientific world.

This work having been done in Havana, right under our eyes, had a great effect on the sanitary authorities.

If the fomites could not carry yellow fever, there seemed to be very little use in our spending so much energy in getting rid of filth per se. And if the Stegomyia mosquito was the only means of its transfer, it was imperatively necessary that we attend to her.

We were probably more favourably situated at this time in Havana, for carrying into effect any sanitary work, than any health department has ever been before or since. We had a thoroughly organized department, which had been running for two years; this department was entirely autonomous and independent of every other department of the government. The Chief was absolute, with unlimited power, and responsible alone to the Governor. He had his own paymaster, his own constructor, and his own purchasing agent, so that any order given by the Chief could be carried out at once without reference to any other department. He had complete power in levying and enforcing fines, so that unexampled machinery was on the ground for carrying the work into effect. The conditions, I think, were about perfect for the work contemplated.

From the facts established by the Board with regard to yellow fever it is evident that the disease would be eradicated if any one of the five following conditions could be brought about:

First: If the female stegomyia could be generally destroyed.

Second: If the non-immune human being could be entirely gotten rid of.

Third: If the non-immune being could be protected from the infected female stegomyia.

Fourth: If the infected human being could be kept entirely separated from the non-infected female stegomyia mosquito.

Fifth: If all infected female stegomyia mosquitoes could be destroyed before they have bitten a non-immune human being.

As it is evident that it is entirely impossible to insure perfection under any one of these heads prophylactic work should be carried out under all five heads.

Under the first head: For the destruction of mosquitoes particular attention should be paid to all water containers about houses. The habits of the stegomyia are very domestic; they breed in and about human dwelling places and prefer clean rain water. Therefore, receptacles containing fresh water about dwellings should be kept at a minimum. Those absolutely necessary should be so covered as to be inaccessible to the mosquito, or if this is impracticable, oiled once a week so that the larva could not reach maturity, or emptied once a week regularly and carefully cleaned so that all the larva are destroyed at the time of emptying.

The success of such work will depend upon the practical method of carrying it into effect. The health authorities would have to have the power of punishing in cases where it is not done, and a well-organized system of trained inspectors to keep the authorities informed whether or not these measures are being carried out.

All yards and premises about areas in dwellings should be kept carefully cleaned of garbage and refuse of all kinds, with the hope of getting rid of old cans, bottles and receptacles which might receive more or less rain water through being rained into. These are very prolific sources of mosquitoes. While stegomyias do not breed to a great extent in ditches and pools about houses, they do to a considerable extent, and such should be looked after and carefully ditched and drained. This ditching and draining is absolutely necessary for the prophylaxis of yellow fever, but it has much more effect upon malarial fever as such localities are great breeders of Anopheles mosquitoes.

If these measures are efficiently carried out the sanitarian will find that at the same time that he has gotten rid of yellow fever, he has also gotten rid of malaria. In Havana the work directed primarily at yellow fever has practically caused the disappearance of malaria. For a considerable number of years before the introduction of mosquito work in the city of Havana the average number of deaths from malaria had been in the neighbourhood of four hundred per annum; since the introduction of mosquito work the number of deaths has rapidly fallen, until at the end of four years of this work the number of deaths as shown in the city report is reduced to about forty.

The details of this class of mosquito work are many and the more training a man has in it the better sanitarian he is, and some man well learned in the work should be always found to take charge of it. Its success depends upon the care with which its details are looked after.

Under the second head: The getting rid of the non-immune human being: A detention station should be established to which all non-immunes coming into the locality could be sent and cared for until properly provided for. Second: All non-immunes already in the locality should be sent to this detention station until infection has been eradicated.

The practicability of these measures vary vastly with conditions. In a city such as New Orleans, where the greater part of the population is susceptible to the disease, it is manifestly impracticable. It would be hardly feasible to move away and take care of 200,000 people, and it is of no particular importance, allowing the ingress of a few hundred, more or less, non-immunes, when they already have within the infected area some 200,000 such non-immunes. In a city such as Havana where nine-tenths of the population were non-susceptible, it was very important to keep out the additional incoming susceptible people, who were arriving at the rate of over 20,000 a year, though it was not practicable to take out of the city the twenty-five or thirty thousand susceptible people within its limits. The first measure was therefore adopted. A detention camp was established and no new comers, who were non-immune, were allowed to come in unless properly provided for.

No attempt was made to deport the susceptibles already in.

In a small place, such as the city of Panama, where the non-immune population is small, not more than four or five hundred, and the arrival of non-immunes likewise small, not more than forty per month, both measures are entirely practicable; that is, the detaining of non-immunes coming in and the sending out those already in.

In a still smaller community, such as a military post of five hundred or a thousand people, it is entirely possible to at once eradicate the disease, within a week's time, by taking up the whole population and moving them out enmasse. This has been several times done in my own experience, and was successful when no other measures were taken, long before we knew that the mosquito was the cause of the disease.

Under the third head: The keeping of the non-immune human being and the infected female stegomyia apart. For practical purposes the most that could be done under this head is covered by measures taken under the second head, but a great deal can

be done by urging upon the people the necessity of sleeping under
mosquito bars; the screening of houses within infected areas; for
non-immunes living in an infected town keeping out of the part
of the town which seems to be infected. There are plenty of instances in which certain parts of a town or city remain entirely
free from yellow fever. I know several instances in my experience
since we have known that the mosquito was the cause of yellow
fever where one part of a town has been kept entirely free from
infection by means of proper sanitary measures, and that all persons who lived and remained permanently in this uninfected area
were entirely safe, though other parts of the city were suffering
severely from yellow fever. Take a large building in an infected
city; if such building is screened so that mosquitoes cannot get in,
and conditions are looked after on the inside of the building so
that mosquitoes do not breed, and then if such building is fumigated once every two weeks, so that any infected mosquito is killed,
such building would be safe for non-immunes.

Of course any one of these measures perfectly carried out
would be successful alone, but in practice none of these measures
can be made perfect. It is almost impossible to screen and care for
a building so that mosquitoes cannot get in from the outside, or
that in the course of time some will not breed inside, or to arrange
so that a mild case of yellow fever will not visit the building,
before the case takes to bed and knows that he is sick. I have
in mind the large Administration Building in the city of Panama
where some three hundred non-immunes do their work. By these
measures this building is now kept free from infection, so that
these non-immunes can come in from the uninfected areas outside
of the city and work with safety. Three months ago this building
became badly infected so that we got from it some twenty-one
cases in about ten days.

The building had been screened and breeding places within
the building destroyed, but through want of knowledge of details
in these two matters they were imperfectly carried out and quite
a number of mosquitoes were in the building. It was the building
in which a large portion of the Canal employees come to transact
business, get pay, etc. Some cases of yellow fever, in the first
day or two of the disease, came to the building and were bitten
by the mosquitoes in the building. I knew of quite a number of
cases who told me that they had been in the building within the
first day or two of the disease. To avoid this possibility we are

now fumigating the building every two weeks, so that if mosquitoes do become infected in the building, they will be killed before they have time to do harm.

A still better instance, also in Panama, is that of Ancon Hospital, which has a population of some five hundred people, with
probably one hundred and fifty of them non-immunes. This hospital gets all of the yellow-fever patients of Panama, yet by carefully screening and fumigating, the locality is kept free from infection. Non-immunes who live there and stay within the grounds
are practically safe. So that the individual can really do a great
deal toward protecting himself from yellow fever, and the sanitarian if he has sufficient power and control can make the protection to the non-immune community, even in the heart of an
infected city, almost complete by such measures.

Under the fourth head: The keeping of the yellow-fever patient during the first few days of the infected period secure from
the stegomyia mosquito. This is the most important part of the
practical prophylaxis of yellow fever. A good system of reporting
the cases as early as possible has to be established, and everything done calculated to bring the case of yellow fever under the
observation of the sanitary authorities at as early a stage of the
disease as possible. As soon as reported the case should be removed to a well-screened ward in Hospital, where all the routine
of opening and closing screened doors has been learned from ca-
reful and systematic instructions, or if he elects to stay at his
house, the rooms occupied should be carefully screened, and trained guards placed to see that the routine of closing doors and
keeping out non-immunes is carefully carried out. If non-immunes
enter the screened area they should be required to stay there until
the case has been disposed of.

This measure would, of course, be entirely effective if it were
possible to get hold of the patient as soon as he begins to develop
symptoms of the disease, but practically it is impossible to have
him come under observation always at this stage, and necessarily
he has been bitten a considerable number of times before the
authorities can get him.

Under the fifth head: Destruction of the infected female stegomyia mosquito. This I am inclined to think, personally, is the
most important single measure for the eradication of yellow fever,
and it can be attained by carefully fumigating the building from
which the yellow fever patient came and all the contiguous buil-

dings, using material which is destructive of the mosquito. This measure requires care and experience in the execution of its details. As soon as possible after a case is reported, the house and all contiguous houses should be carefully pasted up, so that they are as nearly air-tight as possible and sulphur or pyrethrum burned in the proportion of one pound each to a thousand cubic feet of space in which fumigation is desired. Sulphur is much to be preferred in cases where there will not be injury done by the fumes of sulphur. Pyrethrum can be used where there is much in the way of delicate fabrics in the rooms of the buildings fumigated. After the use of pyrethrum care should be taken in sweeping up the mosquitoes on the floor, as some may revive.

Under the head of the etiology of yellow fever, I maintain that yellow fever can be transmitted from man to man by the female stegomyia mosquito and that in nature it is conveyed in no other way. Granting these premises it logically follows then that its prophylaxis consists in measures looking to the general destruction of the female stegomyia mosquito; keeping the sick so protected that these mosquitoes cannot bite them; measures looking to the destruction of the female stegomyia after she has become infected; measures looking to the exclusion of susceptible human beings from the infected area; and measures looking to the protection from the infected mosquitoes of individuals living in the infected area.

I maintain that this assertion concerning etiology has been proven by the work of the Army Medical Board at Havana, and other scientific bodies who have since gone over the same ground; that the value of the prophylactic measures, outlined above, as a direct deduction from its etiology, have already been proven by their application at Havana and the entire eradication of yellow fever from that endemic focus. The same results have been accomplished in quite a number of instances in the eradication of yellow fever from buildings and ships.

THÈME II — LA TUBERCULOSE DANS LES MARINES DE GUERRE
SA PROPHYLAXIE

Par M. ANGEL FERNÁNDEZ-CARO (Madrid)
Général de Santé de la Marine Royale d'Espagne

C'est une idée très répandue, à laquelle nous, les médecins militaires, avons pas mal contribué, de considérer la vie du soldat ou du matelot comme une des plus propres au développement de toutes les maladies. Les mauvaises conditions des casernes ou des vaisseaux, l'alimentation défectueuse en quantité ou en qualité, l'excès de fatigue, le défaut d'hygiène, la sévérité de la discipline, la nostalgie du foyer, sont des mots que nous entendons répéter tous les jours et que nous mêmes avons constamment sur nos lèvres. Il faut avouer cependant qu'il y a non seulement un peu d'exagération à ce sujet mais que nous n'y sommes pas équitables.

Les casernes et les vaisseaux laissent certainement beaucoup à désirer comme habitation hygiénique; on pourrait améliorer l'alimentation du soldat, et peut-être, malgré qu'elle soit assez bonne, celle du matelot; l'instruction et les exercices pourraient aussi s'adapter mieux à l'âge et aux conditions physiques de la recrue: les codes et les ordonnances militaires pourraient sans doute être inspirés dans un critérium moins étroit; il faudrait aussi peut-être étudier avec plus d'attention la vie militaire sous ses différents aspects, et il est surtout un devoir pour tous ceux qui sommes animés de l'idée de progrès et d'humanité, d'aspirer au degré le plus élevé de perfectionnement possible dans les diverses sphères de la vie individuelle et sociale; mais il est aussi nécessaire de ne pas abandonner le terrain de la réalité et de ne pas oublier que tout dans la vie est subordonné aux conditions de relativité que la vie même impose.

Celui qui est appelé au service de la patrie, les armes à la main, a une mission à remplir; il doit recevoir l'éducation générale de tout citoyen et l'instruction spéciale qui en fera un soldat aguerri ou un marin audacieux; il doit s'habituer au travail et à la fatigue, au soleil et à l'intempérie, à la lutte et au danger; il a à supporter certaines privations brouillées avec les commodités et le luxe; il doit subir les contrariétés et les rencontres de la vie collective avec ses froissements inévitables, avec ses transigeances pénibles, avec ses flexibilités obligatoires et quelquefois avec ses mêmes répugnances et avec le sacrifice constant à l'intérêt commun; il doit faire très souvent abstraction de sa propre convenance pour la fin de sa mission; en un mot, il doit se convertir en instrument qui agit en oubliant qu'il a un cerveau qui pense et qui raisonne; et vouloir appliquer à la vie du marin ou du soldat les principes de l'hygiène vulgaire qui mesure l'espace, qui toise l'air, qui réduit en formules algébriques le coefficient nutritif de l'alimentation, qui règle le mouvement et le repos et prétend même codifier la passion et le sentiment; vouloir que le vaisseau, forteresse flottante dont l'âme est un canon et les viscères une chaudière à feu, où l'homme n'est qu'une pièce de la machine, d'autant plus utile qu'il est plus prompt à se briser; vouloir que la vie militaire enfin soit subordonnée aux principes communs d'une hygiène vulgaire, c'est une illusion que nous, médecins militaires, qui avons la conscience de ce que nous sommes et du but de notre mission, ne pouvons nous faire. C'est seulement en accommodant nos prétentions à ces raisons suprêmes, en nous inspirant dans tout ce qui concerne le recrutement pour l'entrée au service d'abord, et pour les conditions des casernes et des navires en suite, l'alimentation, l'habillement, les exercices, les campagnes, l'hospitalisation, les congés temporaires ou définitifs et d'autres incidents de la vie militaire; en considérant que dans un État il y a plus que des marins et des soldats et que la santé et la vie naissent de l'harmonie de l'assemblage et non de la perfection du détail, c'est seulement ainsi que nous parviendrons à faire une hygiène militaire ou navale, et en ce qui concerne ce rapport, à obtenir qu'il n'y ait dans l'Armée et dans la Marine que le nombre le plus réduit possible de tuberculeux, c'est-à-dire, qu'il n'y en ait ni plus ni moins que dans la totalité de la population générale. Quant à supprimer les tuberculeux dans la milice, nous ne pouvons le prétendre et si nous le prétendions, nous n'arriverions pas à l'obtenir.

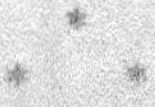

Non seulement dans la milice, mais dans la population en général, la tuberculose est la maladie qui fait le plus de victimes et qui produit le plus de mortalité. Propre à tous les pays, compatible avec toutes les classes sociales, rebelle à la plupart des traitements, transmissible par hérédité (2) ou par contagion, localisée de préférence dans les organes les plus nécessaires à la vie, n'existant point de tissus où ses manifestations ne puissent se présenter, rapide dans son cours dans l'enfance et la jeunesse, lente et insidieuse dans l'âge mûr et dans la vieillesse, la *plus curable* des maladies chroniques comme un clinicien éminent a dit, mais en réalité la moins guérie de toutes les infections, la tuberculose figure avec un contingent de 20 ou 25 pour 100 sur la mortalité générale, elle produit par an en Europe plus d'un million et demi de victimes et cause, en Espagne seulement, plus de 30,000 morts (1'90 par 1000 de ses habitants).

Cette maladie a une singularité qui la fait encore plus redoutable; elle fait ses ravages les plus considérables dans la jeunesse, de 20 à 30 ans, quand l'individu n'est plus déjà une charge et qu'il commence à être un produit, quand sa perte est plus sensible à la société et à la famille. Son agent producteur est un germe, un microbe, un bacille; mais sa cause effective, prédisposante et occasionnelle est la misère physiologique dans toute l'extension de la parole; l'air vicié, l'habitation défectueuse, la malpropreté, les excès de tout genre, l'éducation négligée, tout ce qui, en haut dans les classes élevées et en bas dans les classes indigentes, représente une transgression de l'hygiène dans l'ordre physique et sur le terrain moral. La tuberculose fait son nid non seulement dans la cabane, mais bien aussi, quand elle trouve la porte ouverte, dans le palais.

Devant une maladie aussi terrible, on comprend bien tous les efforts que font les médecins et les hygiénistes, les uns moins heureux pour la guérir, les autres plus pratiques pour l'empêcher, et on comprend aussi que ces campagnes soient entreprises et continuées dans les grands instituts armés où il existe des lois et des dispositions qui, en subordonnant la vie individuelle aux convenances de la vie collective, procurent un champ d'action plus vaste à l'hygiène et à la prophylaxie.

En théorie la tuberculose ne devrait pas exister dans la milice. Dans toutes les marines du monde on fait le recrutement du personnel parmi la population la plus saine et au meilleur âge, dans les conditions d'aptitude physique les plus complètes, après un examen médical passé selon les prescriptions d'un cadre spécial d'exemptions, où sont classés tous les vices et tous les défauts et même les causes d'ordre moral et social qui peuvent s'opposer au bon fonctionnement du service. On pourrait dire que le per-

sonnel qui vient dans les rangs de l'armée ou dans la marine de
guerre est l'élite, et cependant le chiffre des tuberculeux dans la
milice, non seulement n'est pas moindre que celui de la population civile, mais il le surpasse en des proportions sensibles et
quelquefois vraiment notables.

Excepté la syphilis, maladie due à des causes étrangères en
thèse générale à la vie militaire, la tuberculose est celle qui
donne un contingent plus fort à la morbilité et à la mortalité, car
quoique tous les tuberculeux ne meurent pas dans les hôpitaux,
ceux qui par cette cause sont congédiés comme inutiles peuvent
être considérés comme rayés de la vie: ils sont condamnés à
mort dans un délai plus ou moins prochain: simple question de
lieu et de temps.

Comment expliquer cela? Pourquoi la tuberculose fait-elle
tant de victimes dans un personnel d'élite comme celui-ci? La
réponse est présente: ou l'individu qui entre dans les rangs porte
en soi-même un germe préexistant et non révélé par défaut des
règlements et des cadres d'exemptions, ou les conditions de la
vie militaire favorisent l'évolution et la production de l'élément
phthisiogène.

Toute la prophylaxie de la tuberculose dans les instituts militaires est basée dans la résolution de ces deux questions.

Le problème, comme on le voit, est bien facile à poser, mais
en échange, il est bien difficile à résoudre.

*

*   *

Il n'y a pas un médecin militaire qui ne se soit occupé de
l'étiologie de la tuberculose; il n'y a pas eu de congrès où cette
question n'ait été mise à l'ordre du jour. Moi même, j'ai eu l'honneur de traiter ce thème dans les deux derniers congrès qui ont
eu lieu à Madrid, celui d'hygiène de 1897 et celui de médecine
de 1903. On a dit à ce sujet beaucoup de bonnes choses, de fon-
dement théorique indubitable mais de valeur pratique discutable.
Malgré tout, le problème est encore vierge, et la tuberculose continue à remplir les hôpitaux militaires et donne à la mort un contingent considérable.

Ce qui est d'abord le plus important c'est de vérifier le chiffre
exact de tuberculeux dans l'armée et dans la marine; mais cette
statistique n'est pas facile à faire en ce qui touche la morbilité,
et encore moins, la mortalité, étant donné qu'une partie seulement

des malades succombe à l'hôpital; le tuberculeux, une fois la
maladie confirmée, est congédié et il disparaît, sans que l'on
sache ce qu'il est devenu. D'ailleurs il y a une portion de catar-
rheux chroniques, scrofuleux, plevritiques, hemoptoïques, avec
des affections osseuses, etc., qui sont des tuberculeux déguisés
et qui ne figurent pas dans les cadres de la tuberculose. Ce sont
ces causes qui faussent les statistiques militaires.

On a travaillé beaucoup dans ces derniers temps et dans tous
les pays à l'égard des statistiques sanitaires, et presque tous les
ministères de la guerre et de la marine publient périodiquement
des états assez complets pour se faire une opinion approximative.
Dans notre marine de guerre on en trouve aussi, sinon avec l'exactitude désirable, au moins avec des données suffisantes à mon
sujet, empruntées aux relations officielles de nos hôpitaux, navires, arsenaux, bataillons d'infanterie de la marine et d'autres
dépendances sanitaires de ce département.

Je prends de toutes ces données les plus saillantes; elles
comprennent l'observation de sept années dans un assemblage de
593 malades.

Mortalité produite par la tuberculose dans les hôpitaux de la Marine.

ANNÉES	Entrés	Morts	Pourcentage
1898	150	40	266,6
1899	110	23	209,9
1900	88	19	215,9
1901	60	18	300,0
1902	57	11	129,8
1903	49	12	244,8
1904	80	9	112,5

Résumé:

Guéris	19 (32,0 o/oo)
Sortis sans être guéris, par cause de libération	15 (25,3 »)
Sortis avec congé temporaire	200 (337,2 »)
» » » définitif pour réforme	227 (382,7 »)
Morts à l'hôpital	131 (222,1 »)

C'est-à-dire, dans un délai de sept ans, de 593 tuberculeux
entrés aux hôpitaux, 19 seulement (de 32,01 pour 1.000) guérirent.
Il n'est pas téméraire de supposer que ceux qui en sortirent avec
un congé temporaire y rentrèrent de nouveau afin d'obtenir le
congé définitif comme inutiles et que ceux qui furent déclarés

inutiles iraient succomber chez eux, s'ajoutant au nombre de ceux
qui moururent à l'hôpital (¹).

Les tuberculeux dans la marine se présentent les uns à leur
entrée au service: ce sont les inutiles présomptifs, qui après
quelque temps d'observation sont licenciés; et les autres après
une période qui varie de neuf mois à un an. Ceux-ci sont des
tuberculeux latents qui, selon plusieurs auteurs, n'offrent à leur
entrée aucun symptôme de maladie et pour lesquels la vie militaire a été la pierre de touche.

Ces individus n'entrent généralement à l'hôpital que quand
la maladie se trouve dans une période assez avancée. Soit qu'ils
ne donnent pas d'importance aux premiers symptômes ou par
crainte d'être envoyés à l'hôpital, ils cachent presque tous leurs
malaises et ne se présentent au médecin que quand un catarrhe
fébrile, une toux incommode, une douleur plevritique, un accès
hémoptoïque ou quelqu'autre maladie accidentelle, les y obligent.

Ceux qui à leur entrée à l'hôpital n'offrent pas d'indices
véhéments d'une tuberculose plus ou moins manifeste sont en
bien petit nombre. En dehors de quelques cas exceptionnels, où la
maladie suit une marche très aiguë et le malade succombe promptement, la durée du séjour de ces individus à l'hôpital est de
cinquante jours à deux mois, terme moyen, dont le médecin a
besoin pour faire le diagnostic de *tuberculose confirmée* que le
cadre d'exemptions exige pour la déclaration d'inutilité. Cette
condition de *tuberculose confirmée* est cause de ce que plusieurs
malades déclarés inutiles ne peuvent abandonner l'hôpital. Comme
nous l'avons vu dans notre statistique, de 593 tuberculeux, 132
succombèrent à l'hôpital.

Il y a encore dans cette statistique une autre particularité digne d'être notée. Certaines régions donnent un nombre de tuberculeux notamment plus considérable que d'autres. Les provinces
du Nord et du Nord-Ouest d'Espagne (Galicia et Asturias) comp-
tent dans une proportion très forte. Les statistiques de Santé militaire marquent aussi cette même proportion de tuberculeux dans
les habitants des provinces d'Oviedo, Leon et Santander. Dans
la statistique précitée les proportions sont les suivantes:

Galiciens (gallegos) 260, dont 64 succombèrent (24,61 pour
100); andaloux (andaluces) 119, dont 19 succombèrent (16,81

(¹) Les données statistiques auxquelles je me rapporte et qui m'ont été fournies pour faire ce
travail, je les dois au chef très distingué de ce bureau au ministère de la Marine, M. F. del Valle,
que je remercie vivement en cette occasion.

pour 100); de différentes provinces 214 dont 49 succombèrent (22,89 pour 100).

La marine se recrute sur le littoral et dans la même proportion dans les provinces d'Asturias et de Galicie que dans celles de l'Andalousie et du Levant; les cas les plus fréquents de la tuberculose, ainsi que sa majeure gravité, sont constatés sur les marins procédents de ces provinces. Mais comme on observe en même temps cette proportion plus forte de morbidité et de mortalité dans la population civile de ces régions, de là se déduit la conséquence que ces individus étaient déjà tuberculeux (prédisposés ou latents) avant leur entrée au service, fait très important pour nos conclusions successives.

Je ne crois pourtant pas que la vie militaire doive être considérée, en des circonstances normales, ni dans l'armée ni dans la marine, comme une cause plus spéciale que la fabrique ou l'atelier ou la plupart des professions et des industries.

La mortalité générale par tuberculose dans la totalité de la population civile est à peu près de 1,90 par 1.000 habitants. Cette proportion monte dans l'armée à 2,06; mais dans la marine elle n'arrive qu'à 1,61. Cette différence peut s'expliquer par la forme de recrutement, car presque tout le personnel qui va sur les bateaux est enrôlé parmi les gens du littoral, dédiés à la pêche et aux industries maritimes, habitués à la mer et en conséquence dans des conditions préférables d'aptitude physique et morale, et ce qui le démontre c'est que les soldats d'infanterie de marine qui procèdent du contingent général et qui font une vie analogue à celle du soldat donnent une proportion égale à celle de l'armée. Ceci quant au recrutement, car en ce qui concerne le service, les chauffeurs dans les navires et les apprentis navals dans les écoles d'instruction, les uns en raison de leur métier, les autres en raison de l'âge, donnent un excès de morbidité et de mortalité très notable.

Tout cela contribue à augmenter la complexité du problème composé de facteurs impossibles à éliminer et qui donnent un caractère très circonstanciel à nos préceptes au point de vue de la prophylaxie, surtout si nous désirons que ces préceptes soient pratiques et ne soient sinon quelques mots condamnés à l'oubli comme tout ce qui n'est pas dans la vie réelle et positive.

*
*   *

Il n'y a que deux moyens pour empêcher dans le possible qu'il y ait des tuberculeux dans la milice: éviter l'entrée de ceux qui le sont ou peuvent l'être, et songer que ceux qui ne le sont pas acquièrent la tuberculose après leur entrée. Pour les seconds on doit modifier les conditions du service, dès l'habitation du soldat ou du matelot jusqu'à son genre de vie dans ses divers aspects et fonctions.

La plupart des médecins militaires croient que tous ou presque tous les tuberculeux de l'armée l'étaient avant leur entrée dans les rangs; ou ils portaient en eux une prédisposition plus ou moins évidente, c'est-à-dire un terrain approprié, où le germe se trouvait dans leur organisme en période d'évolution, ou, ce qui est égal, il y avait une tuberculose latente que la vie militaire, en agissant comme cause occasionnelle, avait développée activant l'explosion de toutes ses manifestations. Cette théorie, qui pourra être discutable mais que l'observation et l'expérience font très acceptable, marque la conduite que nous devons employer pour établir la prophylaxie de la tuberculose dans les instituts militaires.

Désireux d'exposer avec le plus de clarté possible mes opinions à ce sujet et avec la concision exigée aux travaux soumis à l'examen de ces Congrès, je vais traiter successivement chacun de ces points:

I. *Empêcher l'entrée des tuberculeux dans la marine.* — C'est peut-être une question des plus difficiles que celle de rédiger un cadre d'exemptions qui n'ait pas de vues aussi étroites qu'il ne considère aptes pour le service que ceux qui soient le prototype de vigueur et de perfection physique, et qui ne soit pas aussi ample qu'il laisse passer dans ses mailles tous ceux qui, dans un critérium scientifique rigoureux, ne puissent être classés comme un type morbide bien défini. Ni le soldat doit être un Apollon du Belvédère ou un Hercule Farnèse, ni nous ne devons chercher des cas cliniques déterminés pour admettre ou rejeter des recrues. L'un, outre d'être impossible, laisserait sans hommes capables la population civile; l'autre cas ne servirait qu'à convertir en hôpitaux les casernes et les navires.

Ce qui augmente la difficulté, c'est la nécessité de rédiger les causes d'exemption d'une façon nette, terminante, précise, afin que les concepts ne résultent point vagues ou douteux et que le sort de l'individu ou l'intérêt de l'État ne restent pas à la merci de l'expert, et afin de réduire au minimum le caractère conditionnel de l'admission.

Il y a plusieurs défauts physiques et des maladies aussi claires qui ne laissent lieu à aucun doute, mais il y en a d'autres dont le diagnostic de première intention ne peut être établi et moins encore si l'individu a intérêt à simuler la maladie ou à l'exagérer ou bien encore à la dissimuler ou à la diminuer. Il n'est pas aisé d'enfermer dans un seul numéro du cadre tous les signes qui caractérisent telle ou telle maladie, parce que il y aurait alors bien peu d'individus qui seraient compris dans ce numéro, et il ne serait pas pratique de distribuer ces caractères dans différents numéros, parce que nous risquerions de multiplier à l'infini le groupe des exempts. Et toutes ces difficultés que j'esquisse à la légère rebondissent encore plus en ce qui concerne la tuberculose suspecte. Il n'existe point de règlement ni de cadre d'exemptions qui possède un numéro, où la prédisposition tuberculeuse soit précisement exprimée, et il n'y en a non plus aucun dans lequel les divers facteurs qui constituent la prédisposition ne se trouvent semés dans quelques-uns de ses différents articles; mais alors chacun de ces facteurs est exprimé dans son maximum d'intensité, et par excès de valeur dans les détails, ne peuvent s'additionner en réunion. Celui qui aurait tous ces caractères morbides ne serait pas un prédisposé; il serait un tuberculeux confirmé. Il faut donc, si nous voulons, je ne dis pas *fermer* (vu que cela est presqu'impossible) mais au moins *faire tourner* un peu la porte d'entrée de la tuberculose dans la milice, il faut introduire dans le cadre d'exemptions un numéro propre, précis, dans lequel tous ces tuberculeux, plus ou moins présomptifs, soient compris.

Dans le thème que le Comité d'organisation de ce Congrès m'a fait l'honneur de me confier, le procès morbide de la tuberculose a peu d'intérêt pour nous, et son traitement et sa guérison ne nous importent point. Ce sont des questions qui incombent au clinicien et non à l'hygiéniste, et nos propos se limitent, comme je l'ai déjà dit, à empêcher que des individus qui soient ou puissent être tuberculeux, entrent au service militaire, et à régler les conditions de ce service d'une façon telle que la caserne ou le navire ne deviennent pas un milieu phthisiogène, où la maladie puisse être acquise soit en éveillant des aptitudes latentes, soit en déterminant des contagions.

Laissant de côté ce dernier point, il nous importe avant tout de formuler les questions suivantes :

La prédisposition tuberculeuse doit-elle constituer un numéro du cadre d'exemptions du service militaire ?

Possédons-nous des moyens de constater cette prédisposition ?

Ces deux questions gardent entre elles une relation si intime qu'on ne peut résoudre l'une sans répondre affirmativement à l'autre. Si nous ne regardions que l'intérêt du service, nous tous, médecins militaires, nous demanderions qu'un tel article fut rédigé le plus tôt possible, mais la deuxième question offre de telles difficultés qu'elles ont été un obstacle continuel pour prendre cette décision.

Il n'y a aucun signe précis pour le diagnostic de la prédisposition tuberculeuse. La faiblesse de constitution, certaine conformation osseuse, les désordres digestifs, les troubles circulatoires, le tempérament lymphatique ou lymphatique-nerveux, les antécédents de famille et commémoratif pathologique du sujet et très particulièrement le défaut de proportion entre le poids, la taille et le périmètre thoracique, constituent en échange un assemblage qui nous permet avec certitude d'affirmer qu'un individu, s'il n'est pas encore tuberculeux, est au moins tuberculisable.

Mais ce cadre aussi complet ne se trouve que rarement dans un même individu et s'il s'y trouve, cet individu n'est admis dans les rangs par aucun médecin. Dans tous les règlements il existe des articles qui servent de base pour déclarer l'exclusion : la difficulté commence quand ces caractères ne sont qu'ébauchés ou que plusieurs d'entre eux font défaut.

La faiblesse de constitution peut être la conséquence d'une maladie grave, d'une alimentation insuffisante en quantité ou en qualité, d'un séjour dans des endroits paludiques, du surmenage par des travaux impropres ou excessifs ou d'autres différentes causes. Un individu dans ces conditions est un prédisposé à la tuberculose et à toute autre maladie, parce qu'il n'y a pas de résistance fonctionnelle ou organique là où il n'existe point de défenses physiologiques. Mais ces individus sont précisément ceux pour lesquels le changement de genre de vie est un bénéfice et pour lesquels la vie militaire est, non pas un danger, mais un remède. La faiblesse de constitution, quand elle n'est pas l'expression d'un état diathésique, ne peut, ni doit être une cause d'exclusion.

Une conformation osseuse imparfaite, quand elle ne produit pas de courbatures ou de difformités, qui ne consiste que dans une proportion inégale entre la longueur et le volume des os longs ou dans l'épaisseur et la forme des os plats, cette conformation est dépendante dans la plupart des cas d'une nutrition défectueuse, d'attitudes vicieuses ou de travaux impropres à l'âge ou au développement du sujet. On trouve souvent cette conformation dans les tuberculeux, mais elle peut exister, et elle existe, sans lésion, ni prochaine ni lointaine, de tuberculose.

Il n'en est pas ainsi quant aux troubles circulatoires et respiratoires. La fatigue disproportionnée à l'effort, les étouffements, les épistaxis fréquentes, la faiblesse du pouls accompagnée de tachycardie, la susceptibilité des muqueuses respiratoires, la propension aux catarrhes nasaux, pharyngeens ou bronchiaux, des petits mouvements fébriles de peu de durée, la voix faible et un peu voilée, un peu de toux sèche ou humide quoique ni l'inspection la plus minutieuse des organes thoraciques, ni l'examen bactériologique du crachat ne donnent aucun signe positif, sont tous des indices suffisants pour considérer l'individu, où de tels symptômes existent, comme un prédisposé au plus haut degré à la tuberculose.

Je ne nomme pas l'hémoptysie, parce que celle-ci, plus qu'un indice de prédisposition, est un symptôme de tuberculose.

Le tempérament lymphatique ou lymphatique-nerveux, quand il se révèle par des engorgements glandulaires et plus encore par des manifestations scrofuleuses, est aussi un indice de présomption pour le diagnostic précoce de la tuberculose.

Quant aux antécédents de famille et au commémoratif pathologique du sujet (sans discuter en ce moment si c'est la tuberculose ou l'aptitude, ce que l'on hérite, c'est-à-dire, le germe ou le terrain) ils constituent un bon élément de jugement; mais ces renseignements sont très difficiles à apprendre et plus difficiles encore à constater.

Le défaut de proportion entre le poids, la taille et le périmètre thoracique est très significatif pour le diagnostic précoce de la tuberculose ou au moins pour déterminer l'existence d'une prédisposition indubitable. Des auteurs d'hygiène militaire ont indiqué déjà, il y a quelque temps, l'importance de cette relation, et moi-même, j'ai dédié à son étude quelques pages dans mon «Traité d'hygiène navale» publié il y a environ trente ans, et j'ai présenté au Congrès international d'hygiène qui eut lieu à Madrid en 1898, une communication relative à un thème semblable à celui qui nous occupe actuellement, où je proposai que dans le cadre d'exemptions, on introduisit un article rédigé dans les termes suivants:

«Prédisposition à la tuberculose caractérisée par le défaut de relation entre le périmètre thoracique et la taille, et le défaut de proportion entre la taille et le poids».

Je n'ignorais pas certainement les inconvénients d'un article pareil et si je les avais méconnus, l'exemple de ce qui arriva en France et en Belgique me les aurait rappelés.

En France, en 1876, il fut arrêté que tous les individus, dont le périmètre thoracique n'était pas en rapport avec la taille dans une certaine relation, fussent considérés comme inutiles pour le service. La Belgique publia plus tard une disposition analogue. Le nombre des individus déclarés inutiles pour cette cause fut si considérable que l'on fut obligé de déroger cette disposition dans un bref délai.

Dans le but de concilier les intérêts de l'individu avec ceux de l'État, je demandai dans la communication précitée qu'on ajoutât à cet article, comme éclaircissement, une seconde partie. Je disais donc:

«La prédisposition à la tuberculose qui n'a d'autres fondements que ceux qui sont mentionnés dans le paragraphe précédent ne sera pas cause d'exemption définitive et bien seulement d'exemption conditionnelle et temporaire. Les sujets qui se trouvent dans ces conditions seront appelés pendant quatre ans consécutifs pour être incorporés dans les rangs si la disproportion avait disparu, ou pour être déclarés inutiles définitivement à la fin de ce délai si le dit défaut de proportion persistait, quoiqu'il n'y eut dans le sujet aucune autre manifestation morbide».

C'est ainsi que je croyai que sans augmenter considérablement le nombre des exclusions, on pourrait empêcher l'entrée dans les rangs de beaucoup d'individus qui, n'étant pas des tuberculeux évidents, pourraient l'être en changeant leur genre de vie pour une autre aussi différente et dont le début est le plus pénible.

Il y a donc un assemblage de signes ou de caractères qui, dans la plupart des cas, suffit pour établir la prédisposition à la tuberculose et peut-être pour arriver jusqu'aux frontières du diagnostic précoce de la maladie, et cependant tout cela ne donne pas assez de garanties d'assurance quand on cherche à résoudre la question d'utilité ou d'inutilité d'une recrue, et ne nous permet pas d'introduire la prédisposition à la tuberculose sans aucune restriction, dans le cadre des exemptions. Les mauvaises conditions de la vie des classes inférieures dans tous les pays, la faim, la pauvreté, la misère, le travail prématuré donnent à la plupart des recrues de tels aspects que la sélection serait presqu'impossible, si l'on appliquait un critérium très sévère dans les examens experts. Si nous ne regardions qu'une idée exclusivement scientifique, nous déclarerions certainement tuberculeux présomptifs plus d'un vingt-cinq pour cent des individus examinés.

Et la chose n'est pas sans valeur, parce que le problème pourra, ou non, être résolu selon que nous limitions raisonnablement nos prétentions, ou que nous les étendions d'une façon plus ou moins vague. Nous, les médecins, nous tombons souvent dans le défaut, particulièrement en tout ce qui se réfère à l'hygiène, de ne regarder les questions que sous le seul aspect scientifique sans considérer que la vie sociale est le produit, non d'un facteur, mais d'une série de facteurs, le résultat d'un grand nombre de circonstances qu'on doit peser et mesurer. Ce n'est pas seulement l'armée et la marine qui ont besoin d'hommes forts et vigoureux; l'industrie et l'agriculture, les arts et les métiers en ont également besoin, et si nous exagérons les exclusions, nous diminuerons sûrement le nombre des tuberculeux dans l'armée, mais nous l'augmenterons dans la population civile, dans laquelle nous ne laisserons que les infirmes et les faibles au grand détriment de la société en général, de la richesse publique et de la race même, dégénérée dans la reproduction. Et si nous y ajoutons le système actuel de licenciement qui renvoie chez lui le tuberculeux confirmé pour qu'il aille s'y guérir, ou pour mieux dire, y mourir, portant avec lui un foyer d'infection et de contagion, nous aurons un résultat tout à fait contraire à notre idée, qui doit être la diminution de la tuberculose dans les instituts armés, mais non au dépens de son augmentation dans la population civile. C'est seulement quand nous aurons des *sanatoriums* militaires où nous pourrons envoyer les tuberculeux de l'armée, qu'il nous sera permis alors d'être plus exigeants dans la rédaction du cadre d'exemptions.

Mais tout en donnant sa valeur à la comprobation de la prédisposition tuberculeuse, nous n'aurons pas encore fermé l'entrée des tuberculeux dans les rangs.

Il y a des cas où un individu parfaitement sain et bien constitué au moment de l'examen, acquiert après son entrée la tuberculose sans aucune cause appréciable qui justifie suffisamment, ou l'apparition de la maladie, ou l'évolution d'un procès dont les premières phases étaient passées inaperçues. Pour expliquer cela on a cherché un état morbide spécial qu'on a nommé *tuberculose latente*; mais cette tuberculose latente, cliniquement considérée, est une entité plus imaginaire que réelle, toutefois qu'elle consiste dans la non existence d'altérations fonctionnelles ni organiques, d'aucun symptôme, ni objectif ni subjectif, dans la condition enfin, comme la parole même l'indique, d'être *latente*, occulte. Elle est donc une négation et comme telle complètement inutile pour fonder des principes, ou déduire des conséquences. Expliquer l'apparition d'une tuberculose, qu'on n'a pu diagnostiquer d'avance, par sa préexistence latente dans l'individu, c'est éluder la question sans la résoudre, quelque chose d'analogue au médecin de Molière quand il disait que l'opium faisait dormir, parce qu'il avait des propriétés dormitives.

Quant à moi, je déclare franchement que je trouve cette dénomination un peu conventionnelle, plus propre à sauver l'honneur professionnel qu'à expliquer ce qui est la conséquence d'une observation, dans la plupart des cas incomplète, soit par légèreté de l'observateur, soit par défaut des moyens d'investigation.

Si un individu, peu après son entrée au service, présente des symptômes suspects de tuberculose, il est indubitable qu'il existait une prédisposition, qu'il était, comme on dit à présent, un sujet *tuberculisable* et qu'il se trouvait par conséquent dans la catégorie de ceux parmi lesquels, quoique l'examen soit le plus minutieux, on ne peut vérifier des symptômes de lésion tuberculeuse, mais dans lesquels, sans exception, on peut trouver quelques-uns de ces caractères, dont j'ai parlé auparavant, révélateurs de la prédisposition (des antécédents de famille, des maladies précédentes, mauvaise conformation osseuse, développement incomplet, défaut de relation de la taille avec le poids et le périmètre thoracique, etc.), caractères insuffisants sûrement en détail, mais suffisants quand ils sont réunis pour signaler dans cet individu quelque chose qui doit trouver un correctif dans la loi de recrutement et une indication dans le cadre d'exemptions.

Je ne crois pas opportun de m'y arrêter davantage. Dans les cas où l'existence de ces états latents de tuberculose serait un fait réel, comme l'affirment la plupart des auteurs, il n'y aurait pas à s'en préoccuper, car étant tout à fait impossible à découvrir, toute prévision serait donc inutile.

Quelques-uns ont proposé l'emploi de la tuberculine pour le

diagnostic précoce de la tuberculose, mais la science n'a pas dit à ce sujet le dernier mot, je ne crois pas que nous soyons autorisés pour soumettre les recrues à un procédé qui, dans quelque cas, peut être dangereux. La liberté individuelle m'est si respectable que je n'admets pas non plus le droit que l'on veut établir, d'obliger les recrues à se faire opérer de certaines maladies qui constituent aujourd'hui une cause d'inutilité, telles que la trichiase et dystrichiase, l'ectropion et l'entropion, l'hydrocèle et le varicocèle et même l'hernie. Attendons au moins à ce qu'on rende le service obligatoire, et quand nous verrons que les fils des classes élevées se soumettent à cette obligation, nous pourrons alors l'imposer aux fils du peuple. En attendant, n'exagérons pas le droit, même pas au nom de l'humanité ou de l'intérêt de l'individu même: *Summum jus, summa injuria.*

De tout cela, il résulte le fait suivant: le diagnostic précoce de la tuberculose, et même celui de la prédisposition est extrêmement difficile, et comme il n'est pas possible de faire des cadres d'exemptions avec des articles indéfinis, parce que l'indécision du concept donnerait lieu à des doutes continuels et le résultat final serait l'annulation de l'idée scientifique et le sort de l'individu resterait à la merci du médecin, je me crois autorisé à reproduire, comme conclusion, le même article que je présentai dans ma communication au Congrès international d'hygiène de Madrid avec la note qui accompagnait le dit article comme éclaircissement. De cette façon, je crois que nous pourrions réduire assez l'entrée des tuberculeux dans l'armée sans nous exposer à augmenter le nombre des exclusions, et nous éviterions des injustices par excès ou par défaut de rigueur dans nos décisions. Nous éviterions aussi l'observation dans les hôpitaux, dont la plupart ne réunissent guère les conditions désirables et sont peu propres pour les individus qui sont vraiment infirmes, et par contre ils sont pour celui qui est bien portant un lieu de vagabondage qu'il n'oublie pas facilement une fois qu'il en connaît le chemin, et il est rare que ceux qui ont fait leurs premières campagnes dans les salles de l'hôpital deviennent de bons soldats ou de bons marins.

II. *Éviter que la tuberculose se produise chez le soldat ou le matelot.* — La recrue est admise dans les rangs, et à partir de ce moment, son genre de vie change radicalement. Tout est nouveau pour lui: habitation, habillement, travaux; ses mêmes camarades dans leur majorité lui sont inconnus. A la liberté dont il jouissait jusqu'alors, suit une sujétion sévère et une discipline rigoureuse pleine de menaces et de punitions. Depuis le soulier qui lui presse les pieds jusqu'à l'ordonnance qui lui presse la volonté et la conscience, ce sont toutes des entraves auxquelles il lui est bien pénible de s'habituer. Hommes de la campagne presque tous, accoutumés à respirer un air pur et oxygéné, ils supportent avec difficulté l'atmosphère viciée des casernes dont les dortoirs communément mal aérés et non très propres laissent au point de vue hygiénique beaucoup à désirer. La vie en commun est toujours malsaine, mais cette vie dans les casernes, ainsi que dans les asiles, les hôpitaux, les couvents, les prisons, est dangereuse. Dans tous ces lieux le chiffre de mortalité surpasse toujours le chiffre normal (1).

Cet excès de morbidité et de mortalité par la vie en commun n'est pas imputable à l'air vicié, parce que même dans les atmosphères les plus impures on observe à peine l'augmentation dans les proportions d'acide carbonique et la pauvreté en oxygène n'est pas appréciable par la chimie ni perceptible par la respiration. Si le cube d'air respirable était inférieur aux exigences de l'action physiologique, il produirait l'anémie, mais non la tuberculose, qui est la maladie par excellence dans ces collectivités humaines. La fréquence de la tuberculose n'est due qu'à la présence du microphyte phthisiogène dont les atmosphères viciées sont le meilleur milieu de culture.

La caserne contribue partant d'une façon indubitable à la tuberculose, directement ou indirectement, c'est-à-dire en déterminant la contagion ou en éveillant des aptitudes morbides jusqu'alors non révélées. Un fait concluant en est la meilleure preuve. Selon la moyenne de nos statistiques pendant dix ans dans l'armée et sept dans la marine, la proportion des tuberculeux est dans la première 0,16 plus grande que dans la deuxième, différence que l'on observe dans la marine, même entre le soldat d'infanterie qui loge dans les casernes et qui mène une vie analogue à celle du soldat de l'armée et le matelot bien nourri et qui vit à l'air libre. La mor-

---

(1) Jusqu'aux commencements du dernier siècle, dans les casernes de Londres, la garde royale d'Angleterre perdait de son effectif par cause de la tuberculose trois fois plus que dans le reste de l'armée (dr. Suet) et d'après Tholozan, la mortalité de l'armée française en temps de paix et dans les casernes était plus considérable qu'en temps de guerre. Il en est bien différent aujourd'hui. Pour se faire une idée du soin que l'on met maintenant à écarter les tuberculeux de l'armée, je citerai une statistique présentée par M. Schneider au Congrès International d'Hygiène de Paris (1889). En 1877 la phtisie pulmonaire causait une mortalité de 2.93 °/oo et en 1887 elle ne causait plus qu'une mortalité de 1.98 °/oo et en 1897 de 0.04 °/oo. Depuis cette époque la proportion est encore moindre.

talité par tuberculose dans le soldat d'infanterie de la marine est de 1,06 % de l'effectif et dans le matelot de 0,91.

De là la nécessité de modifier les conditions hygiéniques essentielles et accidentelles des casernes. Le premier n'est pas facile à faire sans de grands sacrifices, car à peu d'exceptions, la plupart des casernes ne sont que de grandes vieilles maisons dérangées, mal aérées, avec peu de lumière, mal pavées, et de capacité presque toujours insuffisante pour le nombre de ceux qui doivent les habiter. Ces véritables nids de toute classe d'infections sont appelés à disparaître, et si les populations connaissaient leurs intérêts, elles devraient certainement contribuer à ce but: l'armée est un élément de sûreté publique et de gros bénéfices pour le commerce et l'industrie. Tant que cela ne se fera pas et que ces défauts essentiels ne disparaîtront, il faudra chercher dans la police et dans l'hygiène le correctif possible, et je n'ai à indiquer à ce sujet que des préceptes et des règles vulgaires: propreté des locaux, aération, destruction des poussières, désinfection s'il y en a besoin, installation de bonnes latrines, évacuation rapide et complète des ordures de tout genre, placement de crachoirs partout, avec l'obligation d'y cracher, surveillance constante des individus, soin de leur propreté personnelle, bains, douches, en un mot tous les préceptes que renferme l'hygiène dans l'ordre physique et moral.

De plus il est absolument nécessaire d'établir dans les casernes des départements séparés pour les individus suspects ou inutiles présomptifs, dont les procédures sont en cours. Il ne doit pas exister d'infirmeries aux casernes et il ne doit y être soignés d'autres malades que ceux qui ont des lésions légères ou de simples traumatismes qui n'obligent pas à s'aliter: tout malade doit passer immédiatement à l'hôpital.

Les exercices d'instruction, les marches, les promenades militaires, tout ce qui constitue l'éducation du soldat, doit se pratiquer en tenant compte du temps et des saisons et surtout de la résistance moyenne de l'individu. L'épuisement est en soi même, non une prédisposition, mais une vraie maladie.

On dit beaucoup de mal de l'alimentation du soldat, et en vérité il faut dire que ceci n'est pas exact. Quand les chefs prêtent à cette importante affaire toute l'attention qu'elle mérite, en veillant à ce que la quantité et la qualité des vivres soient celles qui sont ordonnées, la ration du soldat est suffisante et assez acceptable et d'ailleurs meilleure que celle que d'ordinaire ont chez eux la plupart des individus des classes moyennes du peuple. Quant à la ration du matelot, il n'y a rien à dire parce qu'elle réunit par sa quantité, qualité et variété possible les meilleures conditions.

On pourrait faire quelques observations au sujet de l'habillement du soldat en ce qui l'embarrasse et lui pèse, mais ceci nous mènerait plus loin que ce qui nous est permis dans ce rapport.

Il serait convenable d'étudier l'utilité de concéder des congés temporaires et périodiques, compatibles avec les nécessités du service. À part l'économie pour l'État, ceci serait très utile pour conserver la santé du soldat et du matelot et aussi comme soulagement pour les familles qui verraient augmenter leurs bras à l'époque de la récolte et de l'ensemencement. Le service obligatoire faciliterait beaucoup la solution de ces problèmes. Tant que les classes élevées et aisées ne verront dans le service militaire qu'un simple sacrifice d'une poignée d'argent, elles ne donneront pas d'importance à ces questions vraiment vitales pour tout le pays.

Les malades avec des affections plus ou moins suspectes passent aux hôpitaux, où ils sont traités convenablement, mais par malheur la presque totalité de nos hôpitaux manquent de conditions pour les soins de ces malades. Mêlés avec les autres, respirant un air chargé de tout genre de germes, l'absence de ces agents hygiéniques qui forment aujourd'hui la base du traitement de la tuberculose, la maladie fait bientôt son chemin et poursuit son action destructive. Si la lésion cède et l'individu se guérit, quoique ce ne soit qu'en apparence, il retourne à la caserne où la maladie récidive promptement, et dans ces allées et venues, le terme fatal arrive. Le congé temporaire ne décide rien, parce que ces malades manquent chez eux de ressources pour se soigner et presque pour se nourrir, et à la fin le pauvre tuberculeux revient à peu près comme il s'en est allé.

Arrive le moment où le tuberculeux est déclaré inutile. Pour cela, étant donnée la restriction des règlements, il faut que la tuberculose soit confirmée, ce qui signifie pour le pauvre infirme une condamnation à mort. Combien de ces malades ne peuvent même pas sortir de l'hôpital! et ceux qui retournent chez eux, quelles ressources ont-ils pour se soigner, je n'ose pas dire pour se guérir, dans une maison misérable, sans air, sans lumière, sans alimentation appropriée et suffisante, la plupart des fois sans mé-

decin, charge accablante pour une famille qui n'a pas de ressources pour elle et encore moins pour lui!

Je crois que l'État devrait s'en occuper et qu'il devrait aussi
établir des *sanatoriums*, où ces malheureux seraient conduits
aussitôt que les premières manifestations de la tuberculose se
présenteraient, sans attendre que l'hôpital finisse l'œuvre destructive qui commença dans la caserne ou sur le navire. On obtiendrait certainement beaucoup de guérisons et nous aurions la satisfaction d'avoir fait tout notre possible en faveur de ceux qui
n'auraient pu se sauver.

Il faut détruire l'erreur de considérer comme une œuvre de
charité les soins qu'on donne au soldat ou au matelot qui tombe
malade dans le service; non, ce que l'État fait, est un devoir qu'il
accomplit et non une faveur, et la morale et les sentiments d'humanité s'opposent à ce qu'on donne un congé définitif à un malheureux infirme et inguérissable sans autre appui que la charité
publique, espèce de *Spoliarium* de nos siècles civilisés. Les sanatoriums, ainsi que les maisons de fous militaires, sont des ins-
titutions qui s'imposent et auxquelles on doit sérieusement penser.
Celui qui sert la patrie, les armes à la main, abandonnant foyer et
famille, prêt à donner pour elle son sang et sa vie, mérite quelque
chose de plus que le vieux cheval qu'on jette au fumier ou qu'on
lance à la place de taureaux quand il ne peut déjà plus tirer un
mauvais fiacre. Le soldat actuel n'est pas l'aventurier qui s'en-
rôlait à la recherche du pillage; c'est le citoyen qui accomplit
le premier devoir de tout homme honorable: le service de la
patrie!

On y doit penser, je le répète, sérieusement. Le sanatorium
est l'expression de la science moderne dans le traitement de la
tuberculose; si le soldat ou le matelot, aux premiers symptômes,
était conduit dans ces lieux, on obtiendrait dans plusieurs cas la
guérison de la maladie et rendrait au service militaire, ou tout
au moins à la famille, beaucoup d'individus condamnés aujourd'hui
fatalement à une mort certaine dans les salles d'un hôpital. Je
ne sais pas si l'installation et l'entretien de ces *sanatoriums* seraient trop dispendieux pour l'État, mais outre que la vie d'un
homme n'a pas de prix, je sais que le séjour de deux ou trois
mois dans l'hôpital est aussi dispendieux, et c'est là le laps de
temps le plus court pour faire le diagnostic de tuberculose confirmée, condition très cruelle et inhumaine que les cadres d'exemptions consignent pour la déclaration d'inutilité. A quoi donc

cette déclaration alors que la mort se charge elle-même de rompre ces liens, plus serrés pour le malheureux tuberculeux que la chaîne du galérien ?

Mais que les sanatoriums soient ou non établis, cette phrase TUBERCULOSE CONFIRMÉE, plus cruelle que la sentence de Dante, doit disparaître du cadre d'exemptions. On ne doit pas attendre que la tuberculose soit confirmée, confirmation qui pour quelques médecins n'arrive que quand le malade est dans la période agonisante; il suffit que la tuberculose puisse être diagnostiquée avec certaine exactitude; s'il y a quelquefois des erreurs, ce qui malheureusement ne sera pas fréquent, l'État ne souffrira pas un grand dommage, car certainement un individu, quoique n'étant qu'un tuberculeux présomptif, prêtera bien peu de service.

Pourrons-nous avec tous cela espérer que la tuberculose disparaisse des instituts armés ? Non, certainement, mais nous aurons contribué à une œuvre beaucoup plus importante, à l'œuvre qui fera époque dans l'histoire médicale de notre siècle: LA LUTTE CONTRE LA TUBERCULOSE !

RÉSUMÉ

La tuberculose est la maladie qui fait le plus de victimes et qui produit le plus de mortalité. Elle cause annuellement en Europe un million et demi de morts et en Espagne plus de trente-six mille, à peu près le 2 pour 1.000 de ses habitants. Dans le compte de la mortalité générale, elle donne une proportion de 20 à 25 pour 100, c'est-à-dire que plus qu'un cinquième des morts sont dues à la tuberculose, dans ses diverses formes et manifestations.

La tuberculose est une maladie infectieuse, due à un germe spécial dont la misère physiologique, dans son concept le plus étendu, est le terrain de culture. Contagieuse par excellence, elle se propage facilement dans les grandes collectivités humaines, casernes, asiles, hôpitaux, établissements pénitentiaires, etc., où la vie en commun favorise la diffusion et la propagation des germes.

Étant donnée la sélection qui règle l'entrée du soldat ou du matelot au service, la tuberculose ne devrait donner à ces instituts qu'un contingent très réduit et d'abord très inférieur au chiffre moyen de celui de la population civile. Cependant il n'en est pas ainsi: dans l'armée cette proportion dépasse de 0,16 celle-là, et dans la marine elle est presque la même.

Les causes de la tuberculose dans l'armée et dans la marine sont dues : à ce qu'il rentre des tuberculeux par défaut dans le recrutement, ou à ce que la vie militaire ou navale constitue un milieu favorable à la production de la maladie, en éveillant des aptitudes latentes ou en étendant des contagions.

La prophylaxie donc de la tuberculose doit être constituée par ces deux procédés : a) modification du cadre d'exemptions ; b) amélioration des conditions du service.

Il n'existe aucun signe de certitude absolue qui permette d'établir le diagnostic précoce de la tuberculose, mais si, il est possible de déterminer l'existence de la prédisposition. Afin d'éviter que ces individus entrent dans le service, où ils deviennent après tuberculeux, on devra ajouter au cadre d'exemptions un article qui pourra être rédigé dans les termes suivants :

«Prédisposition à la tuberculose caractérisée par le défaut de relation entre le périmètre thoracique et la taille et par faute de proportion entre la taille et le poids».

Dans le même article ou comme note d'éclaircissement, on pourrait établir que ces relations devraient être d'accord avec ce que la science dicte, car il n'est pas aussi facile, comme il le paraît, de les préciser d'une façon exacte dans toutes les personnes et dans toutes les localités.

Mais cet article, afin de limiter ses effets et de ne pas dépasser le but de la loi, devra être suivi de l'éclaircissement suivant :

«La prédisposition à la tuberculose, quand elle n'est fondée que dans les caractères exprimés dans l'article précédent, ne sera pas une cause d'exemption définitive mais simplement conditionnelle et temporaire. Les individus qui se trouvent dans ces circonstances seront appelés au service pendant quatre années, pour être incorporés dans les rangs à quelque époque, si la susdite disproportion serait disparue, ou pour être déclarés définitivement inutiles si le défaut de proportion mentionné persistait, quoiqu'aucune autre manifestation morbide n'existât dans le sujet».

On étudiera la convenance de concéder des congés temporaires et périodiques aux soldats et aux matelots, en subordonnant toujours la durée et l'époque de ces concessions aux nécessités du service.

On tâchera de limiter autant que possible le séjour des individus dans les hôpitaux.

À ceux qui présentent des symptômes qui puissent faire soupçonner l'évolution d'un procès tuberculeux, on les enverra immédistinctement chez eux en congé temporaire tant que l'État ne possédera pas des établissements de curation appropriés pour ces malades.

On devra rayer du cadre d'exemptions le numéro qui dit «tuberculose confirmée»; il devra suffire, pour constituer la cause d'inutilité, de la réunion de symptômes qui permette de faire un diagnostic probable. L'analyse bactériologique dans la plupart des cas peut faciliter la constatation de la maladie, sans attendre que l'évolution complète du procès rende déjà inefficace tout moyen curatif.

On doit étudier sérieusement la construction par l'État de *sanatoriums* militaires pour tuberculeux, où l'on pourrait envoyer les malades dans toutes leurs périodes et les inutiles qui manqueraient de ressources pour se soigner chez eux. L'emplacement, la construction et les conditions de ces sanatoriums seront accommodés aux principes que la science établit pour cette classe d'établissements.

Les ministres de la guerre et de la marine devront nommer une commission mixte composée de médecins et d'ingénieurs de ces deux instituts qui feraient une étude minutieuse et complète des conditions hygiéniques des casernes, hôpitaux et vaisseaux et proposeraient les réformes convenables pour les installations et les services, en subordonnant toujours cette réforme aux besoins et à l'organisation de l'armée et de la marine, afin que les préceptes de l'hygiène en général, et ceux qui se réfèrent en particulier à la prophylaxie de la tuberculose, fussent observés d'une façon la plus exacte possible.

THÈME 4 — PROPHYLAXIE DE LA MALARIA ET DE LA FIÈVRE JAUNE A BORD DES NAVIRES EN STATION OU EN RELÂCHE AUX COLONIES

par M. CARLO MAURIZIO BELLI (Venezia)

Médecin de la Marine italienne et présent Docent d'hygiène à l'Université de Padoue

MALARIA

La malaria constituait, il y a quelque temps, une des infections les plus redoutables sur les navires et dans plusieurs ports tropicaux. Des équipages entiers étaient décimés. Dans le port de Batavia le vaisseau anglais *Falmouth* perdit en peu de mois 175 hommes et la *Panthère*, navire français, 70 hommes, partant avec autres 92 malades; et dès lors l'on dit de ce port que: chaque pilotis repose sur un cadavre. Depuis la seconde moitié du siècle passé des épidémies aussi graves sont devenues toujours plus rares, parce que les bateaux à vapeur font des séjours plus courts dans les ports et mouillent plus au large que les navires à voile; mais malgré cela on a toujours plusieurs cas sur les navires qui fréquentent les régions infectées.

Sur les navires militaires l'infection est relativement plus fréquente, parce que ces navires séjournent plus longtemps dans les ports, par contre il y a moins de mortalité, vu que les malades reçoivent des soins plus convenables à leur état.

Longtemps on croyait que les navires portaient avec eux des foyers autochthones de fièvre malarique et c'est en rapport avec l'idée prédominante d'alors sur l'origine paludéenne de l'infection qu'on attribuait l'apparition de la malaria sur les navires à l'eau stagnante dans les sentines qui, selon les écrivains du temps, constituait le *marais nautique*.

Pendant quelque temps l'on crut que la malaria pouvait se transmettre par l'eau potable, et on citait comme preuve à cette opinion le cas du navire *Argus*, sur lequel, durant une traversée de 70 heures de Bona à Marseille, moururent de fièvre pernicieuse 13 soldats et l'on débarqua 82 de 150 qui étaient à bord. Mais *Colin* et *Cellé* démontrèrent que, au lieu de malaria il s'agissait d'empoisonnement produit par l'eau en putréfaction et le même *Boudin* qui en 1848 assurait la forme paludéenne des fièvres, dût plus tard convenir qu'en examinant attentivement les cas, on était obligé de mettre en doute la cause.

Aujourd'hui il est démontré que la malaria est une infection provoquée par une hémosporidie qui atteint les globules rouges et vit deux cycles de vie: un cycle asexuel et un cycle sexuel.

Dans la phase sexuelle se développent les formes reproductives qui, dans les corps de certains moustiques, les anophèles, engendrent les sporozoïtes, organismes infectants, que les moustiques mêmes par la piqûre inoculent à l'homme.

Le fait fondamental donc qui domine l'étiologie du paludisme est: qu'il est nécessaire de l'intervention des moustiques spéciaux cités plus haut pour transmettre l'infection de l'homme malade à l'homme sain.

L'apparition de la malaria à bord peut avoir lieu dans ces deux cas:

1.ª Le malade a contracté l'infection à terre;

2.° L'infection a été contractée à bord. Les cas d'infection contractée à terre s'expliquent facilement.

Pour que l'infection se propage à bord il est nécessaire l'introduction d'anophèles déjà infectés ou d'anophèles sains qui aient la possibilité de s'infecter à bord même et de survivre pendant toute la période d'évolution du parasite jusqu'à la formation des sporozoïtes.

L'arrivée à bord de moustiques déjà infectés explique les cas de paludisme survenus chez des individus qui, arrivés dans un port infecté, n'étaient jamais descendus à terre. Cependant, si les navires restaient longtemps dans un port et il se trouvait à bord des malades de paludisme, les anophèles sains pourraient s'infecter avec le sang de ces malades et propager l'infection au reste de l'équipage. Et c'est seulement dans ce cas qu'il faut admettre que le navire puisse devenir un foyer d'infection, et les nombreuses observations enregistrées de fièvres éclatées au large, plusieurs jours après le départ (s'il s'agit réellement de malaria), on ne peut l'expliquer qu'avec la permanence à bord durant la traversée de moustiques infectés.

La prédisposition personnelle au paludisme est générale et l'immunité est plutôt rare.

L'infection est favorisée par toutes les causes qui affaiblissent l'organisme et amoindrissent la résistance organique contre les maladies infectieuses.

Les conditions de l'endroit et du temps comprennent en premier lieu la station des navires dans des ports infectés de paludisme pendant la saison épidémique et la possibilité pour les moustiques de rejoindre le bord, de vivre et de se reproduire.

L'arrivée des moustiques à bord est subordonnée à la distance du navire de la terre. Les anophèles généralement ne s'éloignent pas de leur lieu de naissance et quand le vent souffle ils n'osent bouger; cependant le vent les emporte et les transporte au large, loin de la côte. La plus grande distance où ils peuvent arriver est de 1.000 à 1.500 mètres; cependant elle a été de 10 milles dans une observation de *Nuttall* et *Shipley*. Donc le danger pour un navire à l'égard d'une invasion de moustiques à bord regarde avant tout sa position en rapport avec le rivage.

Sur les navires amarrés aux quais, les moustiques y pénètrent tout comme dans les maisons; sur les navires ancrés au large la possibilité d'introduction de tels insectes dépend de la distance du mouillage et de l'intensité du vent. Cependant, il ne faut pas oublier que les navires ancrés présentent toujours la proue du côté du vent et par conséquent l'entrée des moustiques par les ouvertures latérales est rendue difficile. Les moustiques, en outre que par leurs ailes et le vent, peuvent parvenir à bord grâce aux embarcations, avec les marchandises.

Combien de temps les anophèles vivent à bord?

Dans les ports, les moustiques trouvent sur les navires les meilleures conditions pour vivre; par contre, pendant les navigations, la durée de leur vie est différente sur les navires à voile que sur les bateaux à vapeur.

Sur les voiliers les moustiques se trouvent à leur aise dans les cales: température convenable, obscurité, substances alimentaires appropriées (fruits, sucre brut, etc.) et léger mouvement d'air. Ils se trouvent tout aussi bien dans les cabines, où la lumière et le déplacement d'air sont limités, et trouvent le moyen de se nourrir en satisfaisant mieux leurs goûts.

Sur les bateaux à vapeur les moustiques, une fois pénétrés dans les cales, peuvent vivre plus ou moins longtemps, selon les conditions de la température, du mouvement de l'air (ventilation électrique dans certaines cales) et des substances alimentaires. Sur le bateau *Espagne*, *Dupuy* pût en capturer de vivants sur la Méditerranée, après 19 jours de navigation de Rio de Janeiro. Les autres locaux, aussitôt que le bateau se met en marche, ils les quittent de suite et par expérience personnelle je puis affirmer qu'après le premier jour de navigation il n'en reste plus un à bord, après le second jour selon les études de *Poch* et après le cinquième au dire de *Souchon*. De toutes les façons sur les bateaux à vapeur, pendant la traversée, les moustiques ne piquent presque jamais. Cette différente façon d'être sur les navires à voile et sur les bateaux à vapeur peut expliquer les cas de fièvres éclatées au large à bord de la *Constituante*, de la *Cérès* et d'autres navires à voile, parce que durant les longues périodes des calmes tropicaux, ils offraient aux moustiques un *habitat* meilleur que les bateaux à vapeur.

Les anophèles peuvent-ils se reproduire à bord? Les larves et les pupes sont aquatiques, d'où pour la reproduction à bord il est nécessaire une certaine quantité d'eau pour le développement de l'insecte parfait. Cette quantité d'eau ne pourrait être que dans la sentine; mais les anophèles préfèrent les eaux stagnantes, mais plutôt limpides, et pures, avec de la végétation vivante et sans ce chlorure de sodium qui ordinairement se trouve dans les sentines.

La crainte n'est partant pas justifiée qu'à bord il puisse advenir le développement des moustiques propagateurs du paludisme.

De ces connaissances on conclut la prophylaxie, qui peut s'effectuer de trois façons:

1.ª Lutte contre l'agent de transport et hôte intermédiaire du parasite (prophylaxie culicide).

2.ª Lutte contre le parasite même (prophylaxie spécifique).

3.ª Lutte contre la prédisposition personnelle (prophylaxie indirecte).

1.º La prophylaxie culicide repose sur les mesures suivantes: a) protection des locaux contre l'introduction des moustiques; b) protection des hommes contre les piqûres; c) destruction des moustiques pénétrés à bord.

La première mesure à prendre, conseillée déjà du temps de *Lind*, est de tenir le bateau loin de la côte. C'est pourquoi dans le choix du mouillage il faut observer qu'il soit: 1.º si cela est possible, en rade et si loin de la terre que les moustiques ne puissent en dépasser la distance; 2.º au vent, c'est-à-dire dans la zone des vents qui soufflent du large, ou à l'abri d'un bois, ou bien d'une colline; 3.º si c'est dans un fleuve ou dans un canal, alors au centre du courant. En outre il ne faut envoyer à terre personne de l'équipage à partir du coucher du soleil jusqu'au lever.

Les navires militaires jouissent d'une plus grande liberté dans le choix du mouillage et peuvent mettre en pratique ces mesures qui comprennent en elles seules presque toute la prophylaxie navale du paludisme; par contre, pour les bateaux marchands cette mesure rencontre des difficultés, vu que les nécessités commerciales exigent que les dits bateaux remontent le courant des fleuves, entrent dans les ports et amarrent aux quais, et se trouvent par conséquent plus exposés à la contagion.

Si le navire est obligé à s'arrêter non loin de la plage et au vent, une ancienne règle des marins est de déplacer le navire à l'aide de voiles ou d'ancres de la direction du vent, de façon qu'il puisse recevoir la brise venant du large et ainsi éviter les miasmes transportés par les vents de terre. Cependant ce moyen n'est qu'un palliatif et dans ce cas il vaut mieux recourir à la protection collective et individuelle donnée par les moyens mécaniques.

La protection collective consiste dans l'application de cadres garnis de toile métallique avec mailles ne dépassant pas 2 mm. de diamètre aux sabords, hublots, manches en toile et en tôle et en général à toutes les ouvertures qui communiquent au dehors; elle consiste aussi en l'application de boussoles à double porte aux panneaux du pont.

Cette prophylaxie serait utile s'il était possible de tenir constamment les cadres de toile métallique à leur place, mais ceux-là sont un grand obstacle à la ventilation naturelle, qui est un besoin très senti dans les tropiques; et c'est pour cela qu'il est difficile d'en répandre l'application pratique.

La protection individuelle doit être appliquée pour protéger contre les piqûres des moustiques les gens qui y sont exposés, comme, par exemple, les sentinelles en faction pendant la nuit, sur le pont. Cela s'effectue au moyen de voiles ou de masques au visage et de gants pour les mains, mais ces moyens sont très ennuyeux, car sans une sévère surveillance ils sont vite abandonnés.

Si à bord il y a des malades de paludisme, la protection mécanique doit s'étendre jusqu'à eux, en les recouvrant dans l'infirmerie, déjà protégée par la toile métallique, par des moustiquaires, pour empêcher que les moustiques sains s'infectent à bord même.

Enfin la prophylaxie culicide se pratique par la destruction des moustiques. Ceci est spécialement indiqué quand sur le navire la malaria apparaît sous forme épidémique. Pour détruire les moustiques plusieurs moyens ont été proposés, parmi lesquels il est à conseiller pour les navires l'acide sulfureux (soufrage simple ou avec l'appareil de Clayton) et il suffit d'une petite dose pour tuer tous les moustiques dans un local.

Les anophèles ne se reproduisent pas à bord, l'usage du pétrole ou autres substances proposées pour tuer les larves dans les sentines est donc inutile.

2.° La prophylaxie spécifique a pour but d'empêcher le développement de l'hémosporidie dans le sang de l'individu exposé aux piqûres, et consiste dans la cure préventive avec les sels de quinine.

Cette méthode est depuis de longues années mise en pratique dans la marine, et les écrivains d'hygiène navale la recommandent chaudement.

Les méthodes pour l'administration préventive de la quinine sont au nombre de trois.

a) Doses minimes quotidiennes (0,10 — 0,25). Celles-ci cependant n'ont pas toujours donné le résultat voulu et, si elles ont réussi à certains médecins, il n'en a pas été ainsi pour d'autres.

b) Doses moyennes (0,30—0,50), tous les jours selon *Celli*, chaque deux ou trois jours selon *Laveran*. Sont très recommandées par la plupart des auteurs et forment la méthode la plus largement appliquée.

c) Doses fortes (0,60—1 gr.) une ou deux fois par semaine. Ces doses furent tout d'abord administrées sur les navires par *Graeser* à Batavia; mais c'est surtout à *Koch* que l'on doit la diffusion de cette méthode. Dès le début *Koch* administrait 1 gr. de quinine par jour; mais maintenant il conseille d'en donner 1 gr. pendant deux jours de suite, en répétant la dose chaque dix jours.

Les avantages du traitement préventif avec la quinine sont considérables et on doit toujours l'appliquer quand le navire est obligé a mouiller près des foyers de paludisme (ports fermés et étroits, fleuves), en l'associant, si c'est possible, à la protection mécanique.

3.° La prophylaxie indirecte tend à atténuer la prédisposition individuelle et consiste à éviter les refroidissements et les excès de toute sorte, surveiller la nourriture et en général appliquer tous les moyens qui peuvent rendre l'organisme plus résistant aux agents infectieux.

FIÈVRE JAUNE

Les navires, par leurs conditions matérielles et d'encombrement, sont les endroits où la fièvre jaune se développe avec le plus d'intensité et les annales des marines sont riches d'épidémies très graves de cette infection, de celle du navire américain *Jamestown*, sur lequel le 40 pour cent de l'équipage fut atteint, au croiseur italien *Lombardia*, sur lequel 240 personnes furent atteintes sur 249 de l'équipage.

L'agent pathogène de la fièvre jaune est jusqu'ici inconnu et le même bacille icteroïde qui jusqu'à quelques années était reconnu comme tel, est aujourd'hui généralement relaté.

Dans les épidémies à bord, l'infection se propage tout comme à terre dans des foyers qui se développent de préférence dans les endroits surpeuplés, malpropres et peu ventilés.

Dans certains cas l'épidémie se limite à un seul compartiment du navire (exemple le bateau *La Plata* en 1852), ou un des ponts et n'est atteint que l'équipage seul, ou bien un groupe restreint de passagers. En d'autres cas le virus voyage séparément de l'homme et se manifeste au moment où l'on ouvre un local où personne n'avait pénétré durant toute la traversée épidémie de l'*Anne Marie*.

Tout comme le germe, les voies de transmission de l'infection sont inconnues.

L'hypothèse de *Finlay* est aujourd'hui très en faveur, c'est-à-dire que la transmission de la fièvre jaune a lieu par des moustiques spéciaux, et, selon la plus grande partie des écrivains, par le *Culex elegans* de *Ficalbi*, ou *Stegomyia fasciata* de *Theobald*.

Selon ce point de vue le germe spécifique de la fièvre jaune, protozoaire ou bactérie ultra-microscopique, se trouve dans le sang du malade, d'où il est sucé par les moustiques et inoculé à l'homme sain.

De sorte que les épidémies à bord se reproduisent de la même façon que la malaria. Les moustiques infectés qui arrivent à bord produisent les cas d'infection primitive, les moustiques sains s'infectant aux malades mêmes existant à bord produisent les cas secondaires.

La plupart des épidémies navales sont d'accord avec la théorie des moustiques.

Les épidémies ne se développent qu'à 26° de latitude N et à 26° de latitude S; elles s'arrêtent à 45° N et à 35° S, où les effets de la température sont contraires à la vitalité et activité des moustiques.

Le vent ne transporte pas l'agent pathogène à une distance considérable et plus grande que celle qui peut être dépassée par les *stegomye* et les exemples sont nombreux qui démontrent que le séjour en rade dans un pays infecté ne constitue pas un danger inévitable, pourvu que le navire se maintienne très au large.

La transmission au moyen des courants aériens est assurée et elle fut bien démontrée par l'infection transmise dans le port de Charleston d'un vaisseau infecté à trois autres mouillés à moins d'une mille de distance, toujours pourtant dans les limites qui peuvent être dépassées par les moustiques.

L'infection se présente plus fréquemment sur les bateaux amarrés aux quais que sur ceux mouillés au large, ce qui s'explique par la facilité qu'ont les moustiques de s'introduire dans les premiers. *Plomert* rappelle le cas de deux navires arrivés en même temps à la Havane; celui qui avait mouillé au large fut exempt de l'infection, tandis que l'autre amarré au quai fut atteint de la fièvre jaune. Pour cette même raison la fièvre jaune se manifeste plus fréquemment sur les voiliers et sur les bateaux marchands, que sur les bateaux à passagers ou les navires de guerre.

Le séjour pendant l'hiver dans les pays froids est un excellent moyen d'assainissement pour les navires, car les *stégomyie* à 15°—16° deviennent indolents et ne piquent plus.

Quelquefois la fièvre jaune épargne l'équipage et atteint les portefaix qui déchargent les marchandises au port épidémié sur l'*Anne-Marie* à St. Nazaire et sur le *Donostiera* à Passage; et ceci s'explique facilement par l'existence de moustiques infectés et transportés durant la traversée dans des compartiments fermés et mis en liberté à l'arrivée.

En général on arrive à arrêter l'épidémie en débarquant immédiatement les premiers atteints et par le départ du navire, de sorte qu'il ne reste plus à bord des moustiques infectés, ni sains, puisque tous les moustiques durant le voyage ne piquent plus et fuient le bord. Ceci cependant n'est pas un fait constant, et il y a eu à bord des cas secondaires même après le départ du navire et aussi sur des navires mouillés à une très grande distance du rivage; mais ces cas ne peuvent s'expliquer qu'en admettant que les moustiques aient eu une exceptionnelle vitalité.

Le transbordement de l'équipage d'un navire infecté sur un sain arrête l'épidémie et le transbordement des malades sur un autre navire ne crée pas nécessairement un nouveau foyer infectieux, ce qui se comprend facilement n'ayant pas transporté des moustiques infectés sur les nouveaux navires et y manquant de moustiques spéciaux propagateurs du germe de la fièvre jaune.

Enfin, les moyens qui chassent ou tuent les moustiques sauvent un navire de l'infection; par exemple, sur deux bateaux du même type, le *Railleur* et l'*Euryale*, qui se trouvaient mouillés tout près et dans les mêmes conditions, sur le premier, où l'on se servait de brasiers pour purifier l'air, il n'y eut aucun cas d'infection, tandis que sur l'autre, où on ne se servait pas de brasiers, l'infection se développa épidémiquement.

Par contre l'épidémiologie navale rappelle certains faits qui sont contre la transmission de la fièvre jaune par les moustiques et ce sont les épidémies sur l'*Anne-Marie*, le *Plymouth*, l'*Éclair*, le *Virginia*, le *Forfait* et le *Lombardia*.

Sur l'*Anne-Marie* l'épidémie éclate 17 jours après son départ de la Havane, où régnait la fièvre jaune. A son arrivée à St. Nazaire, après 10 jours de quarantaine, le navire obtient la libre pratique et l'équipage se rend en congé. Le déchargement des marchandises est confié aux portefaix du port, desquels les deux tiers sont atteints de l'infection. Un médecin qui n'a jamais été à St. Nazaire, mais qui avait soigné plusieurs de ces portefaix dans un village situé à peu près à deux milles de distance du port, fut victime de l'infection. Et enfin, l'*Arequipa* et trois autres bateaux mouillés près de l'*Anne-Marie* eurent aussi à souffrir de façon limitée de l'infection.

Finlay a essayé d'expliquer ces faits par la théorie des moustiques, mais son explication, bien qu'ingénieuse, est trop hypothétique et offre un côté à la critique, de sorte que cette intéressante épidémie fait surgir beaucoup de doutes sur la transmission de cette redoutable infection par les moustiques.

Même le cas du *Plymouth* a suscité beaucoup de discussions, sans que l'on se soit mis d'accord sur le mode et les moyens de transport de l'infection. L'épidémie fit son apparition en 1878, aux Antilles, avec 7 cas dont 3 mortels. Le navire fut soumis à deux fumigations de soufre, fut ensuite envoyé à Boston et fut mis en désarmement et déchargé de tout le matériel. Ensuite on le submergea dans le bassin, où il resta pendant un mois exposé à la température hivernale, très rigide en cette année-là, après quoi on le désinfecta encore trois fois par des fumigations de soufre. Au mois de mars le navire fut équipé et sans que l'on puisse soupçonner aucun contact suspect, il y eut à bord deux cas de fièvre, qui furent déclarés d'origine amarillique par le même médecin qui avait soigné les premiers malades. On a avancé plusieurs hypothèses pour expliquer la réapparition de l'épidémie; mais la plus probable est celle de *Gorgas* qui, ayant examiné les rapports de l'époque, soutient que les cas apparus après l'hivernage du navire à Boston n'étaient pas de fièvre jaune.

À bord de l'*Eclair* (après l'épidémie rebaptisé du nom de *Rosamonde*), du *Virginia* et du *Forfait* il y eut aussi une réapparition de l'épidémie après un séjour dans la zone tempérée. Cependant sur ces navires il n'y eut dans la seconde manifestation qu'un seul cas, le diagnostic n'est pas hors de doute, et la possibilité d'une nouvelle infection de l'extérieur ne peut être exclue avec certitude.

Dans l'épidémie sur le *Lombardia*, la plus meurtrière qu'enregistre l'histoire, presque tous les cas peuvent bien se mettre d'accord par la transmission au moyen des moustiques et il ne reste qu'un seul point obscur.

Le premier cas, l'ordonnance du commandant, qui était resté

pendant deux jours en ville, a dû sûrement contracter la maladie à terre.

De ce premier cas les moustiques du bord furent probablement infectés et ainsi qu'un incendie l'épidémie commença à s'étendre. En effet, entre le premier et le second cas se passèrent 12 jours, temps minime qui selon *Marchoux* et *Simon* l'agent infectieux de la fièvre jaune passe dans l'hôte intermédiaire. Le navire fut envoyé à l'Ile Grande et l'équipage débarqué au lazaret. Après un court répit l'épidémie reprend plus violente et s'étend jusqu'au personnel du lazaret et aux habitants de l'île. Dans ce cas entre l'arrivée du navire et la réapparition de l'épidémie se passent huit jours, c'est-à-dire moins du temps nécessaire à l'agent pathogène de la fièvre jaune pour accomplir sa phase d'évolution dans le moustique; d'où, pour expliquer ces cas, il faut admettre que les moustiques infectés, chassés du bord par les désinfections, se sont réfugiés au Lazaret, propageant l'infection au personnel débarqué. Vu la gravité de l'infection à terre, l'équipage fut renvoyé à bord, après que le navire eût été désinfecté. L'épidémie sembla diminuer, s'arrêta pendant neuf jours et enfin reparut avec les derniers cas; pourtant il est permis de supposer qu'avec le retour de l'équipage, pénétrèrent encore à bord les moustiques, qui eurent tout loisir de s'infecter en suçant le sang des malades et communiquèrent l'infection aux derniers atteints, et la nous nous trouvons parfaitement d'accord sur le temps, car entre le réembarquement de l'équipage et la dernière apparition de l'épidémie s'étaient écoulés 18 jours.

Les *stegomye* sont comme les *anophèles* des moustiques d'habitation et agissent comme ceux-ci dans leur façon de s'introduire à bord et pour la durée de leur résistance à survivre dans les navires en port et pendant les navigations; ils diffèrent cependant en ce qui est la possibilité de se reproduire.

En effet *Marchoux* et *Simon* ont démontré que les *stegomye* peuvent pondre leurs œufs dans de l'eau sale et saumâtre comme celle de sentine et *Balfour*, *Gray* et *moi-même* avons trouvé dans les sentines des larves de *culex* vivantes.

Mais les moustiques représentent-ils l'unique moyen de transmission de l'infection? L'histoire des épidémies est riche en faits dans lesquels l'apparition de la maladie a été attribuée à l'embarquement de matériaux, et à l'usage de vêtements et objets ayant appartenu à des malades ou morts de la fièvre jaune; pour cela, malgré la donnée des expériences sur l'innocuité des objets pour la trasmission de l'infection, il faut garder une certaine réserve à ce propos.

Parmi les divers produits qui peuvent exercer une influence sur le développement des épidémies, il est assuré que les chargements de sucre ont une action très favorable, car ils assurent la conservation des *stegomyæ* dans les cales des navires qui viennent des pays chauds en Europe.

La prophylaxie de la fièvre jaune ne pourra être établie sur des bases scientifiques tant que l'étiologie n'en sera éclaircie de façon très sûre.

C'est pourquoi en acceptant comme plus probable la transmission au moyen d'insectes spéciaux, il faut diriger la prophylaxie contre ces agents de transport sans en négliger cependant les autres moyens, fidèles à l'adage: *unam facere et aliud non omittere.*

La prophylaxie de la fièvre jaune, sur la base de la propagation de l'infection au moyen d'insectes ailés, doit s'orienter dans le même sens que la prophylaxie contre la malaria pour ce qui regarde la défense contre les dits insectes.

Donc: choix de l'ancrage, protection mécanique, destruction des moustiques.

L'expérience avait déjà enseigné de choisir un mouillage loin de terre et au vent des quartiers marins, généralement les plus infectés, et des navires infectés. Avec les nouvelles opinions la distance du rivage doit être telle que les moustiques qui volent ou qui sont transportés par les vents ne puissent arriver jusqu'à bord, et on doit changer de mouillage pour rester au vent des foyers d'infection chaque fois que les changements atmosphériques rendent cela nécessaire.

La protection mécanique collective et personnelle doit être pratiquée de la même façon que dans le paludisme.

Pour la destruction des insectes parfaits, comme dans la malaria, le meilleur moyen est le soufrage simple, ou avec l'appareil Clayton. Cependant, puisque différemment des *anophèles* les *stegomyæ* peuvent se trouver à bord à l'état de larves et de pupes dans l'eau de certaines sentines, il faut les détruire au moyen du pétrole et autres moyens semblables, ou bien par la désinfection ordinaire des sentines.

Au moment scientifique présent la prophylaxie culicide est la plus indiquée; cependant, tant qu'il ne sera pas démontré de façon indiscutable que la seule voie d'introduction de l'infection à bord est constituée par les moustiques, cette prophylaxie doit s'accorder avec les autres moyens que l'expérience a déclarés utiles.

Et en premier lieu, aussitôt qu'une épidémie de fièvre jaune apparaît dans un pays, les navires de guerre doivent suivre le vieil adage: *fuge locum*.

S'il n'était pas possible de pouvoir abandonner le port, il faudrait dans ce cas interrompre toute communication avec la terre. L'expérience dans la marine des Etats-Unis et de la Grande-Bretagne a démontré l'utilité de cette mesure, malgré qu'on ne puisse assurer avec certitude que l'immunité dans ces cas, plutôt qu'à l'isolement des navires, était due à la distance qu'ils étaient du rivage et que par conséquent les moustiques ne pouvaient arriver jusqu'à bord.

Dans les endroits où l'infection n'est pas sous forme épidémique, mais seulement endémique, cette quarantaine des navires peut être atténuée, limitant toujours cependant les communications avec la terre et accordant peu de permis pour descendre à terre et les limitant seulement jusqu'au coucher du soleil.

Les deux règles citées plus haut: l'éloignement des ports infectés et l'isolement du navire ne se peuvent appliquer aux bateaux marchands qui ne peuvent faire à moins de fréquenter les ports, même s'il y existe la fièvre jaune, et qui sont obligés de s'approcher et d'avoir de fréquentes communications avec la terre. C'est pourquoi les mesures prophylactiques pour ces navires consistent dans la protection mécanique collective et individuelle, dans le bon choix du mouillage, en évitant absolument de s'amarrer aux quais, de pourvoir au déchargement et chargement des matériaux par des moyens du pays et en consignant l'équipage à bord.

Dans ce cas du reste les moyens de défense sont plus faciles, car l'équipage est réuni dans une seule chambre sur le pont et le personnel attaché à la surveillance nocturne est peu nombreux.

Mais si, malgré tout, l'ennemi a pénétré à bord, quels sont les moyens pour empêcher l'extension de ses ravages?

Le diagnostic de la fièvre jaune est au premier abord très difficile à prononcer et, dans les pays infectés, chaque accès fébrile doit être gardé sous observation, étudié avec soin et au moindre doute il faut isoler le malade et procéder comme si c'était un cas assuré.

Mais pour que l'isolement du malade soit efficace, il ne suffit pas de le renfermer dans un compartiment isolé; mais il faut éviter qu'il devienne une source d'infection à bord, ce qui s'obtient en défendant le local contre les moustiques et en protégeant les lits par des moustiquaires. Aussitôt le diagnostic établi, le malade doit être débarqué en un lazaret ou hôpital spécial, par des moyens de transport du pays, et si ceux-ci manquent, il faut désinfecter la barque et tout ce qui a servi au transport du malade. Les personnes qui soignent le malade doivent être choisies parmi celles qui sont immunes, soit à cause d'un long séjour dans le pays ou par race, soit par un accès précédent, et quand cela n'est pas possible, il faut, après avoir débarqué les malades, tenir sous observation les dites personnes pendant sept ou huit jours.

Après le premier cas bien assuré il est absolument nécessaire de quitter le port pour un endroit de latitude supérieure au moins à 22°, et si c'est possible à 45° N, ou à 35° S. Il faut se diriger vers un lazaret qui offre toutes les commodités voulues pour le débarquement, le logement de l'équipage et la désinfection du navire. Si, une fois au lazaret, l'épidémie à bord tend à s'étendre il faut débarquer l'équipage en isolant les malades des sains et en appliquant aux uns et aux autres la protection mécanique collective et individuelle et en procédant méthodiquement à la destruction des moustiques dans les locaux.

Le navire doit être complètement abandonné et être confié aux indigènes ou aux hommes de l'équipage qui ont eu l'infection.

La fièvre jaune atteint généralement les nouveaux venus, d'où la règle de ne pas embarquer des personnes nouvelles en temps d'épidémie.

Dans le doute qui entoure encore l'étiologie de la fièvre jaune on ne doit pas négliger la désinfection du navire et surtout des locaux et objets contaminés, selon les données générales.

La prophylaxie de la fièvre jaune par les sérums n'a pas répondu aux espérances suscitées à l'annonce de la découverte de nouveaux sérums, desquels aucun, jusqu'aujourd'hui, ne possède la propriété de prévenir cette infection qui afflige des pays parmi les plus beaux de l'univers.

THÈME 9 — ETIOLOGIE, PROPHYLAXIE ET TRAITEMENT DE LA FIÈVRE HÉMOGLOBINURIQUE DES PAYS CHAUDS

(Ätiologie und Behandlung der hämoglobinurischen Fieber in heissen Ländern)

Par M. le Dr. ALBERT PLEHN (Berlin)

Rap. Arg. n° 9.

Nachdem wir vor wenigen Jahren die Frage der tropischen Hämoglobinurie vor einem grösseren Publicum deutscher Kollegen erörtern durften, die eigene Erfahrungen darüber nur zum kleinsten Teil besassen, [1,2] ist es uns eine besondere Freude, im Auftrage des hochverehrlichen Comités dieses Congresses dasselbe Thema an einer Stelle zu behandeln, wo die hervorragendsten Kenner der neuerdings so viel studierten Krankheit aus allen Kulturländern sich vereinigt haben, um durch Meinungsaustausch ihr Wissen zu erweitern und zu vertiefen. Wir dürfen hier auf manchen Streitpunkt etwas näher eingehen, der in Deutschland nur von untergeordnetem Interesse sein konnte.

Erst durch die inhaltreichen Mitteilungen von *Bérenger Féraud* [3] aus Senegambien in den siebenziger Jahren vorigen Jahrhunderts, wurde die für exotische Pathologie interessierte wissenschaftliche Welt darauf hingewiesen, dass von den hochfieberhaften, mit blutig gefärbten Ausscheidungen einhergehenden acuten ikterischen Zuständen, die bis dahin sowohl an der *afrikanischen Westküste*, wie an der *Ostküste des tropischen Amerika* und in *Westindien* fast allgemein als *Gelbfieber* gedeutet worden, eine klinisch wohl charakterisierte Gruppe von Krankheitsbildern abgesondert werden müsse, welche er als «fièvre bilieuse melanurique» bezeichnete, und welche sich vom Gelbfieber namentlich auch in epidemiologischer Beziehung unterscheidet. *Daullé und Barthelemy-Bénois* hatten dieselbe Krankheit bereits vorher auf Nossi-Bé und am Senegal beschrieben und zur Malaria in Beziehung gebracht. Auch aus dem tropischen Amerika liegen frühere, im gleichen Sinne gehaltene Mitteilungen vor. Niemals

---

[1] A. *Plehn*. Aetiologie und Pathogenese des Schwarzwasserfiebers; Virch. Arch. Bd. 141. Heft 3.

[2] A. *Plehn*. Verhütung und Behandlung des Schwarzwasserfiebers; Arch. f. Schiffs- und Tropenhyg. Bd. VII. No. 12.

[3] *Bérenger Féraud*. La fièvre bilieuse mélanurique. Paris, 1874.

führt das Leiden zu eigentlichen Epidemien, wie das Gelbfieber, niemals werden fast ausschliesslich Neuankömmlinge befallen. Im Gegenteil, erst der längere Aufenthalt in den verseuchten Gebieten schafft die Disposition. Eine Uebertragung von Mensch zu Mensch wie man sie damals für das Gelbfieber annahm, wurde niemals beobachtet. *Bérenger-Féraud* weist auf Grund amtlicher Krankenjournale nach, dass dieses Fieber bereits seit 1820 in *Dakar* und *Gorée* beobachtet wurde, aber erst seit 1850 häufiger geworden ist, und tritt für seine malarische Natur ein. Obgleich bis in die neueste Zeit durch die Behauptung gelegentlich Verwirrung gestiftet wird, das melanurische Fieber, oder blackwaterfever, oder Schwarzwasserfieber oder lehre ittero-hæmoglobinurica, sei doch nichts weiter, als sporadisches, endemisches Gelbfieber, und obgleich es in den Gegenden, wo beide Krankheiten häufig neben einander vorkommen, wie im tropischen und subtropischen Westamerika, in Westindien und an den heissen Küsten Westafrikas, für den jungen Arzt ohne ausgiebige eigene Erfahrung nicht immer leicht sein mag, sie sicher zu trennen und danach seine verantwortungsvollen Massnahmen zu treffen, so glauben wir doch, füglich darauf verzichten zu dürfen, an dieser Stelle den schon von *Bérenger-Féraud* erbrachten Nachweis ihrer Grundverschiedenheit nochmals zu führen. Ebenso dürfen wir das klinische Krankheitsbild als hier allgemein bekannt voraussetzen, und sind deshalb in der Lage, uns streng an das eigentliche Thema zu halten: *Die Ætiologie und Behandlung der hämoglobinurischen Fieber der heissen Länder.*

Zur selben Zeit, als *Bérenger-Féraud* in Senegambien die fièvre bilieuse mélanurique vom Gelbfieber scheiden lehrte, machte *Tomaselli* 1874 in *Catania, Karamitsas* und andere griechische Autoren in *Athen* Mitteilungen über einen Symptomcomplex von hohem Fieber, Ikterus und Hämoglobinurie, welcher bei Malarischen durch *Chinin* ausgelöst wird (1). *Tomaselli* vertrat die Ueberzeugung, dass es sich hier, wie bei den auch sonst in Italien vereinzelt beobachteten Hämoglobinurien Malarischer, im wesentlichen um eine *Giftwirkung des Chinin* handle. Niemals beobachtete er Hämoglobinurie, ohne dass vorher Chinin gegeben war, und niemals sah er diese Erscheinung bei prophylaktischem Chiningebrauch eintreten. Seine Auffassung vermochte aber zunächst nicht durchzudringen: In Südeuropa, wie in den tropi-

---

(1) *Tomaselli.* La intossicazione chinica et l'intossicazione malarica. Catania, 1895.

schen Kolonien der Kulturstaaten wurden die wenigen Fälle, welche der einzelne Arzt eventl. zu beobachten Gelegenheit fand, als schwerste Malariaformen aufgefasst, oder, sofern sie an Gelbfieberküsten vorkamen, nach wie vor mit diesen zusammengeworfen, ohne besondere Aufmerksamkeit zu erregen.

Erst als man begann, die letzten damals noch herrenlosen Tropenländer in *Afrika* und *Neu-Guinea* um die Mitte der achtziger Jahre vorigen Jahrhunderts zu erschliessen und zu kolonisieren, und deshalb Europäer in grösserer Zahl jene heissen, malariaverseuchten Flachküsten und Flussniederungen aufsuchten, welche noch heute ein Hauptsitz der Krankheit sind, wurden die Kulturpioniere begleitenden Aerzten reichlicher Gelegenheit gegeben, das Leiden genauer zu studieren. Da war es *Friedrich Plehn* (1) welcher, bekannt mit den Arbeiten *Tomaselli's*, und angesichts der offenbaren Wirkungslosigkeit des von ihm anfangs ebenfalls ausgiebig angewandten Chinins, 1893 zuerst beobachtete, wie die Krankheit ohne dieses antimalarische Specificum verläuft. Er sah, dass die Dauer der klinischen Erscheinungen sich bei chininloser Behandlung beträchtlich verkürzte und die Mortalität bedeutend herabging. An der malarischen Natur des Schwarzwasserfiebers konnte *F. Plehn* trotzdem um so weniger zweifeln, als er bei der Mehrzahl seiner Kranken die charakteristischen Parasiten im Blute fand. Dagegen äussert er sich bereits in seinen ersten Mitteilungen unzweideutig im Sinne *Tomaselli's* über die ätiologische Bedeutung des Chinins (l. c.). Von anderer Seite wurden diese Tatsachen z. T. jedoch anders gedeutet: Sehr häufiges Fehlen der Malariaparasiten im Blut — völliges Versagen des Chinins — relativ geringe Milzschwellung mussten namentlich solche Malariakenner an der malarischen Natur dieser Fieber zweifeln lassen, welche ihre Erfahrungen nur in Gegenden gesammelt hatten, wo die Malaria häufig und schwer, das Schwarzwasserfieber jedoch sehr selten ist. Solche Gegenden giebt es bekanntlich in grosser Zahl, es seien hier nur *Latium, Algier,* und die meisten Malariaherde in *Englisch Indien* und *Holländisch Indien* genannt. Andererseits war die bestimmte Angabe auffällig, dass in gewissen wegen ihrer schweren Malaria längst verrufenen Gebieten das Schwarzwasserfieber doch erst in neuerer Zeit häufiger auftrat. So an der äquatorialen Küste Westafrikas, wo

---

(1) F. Plehn, Ueber das Schwarzwasserfieber an der afrikanischen Westküste. Deutsch. med. Wochenschr. 1896.

es z. B. im *Kamerungebiet* erst seit Anfang der achtziger Jahre
vorigen Jahrhunderts überhaupt beobachtet sein soll, und erst in
den neunziger Jahren häufiger wurde. Daher gelangten einzelne,
welche dem Irrtum nicht von neuem verfielen, das Schwarzwasserfieber als Gelbfieber zu betrachten, doch dahin, eine ganz
selbständige Krankheit in ihm zu erblicken, und die gelegentlich
beobachteten Malariaparasiten als zufällige Befunde zu deuten,
welche in Malariagegenden allerdings nichts besonders befrem-
dendes haben konnten. Es wurde also nach anderweiten spezi-
fischen Erregern gesucht; jedoch erfolglos. Nur *Yersin* glaubte
einen im Blut, Urin und Nierenepithel gefundenen Bazillus als
wahrscheinlichen Erreger ansprechen zu sollen, fand aber keine
Bestätigung und ist inzwischen wohl selber von seiner Meinung
zurückgekommen. *Marchoux's* Befunde blieben gleichfalls unbe-
stätigt. Auch *Fisch's* doppelt conturierte, schwer färbare Blutpa-
rasiten wurden nicht anerkannt. — *Calmette, Reynaud, Vincent*
und manche Andere bezweifeln trotzdem noch gegenwärtig die
malarische Natur des Uebels [1]. *Kardamatis*, welcher angiebt,
mehr als 3000 Fälle in Griechenland behandelt zu haben, leugnet
die malarische Natur des Schwarzwassers, wie seinen Zusammenhang mit Chiningebrauch.

Die Mehrzahl der Forscher mit der grössten eigenen Erfahrung
haben jedoch daran festgehalten, dass *eine Malariainfection
unerlässliche Vorbedingung für das Entstehen von Schwarzwasserfieber* ist; resp., dass dieses die Aeusserung einer besonders
schweren, im eigentlichen Sinne «perniciösen» Malariaerkrankung
sei. *Fisch* und *Hey* glauben beobachtet zu haben, dass die regelmässig in 8 — 14 tägigen Zwischenräumen recidivierenden Fieber
besonders leicht in die hämoglobinurische Form übergehen. In
der Ueberzeugung von der Malarianatur des Schwarzwasserfiebers hielt man denn auch an einer energischen Chinintherapie
hartnäckig fest, und obgleich die Mitteilungen *F. Plehn's* [2] über
bedeutend bessere Resultate bei chininloser Behandlung von uns
und unserm zeitweiligen Vertreter *Döring* [3] 1896 und 1897 in
vollem Umfang bestätigt wurden, konnte sich unter der Aegide

[1] A. *Plehn*, Die Ergebnisse einer Umfrage über das Schwarzwasserfieber, Arch. f. Schiffs-
und Tropenhyg. 1905, Bd. III.
[2] A. *Plehn*, Beiträge zur Kenntnis von Verlauf und Behandlung der trop. Malar. in Kamerun,
Berlin, 1898.
[3] *Döring*, Arbeiten aus dem Reichsgesundheitsamte 189.

Steudel's [1] in Ostafrika damals ein Regime einbürgern, welches das Heil in ganz excessiven Chiningaben — 6-8-10g pro die — erblickte, und selbst längeren Fortgebrauch ähnlicher Mengen empfahl. Das Resultat war — vielleicht zufälliger Weise — durchaus nicht schlecht, von den durch directe Chininintoxication erzeugten Schädigungen allerdings abgesehen. Jedenfalls war die Mortalität erheblich geringer, als bei der sonst in Ostafrika üblichen Behandlung mit geringeren Chininmengen, welche nach *Steudel* 30-70 % Todesfälle ergab. Vergebens traten wir mit *F. Plehn* und *Kohlstock* auf Grund unserer Erfolge ohne Chinin (nur etwa 10 % Mortalität) lebhaft für die chininlose Therapie ein: Die auch von uns stets anerkannte malarische Grundnatur des Schwarzwasserfiebers schien energische Chininbehandlung ohne weiteres dringend zu verlangen, ob Parasiten gefunden wurden, oder nicht. Als dann *R. Koch* 1898 nach Ostafrika kam, drängte sich seinem praktischen Blick sofort der Zusammenhang zwischen Chinin und Schwarzwasser auf. Wenn er freilich dazu gelangte, das Chinin als das im wesentlichen *allein* wirksame Prinzip zu betrachten, die nachweislich ohne Chinin entstandenen hämoglobinurischen Anfälle aber auf dieselbe Stufe stellt, wie ähnliche seltene Erscheinungen in europäischen Ländern sie aus der Zahl der sogen. Tropenkrankheiten ganz will ausscheiden sehen [2], und namentlich ihren direkten Zusammenhang mit der Malariainfection überhaupt leugnet, so ist er nach unserer Ansicht zu weit gegangen [3][4]. Jedenfalls hatten die Mitteilungen Koch's die erwünschte unmittelbare Folge, dass wenigstens in den deutschen Kolonien die Behandlung des Schwarzwasserfiebers mit Chinin endlich ganz aufhörte. Im übrigen konnte *Koch's* Auffassungsweise nicht ohne Widerspruch bleiben, und auch heute werden unsere Erörterungen im wesentlichen darauf hinauslaufen, zu untersuchen, welche Rolle in der Schwarzwasserätiologie die Malaria, und welche neben anderen Ursachen das Chinin spielt.

Der vor Jahren noch viel betonte Einwand gegen die malarische Natur des Schwarzwasserfiebers: dass es nämlich auch in manchen *tropischen* Malarialändern fast ganz fehlt — ist inzwi-

---

[1] *Steudel*. Die perniciöse Malaria in Deutsch-Ostafrika, Leipzig, 1902.
[2] Paroxysmale Hämoglobinurie; Morchel-Chlorsäure-Vergiftung, etc.
[3] *R. Koch*. Aerztliche Beobachtungen in den Tropen; Berlin 1898.
[4] *R. Koch*. Ueber Schwarzwasserfieber (Hämoglobinurie), Zeitschr. f. Hyg. und Inf. krankh. 1899; Bd. XXX.
[5] *R. Koch*. Reiseberichte; Deutsch. med. Wochenschr. 1899.

schen wohl als beseitigt anzusehen. Seit sich die Aufmerksamkeit
besser vorgebildeter Kolonialärzte auf den Gegenstand gerichtet
hat, und die Erscheinungsformen des hämoglobinurischen Fiebers
allgemeiner bekannt wurden, ist man ihm z. B. auch in Ostindien
häufiger begegnet, wo es früher als «practically unknown» galt,
— wahrscheinlich, weil es vielfach unter dem Namen abilious
remittent fevers» geführt worden ist. *Stephens* weist neuerdings in
einer ausgezeichneten Arbeit ausführlich nach, dass blackwaterfever an keinem Herde schwerer Malaria in den heissen Ländern
fehlt, wenn es auch verschieden häufig vorkommt (¹). *Bastianelli*
schrieb schon 1894 «La emoglobinuria si vede in ogni paese di Malaria grave (²)». *Bérenger-Féraud* zeigte schon 1874, dass die Häufigkeit des Schwarzwasserfiebers in den französischen Kolonien
der afrikanischen Westküste der Häufigkeit von Malariaerkrankun-
gen durchaus entspricht, und wir selbst beobachteten in *Kamerun*,
dass die *zeitlichen* Schwankungen der Malariamorbilität mit denen
der Schwarzwassermorbilität *im allgemeinen parallel* gehen. Wir
sagen ausdrücklich *im allgemeinen*, denn Ausnahmen müssen
schon dadurch bedingt werden, dass die *Neigung der Europäer,
an Schwarzwasser zu erkranken, von der Dauer ihres Aufenthaltes
am Fieberherde mit abhängt;* sind also zufällig in Zeiten gesteigerter Malariafrequenz mehr ältere Kolonisten anwesend, so kommen
relativ mehr Schwarzwasserfälle vor, als wenn kurz vorher gerade
eine grössere Zahl von Neulingen eintraf. Die Gesamtmenge der
Europäer in den westafrikanischen Kolonien ist noch nicht so
gross, dass diese Zufälligkeiten ausgeglichen würden.

Wenn das Schwarzwasserfieber auch in seinen gegenwärtig
schlimmsten Heimstätten erst relativ spät bekannt geworden ist,
so erklärt sich das wohl damit, dass jene Gegenden, namentlich
die Küsten des äquatorialen Afrika und Neu-Guinea's, früher
meist nur für relativ kurze Zeit von Europäern besucht worden,
oder dass diese unter den hygienisch ungünstigen primitiven
Lebensverhältnissen früherer Zeiten, der uncomplicierten Malaria bereits zum Opfer fielen, bevor sie noch an Schwarzwasser
erkrankten, was, wie schon angedeutet, fast immer erst nach einer
gewissen Aufenthaltsdauer geschieht. Uebrigens finden sich auch
in der älteren Litteratur Hinweise genug auf das Vorkommen der
Krankheit, sowohl im tropischen Afrika, wie Amerika. In *Kamerun*

(¹) Blackwater fever. Thompson Yates and Johnson Laboratories, Rep. Vol. V, part 1, 190..

(²) «Sulla emoglobinuria delle malarie» estratto dal Bollettino de la Società Lancisiana. Roma.
190., vordache; recente studio «Annali di medicina navale, Anno II».

fiel die Zunahme der Schwarzwasserhäufigkeit mit dem Uebersiedeln der europäischen Kaufleute von den im 2 ½ km breiten Strom verankerten «Hulks» nach dem Festlande zusammen, und mit den Rode- und Bodenarbeiten, welche der Wohnungsbau für die ständig zunehmende Kolonistenzahl notwendig machte.

Viel schwerwiegender sind die beiden anderen Einwände gegen die malarische Grundlage des Leidens: Das so häufige Fehlen der sonst bei acuter Malaria fast niemals zu vermissenden Parasiten, und das Versagen der Chinintherapie. Für die Fälle, in welchen doch Plasmodien gefunden wurden, erschien der Hinweis darauf durchaus berechtigt, dass in Fiebergegenden alle möglichen Infectionen und sonstigen Gesundheitsstörungen die Malariaparasiten im peripheren Blut erscheinen lassen, ohne dass diese doch *ätiologisch für alle* gleichzeitig hervortretenden klinischen Symptome verantwortlich zu sein brauchen. Dieser Auffassung steht unsere schon 1894 und 95 gemachte, 1898 mitgeteilte (1) Beobachtung entgegen, dass die Parasiten *im Anfang*, und namentlich *schon vor* der Hämoglobinurie vorhanden sind, um dann in deren weiterem Verlauf auch dann zu verschwinden, wenn kein Chinin gegeben wird. *Steffens* (l. c.) hat die diesbezüglichen zuverlässigen Beobachtungen neuerdings zusammengestellt (2).

Es fand *A. Plehn* Parasiten: vor dem Anfall bei 100 %, am Tage der Hämoglobinurie bei 60 %, am zweiten Tage bei 20 % seiner 13 darauf untersuchten Kranken.

F. Plehn hat nur nach Ausbruch des Schwarzwassers untersucht und hatte am gleichen Tage 85,7 %, am Tage darauf 33,3 % positives Ergebniss (25 Fälle). *R. Koch:* Vor dem Anfall, 100 %, danach am gleichen Tage: 75 %; am Tage darauf 16,6 % positiv (9 Fälle). *Daniels:* Am Tage vor dem Anfall: 100 %; danach 33,3 %; am Tage darauf 0 % (3 Fälle). *Steffens* und *Christophers:* Am Tage vor dem Schwarzwasser nur einmal untersucht mit positivem Ergebniss; nach dem Ausbruch am gleichen Tage von 9 Untersuchungen 2 positiv; am Tage darauf 16 mal untersucht mit durchweg negativem Ergebniss. *Panse:* Am Tage zuvor: 8 mal bei 9 Untersuchungen Parasiten gefunden (das 9te Mal fanden sich die Parasiten später am Tage der Hämoglobinurie) = 88,8 % der Fälle; nach dem Schwarzwasserausbruch am gleichen Tage: 52,9 % (17 Untersuchungen); am Tage darauf 25 % (20 Untersuchungen).

<hr>

(1) *A. Plehn*, Beiträge z. Kennt. von Vert. und Behandl. d. trop. Mal.
(2) *Steffens*, Blackwaterfever, l. c. nach.

Im Ganzen waren also am Tage vor dem Schwarzwasseranfall 95,6 % der an 23 Kranken vorgenommenen Untersuchungen von positivem Ergebniss; nach Ausbruch der Hämoglobinurie am gleichen Tage 61,9 % von 63 Untersuchungen; am Tage nach Beginn der Blutauflösung nur noch 17,1 % von 64. — Wir dürfen hinzufügen, dass die Ergebnisse der seit der ersten Publication (1896) an über 100 weiteren Fällen gemachten Beobachtungen, soweit auf Parasiten untersucht werden konnte, mit diesen Zahlen durchaus im Einklang stehen. Namentlich fanden sich stets Plasmodien, wenn vor Beginn der Hämocytolyse Blut entnommen worden war. Seit die von *Koch* erhobenen Bedenken die malarische Natur des Schwarzwasserfiebers von neuem zweifelhaft erscheinen liessen, hatten wir nämlich tunlichst von jedem Kranken, der länger als ein halbes Jahr in der Kolonie war, Blutpräparate gemacht, bevor wir ihm Chinin gaben. Aber schon als wir 1894 die Beobachtungen unseres Bruders als sein Nachfolger in *Kamerun* fortsetzten, befremdete uns das fast regelmässige Fehlen der Parasiten auf der Höhe der Krankheitserscheinungen. Die Wirkung der voraufgegangenen Chiningabe dafür verantwortlich zu machen, wie *Bastianelli* und neuerdings *Steffens* und *Christophers* es getan haben, erschien nicht in allen Fällen angängig, denn bei den gewöhnlichen Fiebern hatte die gleiche Menge Chinin keineswegs stets sofort eine derart prompte Wirkung; mindestens musste die Einzelgabe wiederholt werden, um dauerhafte Fieberfreiheit zu erzielen. Ausserdem beobachteten wir schon im Anfang unserer Tätigkeit einen Fall, wo die typische Malariaattaque mit zahlreichen, ringförmigen Parasiten im Blute sich mit schwerer Hämoglobinurie complicierte, ohne dass Chinin oder ein anderes differentes Heilmittel genommen war. Innerhalb von 18 Stunden trat dauerhafte Heilung ein, obgleich auch später kein Chinin gegeben war (?). Inzwischen behandelten wir in *Berlin* einen Techniker der aus *Kamerun* stammte und in Berlin bald nach seiner Rückkehr an Schwarzwasser erkrankte, obgleich er seit einigen Wochen kein Chinin genommen hatte. Anfangs fanden sich massenhaft Parasiten im Blut, die dann spontan verschwanden. Dennoch führte die Krankheit unter allgemeiner Blutauflösung rasch zum Tode. *Bastianelli* teilt eine entsprechende Beobachtung mit. Ebenso *Düring*. Die Erfahrung lehrte uns bald an der Hand regelmässiger Hämoglobinbestimmungen, dass der Umfang des Blutzerfalls und der

F. A. Plehn, Beitr. z. Kenntn. u. Vork. und Behandl. d. trop. Mal. etc. l. c. Fall II, VI S. 92

Zeitpunkt der mikroskopischen Untersuchung dafür entscheidend sind, ob Parasiten im Blut angetroffen wurden, oder nicht. Letzteres beweisen ja auch die schon citirten späteren Beobachtungen verschiedener anderer Autoren zur Evidenz. Ist der Blutzellzerfall gering, so kann ein Teil auch der inficirten Blutkörperchen erhalten bleiben. Das scheint z. B. bei einer Gruppe der in Italien beschriebenen Fälle so gewesen zu sein, und ist für die Therapie von Bedeutung, wie wir noch sehen werden. In dem von *Koch* mitgeteilten Fall No. 17 (l. c. S. 325), wo das Schwarzwasser nach 0,1 g Chinin ausbrach, ging der Hämoglobingehalt zunächst nur um 10 % des Normalen zurück, und die Zahl der Parasiten erschien am Vormittage nach Ausbruch der Hämoglobinurie unverändert. *Aber schon am gleichen Nachmittage fehlten die Parasiten.* Dies mit dem *gleichzeitig* verabfolgten Gramm Methylenblau in Zusammenhang zu bringen erscheint uns nach unseren Erfahrungen nicht zulässig, wir müssen vielmehr annehmen, dass der Blutkörperzerfall am zweiten Tage noch fortdauerte, nachdem die Hämoglobinurie aufgehört hatte. Dafür spricht auch der damals noch vorhandene Eiweissgehalt des Urins. Wir sahen die Parasiten ohne Medication noch am dritten Tage spontan verschwinden, und beobachteten, dass der Hämoglobingehalt des Blutes gewöhnlich erst zwei bis drei Tage nachdem alle klinischen Erscheinungen bis auf die Schwäche und die Anämie vorüber sind, seinen tiefsten Stand erreichte. Freilich senkt er in *Kamerun* meist schon in den ersten 24-48 Stunden auf die Hälfte der dort gewöhnlich vorhandenen 70-80 % des in Europa Normalen. Wenn man dann entsprechend der Schnelligkeit und dem Umfang des Blutzellzerfalls die *inficirten* Blutzellen verschwinden sah, so lag es nähe, anzunehmen, dass es die durch die Parasiteninvasion verminderte Widerstandskraft dieser Blutkörperchen ist, welche sie besonders leicht untergehen lässt. Die Plasmodien aber sind obligate Zellschmarotzer. Man trifft bekanntlich nur die jüngsten Formen unmittelbar nach der Sporulation *frei* im Plasma in kleinen Gruppen bei einander liegen. Es ist also durchaus verständlich, dass die endoglobulären Parasiten nach Zerfall der sie bewegenden Blutzellen im Plasma zunächst teilweise spontan zu Grunde gehen, und dann die bei ihrem Untergang wahrscheinlich frei werdenden *Endotoxine* den Rest vernichten, welcher anfangs noch Widerstand bot. Wenn die Parasiten nicht überall immer vollständig verschwinden, so beweist das doch nichts gegen diesen Vorgang im allgemeinen. In vielen Fällen, wo keine activen Plasmodien zu finden waren, beweisen das in den Leucocyten vorhandene Pigment oder die im Plasma erhaltenen Gameten ihre kürzliche Anwesenheit.

Ganz ausnahmsweise bleibt bei Malarischen nach einem in gewöhnlicher Weise entstandenen hämoglobinurischen Anfall eine so hochgradige Neigung zum Blutkörperzerfall noch für längere Zeit zurück, dass nun schon eine geringe oder geringste Chiningabe bei völligem Wohlsein und ohne Parasiten im peripheren Blut, von neuem Hämoglobinurie auslöst. *Koch* teilt einen solchen Fall aus *Ostafrika* und einen bei einem kameruner Kolonisten in *Berlin* beobachteten mit. Beidemale wurden Malariaparasiten vor dem ersten hämoglobinurischen Anfall nachgewiesen; vor den in den nächsten Tagen auf Chinin folgenden Attaquen konnten Plasmodien im Blut nicht gefunden werden. Wir beobachteten in *Kamerun* einen Kranken, bei welchem nach wiederholten schweren Schwarzwasserfiebern eine derartige Disposition zum Blutzerfall sich entwickelt hatte, dass 0.2 Chinin auch bei bestem Wohlbefinden und Fehlen von Parasiten im Blut, regelmässig Hämoglobinurie mit hohem Fieber und den gewöhnlichen Begleiterscheinungen auslöste, während 0.1 anstandslos vertragen wurde (S. *F. Plehn* sah prophylaktischen Chiningebrauch Schwarzwasser hervorrufen. Da er aber z. T. ausdrücklich erwähnt, dass seine Patienten sich z. Zt. der Chiningabe schlecht befunden hätten und eine Blutuntersuchung vor Beginn der Hämoglobinurie nicht gemacht wurde, so erscheint es nicht ausgeschlossen, dass hier doch bereits manifeste Malaria bestand. Darauf deutet eine eigene Beobachtung hin. Eine soeben aus Kamerun zurückgekehrte Dame erkrankte in Berlin nach 0.5 Chinin an schwerstem, tödlich endendem Schwarzwasserfieber; obgleich sie versicherte, das Chinin bei bestem Wohlsein genommen zu haben, liessen sich noch einige Stunden nach Beginn der Erscheinungen Malariaparasiten im Blut nachweisen. In jenen seltenen Fällen, in welchen bereits eine kleine Chiningabe den Symptomencomplex auslöst, während der Patient sich vorher besten Wohlseins erfreute und die Parasiten im Blute vor dem Anfall fehlten, wäre künftig zu untersuchen, ob nicht *auch andere Einwirkungen, als speciell das Chinin* die acute Hämocytolyse hervorrufen. Bei *Harris* Kranker trat die erste Attaque ohne jede nachweisbare Ursache, speciell ohne dass Erscheinungen von Malaria vorausgegangen, oder Chinin

[1] *Barralet* spricht unter solchen Umständen von der Verwandlung der intertiären Hämoglobinurie in die postintermittierende. (Gazetta degli Ospedali 1892 S. 112 u. f.)

gegeben wäre, spontan ein; die späteren warden bei Wohlbefinden und Fehlen von Parasiten im peripheren Blut, wie in dem durch Punktion gewonnenen Milzsaft, bereits durch 0,1 Chinin erzeugt; kalte Bäder, Phenacetin in Gaben zu 2 g. Salzsäure oder grosse Alkaligaben wirkten nicht in dieser Richtung [1]. Wir befinden uns über den Zusammenhang hier durchaus im Dunkeln; nur steht unzweifelhaft fest, dass *eine vorhandene Malariainfection die unerlässliche Vorbedingung für das Zustandekommen der tropischen Hämoglobinurie ist.* Selbstverständlich wird dadurch nicht ausgeschlossen, dass unter anderen Verhältnissen die Hämoglobinurie ausnahmsweise auch auf anderer Grundlage entstehen kann, möge die Disposition nun eine angeborene sein, oder infolge späterer infectiöser Einflüsse (Syphilis, etc.) sich ausbilden. Mit dem Schwarzwasserfieber hat die «Paroxysmale Hämoglobinurie», welche hier gemeint ist aber nicht das Wesen, sondern nur einiges von der äusseren Erscheinungsform gemein. Vor allen Dingen ist die paroxysmale Hämoglobinurie ein so seltenes Vorkommniss dass damit praktisch nirgend gerechnet zu werden braucht, während dem Schwarzwasserfieber in gewissen Gegenden, z. B., in den meisten Flussniederungen des tropischen Westafrika, kaum Einer der Europäer auf die Dauer entgehen dürfte, welche sich dort lange genug ohne bestimmte Vorsichtsmassregeln aufhalten. Schon aus diesem Grunde kann eine *«individuelle Idiosynkrasie»* keine entscheidende Rolle spielen *(Tomaselli-Bastianelli).*

Mit unsern Darlegungen über den Blutzerfall als Ursache für das rasche *spontane* Verschwinden der Malariaparasiten aus der Circulation, zusammt der ätiologischen Bedeutung des Chinin für den grössten Teil der hämoglobinurischen Anfälle, erledigt sich auch jener *dritte Einwand,* welcher auf Grund der häufigen Unwirksamkeit des Chinins beim Schwarzwasserfieber erhoben wird. Sind Malariaparasiten noch vorhanden, wenn die Chinintherapie einsetzt, so werden die klinischen Erscheinungen in den meisten Fällen zunächst gesteigert; später dauern sie bei weiterem Chiningebrauch nicht selten fort, selbst nachdem die Parasiten verschwunden sind.

Unberechtigterweise ist gegen die malarische Ätiologie des Schwarzwasserfiebers unter Hinweis auf die Hämoglobinurie der Rinder geltend gemacht worden, dass bei dieser die Schwere der Erkrankung und der Grad der Hämoglobinurie ungefähr der Para-

---

[1] *Marx.* Deutsch. med. Wochenschr. 1896, No. 8 und 9.

sitenmenge im peripheren Blut entsprechen, während beim Schwarzwasserfiebers, wenn überhaupt, so jedenfalls stets nur sehr spärliche Parasiten gefunden wurden (²). So berechtigt es sein mag, in *anderer Hinsicht* Parallelen zwischen Rinder- und Menschenmalaria zu ziehen—hier ist es sicher verfehlt. Es ist bekannt, dass für die Schwere der uncomplicierten menschlichen Malaria die Zahl der im peripheren Blut vorhandenen Plasmodien keineswegs entscheidend ist. Bei dem besonders gefährlichen Erstlingsfieber hält es oft schwer, überhaupt Parasiten zu finden; in anderen Fällen kommen Patienten mit unbestimmten Klagen und geringer Temperaturerhöhung zu Fuss in die Sprechstunde des Arztes, ohne zu ahnen, dass sie Malaria haben, während ihr Blut von Parasiten wimmelt. Ganz abgesehen hiervon sind es aber durchaus nicht die *klinisch* schwersten Malariafieber, welche schliesslich zu acutem Blutzerfall führen; es sind dafür andere Umstände ausschlaggebend. Auch die *klinischen* Unterschiede im Verlauf des acuten Malaria- und Schwarzwasseranfalls werden als gegen den directen Zusammenhang beider mit herangezogen (²). Diese Unterschiede sind aber nicht immer sehr tief greifend, und dann dürfte es auch kaum befremden, wenn ein Vorgang, wie die rasche Auflösung eines grossen, oder selbst des grössten Teils der gesamten Blutkörperchen mit ihren Consequenzen dem ganzen Krankheitsbild sein Gepräge derart aufdrückt, dass das Grundleiden verschleiert wird. Die von derselben Seite im gleichen Sinne ins Feld geführte Tatsache, dass der Malariakranke, namentlich in den Tropen, ganz ausserordentlich zu Recidiven neigt, während nach Schwarzwasserfieber Malariafälle gewöhnlich lange ausbleiben (falls keine Reinfection erfolgt) lässt sich durch die Vollkommenheit der Parasitenvernichtung infolge des ausgedehnten Blutzellenzerfalls ebenfalls zwanglos erklären.

Der Ihnen hier entwickelte Gedankengang führt also unabweislich darauf hin, die *Malaria* als Grundlage der tropischen Hämoglobinurie anzuerkennen.

Wie aber ist der innere Zusammenhang?

Nach unserer Ansicht besteht eine doppelte Beziehung zwischen Malaria und Schwarzwasser. Einmal vermittelt erstere *die Disposition* zur acuten Hämocytolyse, und zweitens spielt sie wiederum die Hauptrolle unter den *Gelegenheitsursachen*.

(¹) R. Koch. Ueber Schwarzwasserfieber (Hämoglobinurie). Zeitschr. f. Hyg. u. inf. Krankh. 1899 Bd. XXX.

(²) F. Plehn. Ueber Schwarzwasser, etc. l. c.

Von rein klimatischen oder lokalen Verhältnissen kann das Zustandekommen der Disposition nicht direct abhängig sein, denn garnicht selten betätigt sie sich erst nachdem der Fieberherd bereits seit längerer Zeit verlassen wurde zum ersten Male. Die Ursache muss also im Menschen selbst vorhanden sein. Im allgemeinen tritt die Disposition erst hervor, nachdem diese Ursache — das Malariagift — längere Zeit auf den Organismus einwirkte. Fälle, wie die beiden von *F. Plehn*, wo der erste Anfall 4 und 6 Wochen nach Ankunft in *Kamerun* ausbrach [1], und der von *Gros*, dessen Patient schon 15 Tage nach Ankunft in Gabun erkrankte [2], stehen durchaus vereinzelt da, und man müsste bei ähnlichen Vorkommnissen jedenfalls sorgfältig untersuchen, ob nicht bereits früher Gelegenheit zu einer Malariainfection gegeben war, welche vielleicht lange *latent* blieb. In *einem* der citirten Fälle hat diese Möglichkeit zweifellos vorgelegen. Es ist nämlich eine grössere Anzahl schwerer Fieber keineswegs notwendig, um die Disposition zu schaffen, sondern die *latente* Infection, welche sich nur gelegentlich in leichten, oft wenig beachteten Anfällen zu äussern braucht, genügt dafür, wenn sie längere Zeit fortwirkt. In den von uns beobachteten Fällen besonders frühen Auftretens der Hämoglobinurie waren allerdings stets zahlreiche, schwere, meist auch noch ungenügend behandelte Fieber vorher sich rasch gefolgt. Doch sind uns zwei deutsche Marineoffiziere bekannt, die während ihres einjährigen Kommandos an der westafrikanischen Küste von Malariafiebern ganz verschont blieben, nach ihrer Heimkehr in Deutschland an Malaria erkrankten und sofort schweres Schwarzwasser bekamen, dem der Eine erlag. *Hier kann nur die latente Malaria den acuten Blutzellzerfall vorbereitet*, die Disposition geschaffen haben. *F. Plehn* sah dreimal schon das erste Malariafieber mit Schwarzwassererscheinungen einhergehen. — *Gemeinhin nimmt die Schwarzwasserhäufigkeit mit der Dauer des Aufenthaltes am Fieberherde zu*. (*Fisch, F. Plehn, A. Plehn, Bérenger-Féraud*). Wir kommen noch darauf zurück.

Anders gestaltet sich die Sache bei systematischem Chiningebrauch, da dieser in geeigneter Form angewendet, sowohl das Entstehen der Schwarzwasserdisposition zu verhüten, als auch die schon vorhandene zu tilgen vermag. Wir werden uns damit beim Besprechen der Therapie noch eingehender beschäftigen; *hier*

[1] *F. Plehn*, Ueb. d. Schwarzwfr. [illegible] l. c.

[2] *Gros*, La fièvre bilieuse hémoglobinurique existe-t-elle en Algérie? La Presse médicale No. [illegible] p. [illegible].

heben wir die vorbeugende Chininwirkung deshalb hervor, weil sie mit dafür spricht, *dass die Disposition durch Malariawirkung zustandekommt.* Diese latente Malaria wirkt nach wechselnden äusseren Umständen, vor allem unter verschiedenen lokalen und klimatischen Einflüssen offenbar verschieden intensiv auf den menschlichen Organismus ein. Wenn man weiss, wie mannigfaltig die *acuten Manifestationen* nach Oertlichkeit, Jahreszeit und Klima *trotz gleicher Parasitenform* verlaufen können, so wird diese Auffassung kaum befremden. Worin besteht aber *die Disposition?* Höchst wahrscheinlich wohl in einer starken *Verminderung der Widerstandskraft* der roten Blutkörperchen. Diese beschränkt sich nicht auf die mit Plasmodien inficirten oder karyochromatophile Körner führenden Zellen, sondern dehnt sich auch auf einen grossen Teil der scheinbar ganz normalen Blutkörperchen aus. Denn während eine Besiedelung von 2-3 Procent der Zellen mit Parasiten, selbst in *Kamerun* schon als eine sehr ausgiebige Infection gelten muss, zerfallen beim Schwarzwasserfieber dort ganz gewöhnlich 50-60 % der Erythrozyten in 2-3 Tagen, und die Hämocytolyse dauert noch fort, nachdem alle Parasiten und körnerführenden Zellen aus der Circulation verschwunden sind, wie zahlreiche genaue Zählungen und Hämoglobinbestimmungen uns gelehrt haben. Die verminderte Widerstandsfähigkeit der Erythrocyten liess sich in einigen Fällen gegenüber anisotonischen Kochsalzlösungen von uns nachweisen; in den meisten Fällen jedoch nicht, so dass diesen Versuchen eine entscheidende Bedeutung nicht zukommt. *Steffens und Christophers* erhielten negative Resultate [1]. Auch unter der Einwirkung von Chinin in vitro lösten sich die roten Blutzellen der Schwarzwasserkandidaten nicht rascher, oder bei niederen Concentrationen, als das Blut z. Zt. gesunder Kolonisten.

Dies alles schliesst aber nicht aus, dass sich die Erythrocyten bei bestehender Disposition gegenüber *anderen, specifischen* Einwirkungen anders verhalten.

Die italienischen Forscher, wie *Bastianelli* und *Bignami*, meinen, dass die Veränderungen, welche die blutbereitenden Organe und das Blut selbst durch die Malariaparasiten mit der Zeit erleiden, zur Schwarzwasserdisposition führen. *Marri* beurteilt den Zusammenhang ähnlich. Wir müssen diesbezüglich darauf hinweisen, dass diese Alteration der blutbereitenden Organe in den grobana-

<hr>

[1] Reports to the Malaria Committee, 1899-1901.

tomischen Veränderungen jedenfalls nicht gesucht werden darf, welche die Malaria setzt. Diese finden sich *stets*, die Disposition zum Schwarzwasserfieber ist aber nur in bestimmten Gegenden häufiger damit verbunden. Charakteristische Befunde, welche das Entstehen der Hämoglobinurie erklären könnten, sind bis jetzt an den Organen bei Schwarzwasserleichen noch niemals erhoben worden. Die Nierenveränderungen, die Anämie und die icterische Verfärbung der Gewebe sind nur secundäre Erscheinungen. Ausserdem bestehen die Organveränderungen bei Malaria viele Monate und selbst Jahre in demselben Umfang fort, während man in *Afrika* garnicht selten die Disposition zum Blutzellzerfall in kürzester Frist wieder verschwinden sieht, so dass dieselben Schädigungen, welche z. B. in Gestalt eines acuten Malariaanfalls oder einer Chiningabe von bestimmter Grösse, heute zu plötzlicher Hämocytolyse führen, bereits nach wenigen Tagen oder Wochen anstandslos vertragen werden. — Was die Veränderungen des Blutes selbst anbelangt, so sind es jedenfalls nicht die sonst bei Anämie nachweisbaren. Jahrelang in *Kamerun* fortgesetzte Hämoglobinbestimmungen haben uns neben der mikroskopischen Untersuchung gelehrt, dass die Schwarzwasserkandidaten durchaus nicht anämischer zu sein brauchen als die übrigen an chronischer resp. latenter Malaria leidenden Westafrikaner. In gewissem Sinne berührt sich unsere Auffassung aber doch mit der Hypothese *Bastianelli's*. Wir möchten annehmen, dass die Grundlage der Schwarzwasserdisposition — also des labilen Zustandes eines mehr oder minder grossen Teils auch der nicht inficirten Blutkörperchen — dadurch zustandekommt, dass *infolge der ununterbrochenen Blutkörperzerstörung durch die Latenzformen des Malariaparasiten oder deren Stoffwechsel resp. Zerfallsprodukte, die regenerativen Leistungen des blutbildenden Knochenmarks andauernd zu stark in Anspruch genommen werden, um den zeitweilig besonders hochgradigen Bedarf des Organismus mit vollwertigem Zellmaterial decken zu können.* Ein solcher gesteigerter Bedarf tritt ein nach gehäuften acuten Fieberanfällen, nach Entbehrungen, Strapazen, traumatischen Blutverlusten, schwächenden Krankheitseinflüssen, z. B. durch Dysenterie, Syphilis, etc. Diese selben Momente, welche den Bedarf steigern, setzen neben der latenten Malariainfection gleichzeitig noch die Regenerationsfähigkeit herab, und wirken also in doppelter Weise schädigend. Dabei braucht die Blutkörperneubildung *quantitativ*, wie gesagt, durchaus nicht beschränkt zu sein; nur die *Qualität* ist minderwertig. In diesem

Sinne kann auch die Erfahrung gedeutet werden, dass die Neigung zu erneutem Blutzellzerfall unmittelbar nach dem Ausklingen eines Anfalls *geringer* ist, als einige Tage darauf während der Reconvalescenz, wenn die Blutneubildung in verstärktem Masse eingesetzt hat. Das so häufige schnelle Verschwinden der Schwarzwasserdisposition fände in einer *Erholung* der überanstrengten Blutbereitungsstätten seine Erklärung. Diese kann namentlich anfangs sehr rasch eintreten, wenn die genannten Schädlichkeiten, in erster Linie die latente Malariainfection, fortzuwirken aufhören, wie so oft gerade nach einem hämoglobinurischen Fieber. In anderen Fällen tritt diese Erholung erst nach vielen Monaten (mit dem Erlöschen der latenten Malariainfection[]) ein, oder bleibt, wie bei der Kranken *Murri's* und manchen westafrikanischen Kolonisten, durch viele Monate und selbst Jahre ganz aus, wenn die Ursachen fortdauern. Selbstverständlich haben diese Erklärungsversuche nur den Wert von Hypothesen. Immerhin stehen sie mit keiner der bisher bekannt gewordenen Tatsachen im Widerspruch und dürfen deshalb mindestens dieselbe Bewertung beanspruchen, wie die Versuche, unbekannte Toxine zur Begründung der Erscheinungen mit heranzuziehen, welche von der Plasmodien unter besonderen Umständen producirt werden sollen. Die *bekannten Formen* des Malariaparasiten sind für das Zustandekommen der Hämoglobinurie wenigstens nicht entscheidend, obgleich weitaus am häufigsten die kleinen tropischen oder estiv-autumnalen Parasiten gefunden wurden, welche in den Gegenden und zu den Zeiten, wo Schwarzwasser vorkommt, ganz allgemein vorwiegen. *Koch*, *A. Plehn*, *Louis Hughes* haben auch die grossen Tertianaparasiten dabei beobachtet, und *Otto* sah die Disposition sich in Deutschland bei viertägigem Fieber entwickelt (1). *Koch* verwertet diese Verschiedenartigkeit der Befunde gegen die malarische Natur des Schwarzwasserfiebers überhaupt (?). Wir sind, wie gesagt, der Meinung, dass es die anämisierende Wirkung der latenten Malaria ist, welche die Disposition schafft. Vielleicht wirkt ausserdem noch die *Zerrüttung des Nervensystems* mit, welche durch die andauernde Malariavergiftung erzeugt wird. Auch deuten verschiedene eigene Beobachtungen — neben Angaben Anderer — darauf hin, dass wiederholte länger dauernde depressive Gemütserschütterungen disponierend wirken. Man könnte vielleicht annehmen,

---

(1) Ein in neueren Jahren erworbener Fall von Schwarzwasserfieber bei Quartana. Deutsch. med. Wochenschrift, 1901. No. 14

(?) l. c.

dass das sympathische System der Vasomotoren durch diese Schädlichkeiten in einen Zustand besonderer Labilität — besonders leichter «Anspruchsfähigkeit» — versetzt wird (¹).

In dem Umstand, dass meist nur eine längere unterbrochene Einwirkung schwerer, durch immer wiederholte Neuinfectionen oftmals «aufgefrischter» Malaria die Disposition erzeugt, und zwar besonders dann, wenn es um den Komfort des Lebens — die körperliche Pflege und das seelische Gleichgewicht — so ungünstig bestellt ist, wie stets in den neuerschlossenen Gebieten tropischer Unkultur, finden wir wahrscheinlich eine Erklärung dafür, dass die Hämoglobinurie in den Ländern selten ist, wo die Malariasaison sich auf wenige Monate beschränkt, wie in Südeuropa, oder wo dem Kolonisten die Möglichkeit geboten wird, sich in malariafreien Orten von seiner Infection zu befreien, sobald sie sich hartnäckig zeigt. So in dem kulturell weit vorgeschrittenen Englisch- und Holländisch-Indien. Wichtig ist dabei, dass die Fortentwicklung der Malariainfection *rechtzeitig* unterbrochen wird, bevor die Schwarzwasserdisposition zustande kam. Ist sie einmal vorhanden, so genügt es zuweilen nicht mehr, den Fieberherd selbst für längere Zeit zu verlassen; die Disposition dauert trotzdem fort und betätigt sich während der Abwesenheit oder bald nach der Rückkehr in die Malariagegend. Wir werden beim Besprechen der Behandlung näher darauf eingehen.

Dass die germanische Rasse besonders zu Schwarzwasserfieber disponiert sei, wie man behaupten hört, konnten wir nicht finden. In *Kamerun* erkrankten die unter gleichen Verhältnissen lebenden Engländer, Norweger und Schweden jedenfalls ebenso häufig. Wenn Frauen in manchen Gegenden seltener befallen werden, so liegt das wohl nur daran, dass sie dort den Schädlichkeiten, welche zur Entwickelung der Disposition führen, oder die acuten Anfälle auslösen, weniger ausgesetzt sind. In Kamerun erkrankten die Frauen kaum seltener als die Männer, und es verlief bei ihnen die Krankheit oft ausserordentlich schwer. Sehr gewöhnlich gaben Entbindung, Wochenbett, Abort, den Anstoss zum Ausbruch; in anderen Fällen erfolgte er zur Zeit der Menstruation. Kinder erkranken unter Umständen ebenfalls. Man hört aber selten davon, weil Europäerkinder an tropischen Schwarzwasseorden

(¹) Chrostek vermochte bei Pferden durch stark elektrische Reizung der Medulla oblongata Hämoglobinurie hervorzurufen, und führt sie auf heftige Reizung der Vasomotoren zurück. («Ueber das Wesen der paroxysmalen Hämoglobinurie»; Leipzig & Wien 1894)

selten anzutreffen sind, weil sie gewöhnlich sobald als möglich von dort entfernt werden, um ihr Leben zu erhalten. Uns sind zwei Fälle bekannt, wo Kinder unter 3 Jahren an Schwarzwasser litten.

Die Negerrasse als solche ist keineswegs immun: Auch bei den Schwarzen ist die Disposition zum Schwarzwasser davon abhängig, in welchem Grad sie malariaempfänglich und malariadurchseucht sind. Wir beobachteten selbst einen leichten, aber typischen Anfall bei einem *Kruneger* in *Kamerun*, wenige Monate nach der Uebersiedelung aus seiner (ebenfalls malariaverseuchten) Heimat nach dort. R. Plehn sah einige seiner Leute auf dem Rückmarsch von der malarischen *Togoküste* am Schwarzwasser erkranken, nachdem sie sich vorher längere Zeit in dem relativ gesunden Innern aufgehalten hatten. Zwei starben. Später beobachtete derselbe Forscher Schwarzwasserfieber unter den Küstennegern seiner Expedition, als deren Angehörige im *Sangha-Ngoko-Gebiet* (Congobecken) infolge von Strapazen und Entbehrungen häufiger an Malaria litten. Wiederholt und schwer erkrankte ein Negerkind aus den malariafreien Gebirgen des kameruner Hinterlandes. *De Greng* berichtet, dass 20 von den Antillen zum Bahnbau nach dem Congostaat eingeführte Neger an Schwarzwasser litten. *Lucien Doung* teilt ebenfalls vom Congo mit, dass dort im Innern die Eingeborenen daran erkrankten, und *Wicke* beobachtete Schwarzwasserfieber bei Negern in *Togo*. Damit ist die Zahl der vorhandenen Nachrichten keineswegs erschöpft; es handelt sich hier nur darum, einige Beispiele als Beweis dafür zu bringen, dass keine Rassenimmunität strictu sensu besteht. Dies ändert aber nichts an der Tatsache, dass Schwarzwasserfieber bei den relativ immunen Küstennegern wenigstens solange fehlt, als sie ihre Wohnstätten nicht verlassen. Ueber das Verhalten der anderen Rassen, namentlich der Malayen und Chinesen fehlen bestimmte Angaben. Man könnte daraus schliessen, dass sie wenig zum Schwarzwasserfieber neigen, denn ihre grosse Empfänglichkeit für uncomplicierte Malaria wird oft hervorgehoben und es wären im Zusammenhang damit etwa beobachtete Schwarzwasserfälle auch wohl erwähnt worden.

Hat sich die Disposition herausgebildet, so bedarf es noch einer Gelegenheitsursache, eines *eagente provocatores*, wie *Bastianelli* sich ausdrückt — als unmittelbarer Veranlassung zum Ausbruch des acuten Anfalls.

Gewöhnlich ist das ein einfaches Malariafieber, welches sich mit acuter Hämocytolyse compliciert, sobald das Heilmittel, das Chinin, gegeben wird. Meist 3-6 Stunden nach Aufnahme der Drogue, also zu der Zeit, wo nach den subjektiven Beschwerden zu schliessen, bereits eine erhebliche Chininmenge circuliert und die Wirkung auf die Parasiten deshalb beginnen dürfte, bricht das Schwarzwasserfieber aus, zuweilen aber auch früher, kaum ½ Stunde nach dem Chininnehmen oder bis zu 24 Stunden und länger danach. Eine solche Verspätung wird man auf die Veränderung im Entwicklungsstadium der Parasiten zurückführen müssen, die vorher der Chininwirkung unzugänglich waren. Fraglich bleibt, ob das Chinin ätiologisch in Betracht kommen kann, wenn 36-48 Stunden seit der letzten Gabe vergangen sind. Die ganz überwiegende Mehrzahl der Schwarzwasserfieber kommt wenigstens in den Tropen in dieser Weise zustande. *F. Plehn* zählt eine Reihe derartiger Fälle auf; von unseren eigenen 53 bis jetzt publizierten Krankengeschichten erweisen 48 therapeutische Chiningaben als Ursache der acuten Hämocytolyse; in den übrigen 115 findet sich mit wenigen Ausnahmen die gleiche Ätiologie. *Döring* [1], *Daniels* [2], *Steffens* und *Christophers* [3], *Ponse* [4] und Andere, machten entsprechende Beobachtungen. Auch sämtliche von *Tomaselli* aus *Sicilien* mitgeteilten Erkrankungen entstanden in dieser Weise. Keineswegs ist das immer so. *Marchiafava*, *Rossoni*, *F. Plehn*, *A. Plehn*, *Bastianelli* und *Bignami* beobachteten, dass die Malaria auf der Höhe des Anfalls resp. z. Zt. wo die Teilungsformen auftraten (die Italiener; in den Tropen findet man Teilungsformen auch zu Beginn und auf der Höhe des Anfalls nur ganz ausnahmsweise) mit Hämoglobinurie sich complicierte, ohne dass Chinin gegeben war. Eine ganze Reihe anderer Autoren, wie *Kanellis* (*Griechenland*), *van der Scheer*, *Beyfuss*, *Powell*, *Diesing*, *Schellong*, *Navarro*, *Laveran*, *Étienne*, *Coveri*, *Sims* und Andere, beobachteten Schwarzwasser ebenfalls unter Umständen, welche Chiningebrauch für Wochen und Monate vorher ausschlossen [5]. Dasselbe dürfte für fast alle bei Eingeborenen beobachteten Schwarzwassererkrankungen gelten. Offenbar ist es hier die *Malaria allein*, welche im acuten Anfall direct als «agente provocatore» die acute

(1) Arbeiten aus dem Gesundheitsamte.
(2) l. c.
(3) Reports to the Malariacommittee.
(4) Archiv. f. Schiff. & Tropenhyg. Bd. VI.
(5) Die Erg. einer Umfrage über das Schwarzwasserfieber. Arch. f. Schiff- & Tropenhyg. Bd. VI. 1900.

Hämocytolyse auslöst, nachdem sie in längerem latenten Fortwirken die Disposition schuf. — Immerhin scheinen solche Fälle relativ selten zu sein, würden aber unzweifelhaft weit häufiger vorkommen, wenn das Chinin als Heilmittel heute nicht so allgemein zur Verwendung käme, dass schwere Malaria nur höchst selten ganz ohne Chininbehandlung bleibt. Noch viel seltener ist, wie gesagt, dass das *Chinin* allein bei sicherem vorherigen Fehlen von activen Malariaparasiten im Blut, und ohne dass die klinischen Erscheinungen der manifesten Malaria voraufgingen, die Symptome des Schwarzwasserfiebers hervorruft. Klassisch in dieser Beziehung ist der schon citirte Fall *Murri's*. Seit in den Tropen Chinin häufiger prophylaktisch gebraucht wird, sind solche Beobachtungen aber auch von anderer Seite (*R. Koch* [1] *A. Plehn* [2]) gemacht worden. Immer handelte es sich dabei um Leute, welche zunächst unter den gewöhnlichen Umständen, d. h. nachdem ein acuter Malariaanfall in üblicher Weise mit Chinin behandelt wurde, Schwarzwasser bekamen und denen man nach dessen günstigem Ablauf und Verschwinden der Parasiten zur Einleitung der systematischen Prophylaxe Chinin gab. Zuweilen liess sich diese Erscheinung, wie bei *Murri's* Kranker, wiederholt nach Belieben durch Chinin hervorrufen. Von *Koch*, wie von uns, konnte das Fehlen der Parasiten unmittelbar vor dem Chiningebrauch sicher festgestellt werden, und es ist klar, dass derartige Beobachtungen ganz besonders dazu angetan sind, eine specifische Giftwirkung des Chinins wahrscheinlich zu machen. Bei den Versuchen, das gefährliche Chinin durch andere Fiebermittel zu ersetzen, zeigte sich aber, dass diese specifische Wirkung ihm nicht allein zukommt. Sowohl *Phenokoll*, *wie Phenacetin*, *Salipyrin und Methylenblau* haben gelegentlich ebenfalls acute Hämocytolyse erzeugt. *F. Plehn* sah Schwarzwasserfieber bei einem Malarischen wenige Stunden nach einer *Tuberculininjektion* ausbrechen (3). Wahrscheinlich wären solche Beobachtungen weit häufiger, wenn man nicht, selbst bei vermeintlicher Schwarzwassergefahr, verständigerweise noch immer am Chinin für die Malariabehandlung festhielte.

Ganz ähnlich, wie die genannten Drogen, wirken als Gelegenheitsursache zuweilen *Erkältung*, namentlich im Anschluss an schroffen Klimawechsel, *Durchnässung*, *Verwundungen*, schwere

---

[1] Ueber d. Schwarzwasserfieber, l. c.
[2] Die betreffenden Krankengeschichten sind noch nicht veröffentlicht.
[3] *F. Plehn*, Das Schwarzwasserfieber, etc. l. c.

Gemüthserschütterungen depressiver Art. Wahrscheinlich sind hier vasomotorische Einflüsse unmittelbar wirksam. (Vergl. *Chvostek*, Paroxysmale Hämoglobinurie). Man wird sich den Zusammenhang so vorzustellen haben, dass diese verschiedenartigen Schädigungen zunächst die stets latent vorhandene Malariainfection manifest werden lassen, und der acute Anfall sich dann auf seiner Höhe sofort mit Schwarzwasser compliciert. Im Allgemeinen bestätigen unsere Erfahrungen sonst die Angabe *Bastianelli's*, dass die acute Hämocytolyse erst eintritt, nachdem während einiger Tage uncomplicirte Malariaanfälle voraufgingen. Da die aufgeführten Schädlichkeiten gewöhnlich auf Reisen, Expeditionen, während kriegerischer und Jagdunternehmen zur Geltung kommen, so ist Gelegenheit zur Blutuntersuchung nicht gegeben.

So einfach als Vergiftung auffassen, und mit Kalichloricum, Morchel, Toluilen-Diaminvergiftung, etc. in Parallele stellen, darf man die eigenartige Wirkung des Chinin beim Malarischen aber schon deshalb nicht, weil sie in weitem Umfange von der Grösse der Gabe unabhängig ist. Es sind schwere, selbst tötliche Erkrankungen nach wenigen Centigrammen (*A. Plehn, Ziemann*) bei den Leuten vorgekommen, welche zu anderen Zeiten selbst Grammgaben ohne Schaden vertragen hatten, so dass auch von individueller Idiosynkrasie nicht wohl die Rede sein kann. Ferner ist es mit unseren hergebrachten Vorstellungen von Giftwirkung doch kaum vereinbar, dass die Vergiftungssymptome auf eine mässige oder kleine Giftgabe in schwerster Form einsetzen, um dann in den nächsten Tagen unter Fortgebrauch des Vielfachen dieser selben Dosis zu verschwinden, wie das namentlich in den von *Steudel* mitgeteilten Fällen häufig geschah.

Sehr schwierig ist die Deutung der *intermittierenden Hämoglobinurie* mit allen charakteristischen Nebenerscheinungen, wenn sie fortdauert, nachdem die Parasiten vollständig aus der Cirkulation verschwunden sind, und ohne dass weiter Chinin verabreicht wurde. Sich hier mit der sonst beliebten Annahme aus der Verlegenheit zu ziehen, dass die Parasiten in den inneren Organen (Milz, Leber, Knochenmark, etc.) vorhanden seien, geht nicht wohl an, denn die Dauer der Intermissionen ist zu ungleichmässig und meist zu kurz, um die einzelnen Attaquen mit dem Entwickelungscyklus der Plasmodien in Beziehung zu bringen. Ausserdem sind von uns, wie von Anderen, noch bei keiner der verschiedenen Obduktionen von Schwarzwasserleichen Parasiten in den inneren Organen gefunden worden.

Es bleibt hier in der Tat nur übrig, eine Wechselwirkung von Autohämolysinen und reactiv entstandenen Antikörpern für die schubweise, sich wiederholende Hämocytolyse verantwortlich zu machen.

Natürlich ist die Möglichkeit nicht von der Hand zu weisen, dass derartige Hämolysine für das Entstehen *aller* Fälle von Schwarzwasserfieber ausschlaggebend sind. Vielleicht bilden sie sich unter besonderen Umständen, wenn Parasiten oder Chinin oder beide die erste Blutzellzerstörung bewirkt haben, und vermitteln dann erst *sekundär* eine ausgedehntere Blutauflösung. Der weitere Verlauf würde davon abhängig bleiben, *ob, wann und wieviel Antikörper auftreten.* Wir verfolgen diesen Gedanken aber nicht weiter, weil es sich um reine Hypthesen handelt, da der positive Nachweis derartiger Blutgifte noch aussteht.

Jedenfalls sehen Sie, m. H., dass die Ursachen, welche eine acute Hämocytolyse mit ihren Begleiterscheinungen herbeiführen können, nachdem einmal *die allein und ausschliesslich auf der Grundlage der Malaria entstehende Disposition* sich herausgebildet hat — sehr mannigfache sind. Freilich steht Chiningenuss bei manifester Malariainfektion durchaus im Vordergrunde der praktischen Bedeutung. Wir glauben deshalb auch nicht, mit *Tomaselli, Kanellis, Bastianelli, Laveran* u. A., Veranlassung zu haben, *verschiedene Formen der Hämoglobinurie* zu unterscheiden, je nachdem die acute Hämocytolyse durch Malaria *allein* entstand, oder erst durch Chiningebrauch ausgelöst wurde. Weder in klinischer, noch in prognostischer Beziehung besteht da ein Unterschied, und auch die therapeutischen Massnahmen sind in beiden Fällen von demselben Gesichtspunkte aus zu treffen, wie wir sehen werden.

Wenden wir uns nunmehr also zum zweiten Teil unserer Erörterungen, der Frage der *Behandlung* der hämoglobinurischen Fieber.

Da wir die Entstehung der Schwarzwasserdisposition auf eine anhaltende Wirksamkeit besonders intensiver Malaria zurückführen, und die Therapie natürlich darauf gerichtet sein wird, auch diese *Disposition* zu beseitigen resp. zu verhindern, dass sie entsteht, so decken sich die Aufgaben von Prophylaxe und Therapie hier in der Tat vielfach untrennbar.

In erster Linie soll natürlich die Malariainfektion tunlichst vermieden werden. Die Probleme der Malariabekämpfung von Drainage und Bodenkultur bis zum persönlichen Mückenschutz ausführlich zu erörtern, ist hier jedoch nicht unsere Aufgabe. Vorläufig wird man noch damit rechnen müssen, dass in den Gegenden, wo das Schwarzwasserfieber praktisch eine Rolle spielt, die Infektionsgelegenheiten so verbreitet sind, dass die Kolonisten wenig Aussicht haben, der Infektion auf die Dauer zu entgehen. Man wird sich deshalb im allgemeinen damit begnügen müssen, die Zahl der *Recidive* tunlichst zu beschränken, weil sie zunächst das Entstehen der Disposition beschleunigen, dann durch Vermittelung der notwendigen Chinintherapie das Schwarzwasser selbst zum Ausbruch bringen. Es ist in *Italien* beobachtet worden, dass der persönliche Nutzschutz gegen die Mücken nicht nur die Zahl der Neuinfektionen, sondern auch die Häufigkeit der Recidive vermindert. Wir müssen also einen Teil der Recidive auf Reinfektionen zurückführen und dürfen den Mückenschutz nicht als überflüssig erachten, nachdem die Infektion doch einmal erfolgt ist; sondern haben ihn mit gleicher Sorgfalt fortzusetzen. Ausserdem befördern alle Körper und Geist schädigenden Momente das Auftreten von Recidiven: Schlechte Wohnungen; unzweckmässige Kleidung und Erkältung; Durchnässung; körperliche und geistige Ueberanstrengung; Excesse jeder Art; seelische Erregung; Verwundungen; acute und chronische Krankheitszustände.

Die Prophylaxe der Schwarzwasserdisposition besteht hier zunächst im tunlichsten Vermeiden aller der Momente, welche die Entwickelung einer schweren Malaria mit gehäuften Recidiven begünstigen, den Organismus schwächen und seine Regenerationskraft über Gebühr in Anspruch nehmen, sowie im Erhalten und Stärken dieser Regenerationskraft durch hygienische Wohnungsverhältnisse und kräftige, reichliche, zweckmässige Ernährung.

Von den gleichen Gesichtspunkten aus ist es natürlich wichtig, dass jedes einzelne Malariafieber — jedes Recidiv — *gründlich* und *rasch* geheilt wird. Das lässt sich in tropischen Gegenden mit Sicherheit einzig und allein durch Chinin erreichen. Man soll also in jedem Falle *wirksame* Chiningaben verabfolgen, aber nicht *mehr*, als notwendig ist, um die acuten Anfälle erfolgreich zu überwinden. Uebertriebenes Chininessen schädigt das Nervensystem und die Verdauungsorgane und kann selbst direkt zur Blutauflösung (Schwarzwasser) führen. So kennen wir einen Kaufmann, welcher während dreijährigen Aufenthaltes in *Kamerun* nur selten an leichten Fiebern litt, aber niemals Schwarzwasser hatte, obwohl er infolge latenter Infektion sehr herabkam. Er kehrte dann in seine Heimat—die *Schweiz*—zurück und erfreute sich bester Gesundheit. Auf Wunsch seiner Angehörigen liess er sich dennoch ärztlich untersuchen. Der Arzt, welchem tropische Erfahrungen abgingen, konstatierte eine bedeutende Milzschwellung und verordnete täglich morgens und abends 1 g Chinin. Nachdem diese Behandlung 7 Tage lang fortgesetzt war, brach ein schweres Schwarzwasserfieber aus, dem der Kranke fast erlegen wäre.

Nach unseren Erfahrungen genügen während des ersten Jahres am Schwarzwasserherd je 1,5 g Chinin an beiden ersten Fiebertagen zur Zeit des Temperaturabfalles genommen, um die acute Manifestation der Malaria zu beseitigen. Um sicher zu gehen, mag man am dritten Tage nochmals 1 g geben, selbst wenn die Temperatur normal bleibt. Im zweiten Jahre, und evtl. später kommt man fast immer mit Grammgaben aus, die in derselben Weise zu verabreichen sind. Jedenfalls sehen wir von dem längeren Fortbrauchen des Chinins nach Verschwinden des Fiebers und der Parasiten niemals Nutzen, und möchten deshalb davor warnen, weil die Rekonvalescenz dadurch verlängert und die Konstitution geschwächt wird. Es ist hier nicht der Ort, näher auf diese Dinge einzugehen.

Wir haben schon darauf hingewiesen, dass die Schwarzwasserfieberdisposition *sich nach einer gewissen Zeit* auch unter der Einwirkung der *latenten* Malaria *allein* entwickelt, ohne dass zahlreiche Fieber vorausgingen. Hieraus würde sich die Forderung ergeben, den Aufenthalt in der Malariagegend nicht so lange auszudehnen, bis die Schwarzwassergefahr beträchtlich wird. Unter den Regierungsangestellten in *Kamerun*, welche keine besonderen Vorsichtsmassregeln gebrauchten, kamen während unserer ersten und zweiten Dienstperiode dort (1894-96 und 1897-99) insgesamt 34 Schwarzwasserfieber vor; davon fielen nur 3 ins erste Halbjahr, und zwar in dessen sechsten Monat; 19 ins zweite Halbjahr, und die übrigen traten noch später auf. Die Abnahme vom 3ten Halbjahr ab ist nur eine scheinbare, denn die *Zahl* der Kolonisten war schon im 3ten Halbjahr wesentlich reduciert, und von den noch anwesenden war ein grosser Teil zur Chininprophylaxe übergegangen, zählt hier also nicht mit.

Es wäre demnach eine Verkürzung der Aufenthaltszeit auf 6 Monate, wenigstens an der afrikanischen Westküste nötig, um wirklichen Nutzen zu stiften. Praktisch liesse sich das aber wohl kaum durchführen. Eher wäre es vielleicht möglich, der Schwarzwassergefahr durch Dienstverkürzung zu begegnen, wo sie *erst später* eintritt. So berichtet *Daniels* (1), dass die grösste Häufigkeit des Schwarzwasserfiebers in *Centralafrika* auf das 2te und 3te Aufenthaltsjahr kam; vom 4ten Jahre ab wurde sie geringer; im ersten Halbjahr kam das Leiden nur ganz vereinzelt vor. In *Senegambien* kamen nach *Bérenger-Féraud* von 185 genau beobachteten Fällen auf das erste Jahr 5,4 %; auf das zweite 22,5 %; auf das dritte 42,5 %; auf das vierte 20,0 %; auf das fünfte 1,8 %. Die Verhältnisse lagen hier also ähnlich wie in Centralafrika und es liessen sich die meisten Erkrankungen also durch Abkürzen der Aufenthaltszeit auf 1,5 — 4 Jahr wahrscheinlich vermeiden.

Zu berücksichtigen ist jedoch, dass *selbst ein längerer Heimatsurlaub die Fortentwickelung der Schwarzwasserdisposition durchaus nicht immer verhindert.* Die Malaria wirkt im Körper eben noch nach Verlassen des Fieberherdes fort, sei es latent, sei es in gelegentlichen Manifestationen. Der Klimawechsel bringt dem empfindlichen Tropiker weitere Gefahren und last not least — ist dieser Erholungsurlaub nur zu oft nicht verständiger Pflege zur Wiederherstellung der Körperkräfte gewidmet, sondern einer Art des Geniessens lange entbehrter Freuden der Hochkultur, welche häufig die Form einer Reihe von Excessen annimmt. Die Folgen zeigen sich dann zuweilen noch in der Heimat — ganz gewöhnlich aber nach der Rückkehr in die Malariagegend. Von 17 bei den während unserer zweiten Dienstperiode in Kamerun nach mindestens sechsmonatlicher Abwesenheit Rückgekehrten beobachteten Schwarzwasserfiebern fielen 10 bereits auf die ersten 6 Monate, eins kam schon im zweiten, 1 im dritten Monat nach der Rückkehr vor (2).

Eine kurze Tätigkeitsunterbrechung durch Klimawechsel schafft weder gegenüber der Malaria, noch dem Schwarzwasserfieber direkt Nutzen, so wohltätig auch Nervensystem und Gemütstimmung dadurch beeinflusst werden. Vor einem *schroffen* Klimawechsel, z. B. nach Gebirgsstationen, ist der Schwarzwasserkandidat sogar zu warnen, weil die danach so oft sich häufenden Malariarecidive garnicht selten den letzten Anstoss zum Ausbruch von Schwarzwasser geben.

Wir haben jedoch ein Mittel, die Gefahren der Malaria überhaupt, und ganz besonders die des Schwarzwasserfiebers zu mindern und selbst zu beseitigen: *Die systematische Chininpro-*

---

(1) Reports to the Malaria-Committee, 1902.

(2) Vgl. die genaueren Darlegungen bei A. Plehn, Weiteres über Malaria, Immunität und Latenzperioden. Jena, 1902, bei Fischer.

phylaxe. Sie wurde von uns zuerst 1886-87 auf einer Schiffreise in Holländisch-Indien angewendet, und dann 1894 in *Kamerun* eingeführt, wo sie *Ziemann* gleichzeitig bei den dort stationierten Marinemannschaften gebrauchte. Die ursprüngliche Methode — siebentägig 1 grm — musste bald verlassen werden, da Grammgaben von den latent Malariainfizierten in *Kamerun* auf die Dauer schlecht vertragen wurden und der Zwischenraum von 6 chininfreien Tagen sich als zu gross erwies. So gelangten wir schon 1895 dazu, fünftägig ½ grm zu geben. In dieser Form wurde die Chininprophylaxe seit November 1897 bei sämtlichen Regierungsangestellten zeitweilig obligatorisch durchgeführt. Dabei zeigte sich, dass ihre Wirksamkeit gegenüber dem Schwarzwasser noch erheblich grösser ist, als gegenüber den einfachen Malariafiebern. Während die letzteren — das kurzdauernde malarische Unwohlsein mit eingerechnet — durchschnittlich auf etwa die Hälfte zurückgingen, sank die *Zahl* der Schwarzwasserfieber auf kaum den vierten Teil der gleichzeitig bei Nichtprophylaktikern beobachteten. *Döring* will die Wirksamkeit unserer Prophylaxe sogar ausschliesslich gegenüber dem Schwarwasserfieber anerkennen. Auch der Verlauf war leichter: keiner der Prophylaktiker starb [1,2,3,4,5].

Besonders bemerkenswert ist, dass nach dem 8. Monat des prophylaktischen Chiningebrauchs überhaupt kein Schwarzwasser mehr beobachtet wurde, während der Hämoglobingehalt des Blutes mit der Dauer der Prophylaxe in Kamerun *zunahm* [6].

Die Sicherheit des Schutzes wächst mit der Dauer des prophylaktischen Chiningebrauches. Bezüglich aller Einzelheiten dürfen wir auf unsere citierten Arbeiten verweisen; hier möchten wir nicht nochmals ausführlicher darauf eingehen. Betonen wollen wir nur, dass der springende Punkt unseres Verfahrens die Verkürzung des fieberfreien Intervalls auf 4 Tage — also Verabreichung des Chinins jeden 5ten oder jeden 5ten und 6ten Tag — ist, nicht die Reduktion der Einzelgaben auf ½ g. Diese wird für die meisten latent inficierten Bewohner tropischer Fieberherde nur durch die Unmöglichkeit geboten, wesentlich grössere Einzelgaben auf die

(1) A. *Plehn*. Weiteres über Malaria, etc. l. c.
(2) *Ders*. Zur Chininprophylaxe der Malaria nebst Bemerkungen zur Schwarzwasserfrage. Arch. f. Schiffs- und Tropenhygiene, B. V, 1901.
(3) *Ders*. Schwarzwasserfieber und Chininprophylaxe, Deutsch. Med. Wochenschr. 1902. No. 48
(4) *Ders*. Ueber die Verhütung u. Behandlung d. Schwarzw. l. c.
(5) *Ders*. Verhandl. d. Tropenhyg. Sect. d. Deutsch. Kolonial-Congresses von 1902.
(6) *Döring*. Arb. aus d. Kais. Gesundheitsamt, 1903

Dauer ohne zu grosse Belästigung zu vertragen. *Ziemann* hat das
Intervall noch um einen Tag verkürzt [1]; *Koch* dagegen empfiehlt
Gaben von 1-1 ½ g am 10ten und 11ten oder 8ten und 9ten Tag,
hat die Zwischenräume also erheblich verlängert [2]. In *Kamerun*
hat sich diese Methode nach dem amtl. Bericht des derz. Chefarzt-
es der Schutztruppe, Oberstabsarzt Dr. *Ipscher*, nicht durchführen
lassen [3]. Die sonstigen spärlichen und z. T. unvollkommenen
Mitteilungen gestatten kein Urteil darüber, ob ihr grössere Wirksamkeit zukommt, als der fünftägigen oder viertägigen Halbgramm-
prophylaxe, namentlich, sobald letztere in hartnäckigen Fällen
derart verdoppelt wird, dass man am 5ten und 6ten, oder am 4ten
und 5ten Tage je ½ g Chinin gibt. Nach dem neuesten Bericht
von *R. Hintze* aus Neu-Guinea, welcher dort an einer grösseren
Zahl chinesischer Kulis exacte Versuche mit dem *Koch*'schen Ver-
fahren machte, erscheint seine Wirksamkeit sogar höchst proble-
matisch [4]. Unzweifelhaft steht jedenfalls fest, dass auch die lang-
fristigen grossen Doppelgaben *Koch*'s nicht sicher gegen Malaria
und Schwarzwasser schützen, während sie das Wohlbefinden sehr
erheblich stören, und dadurch auch objektiv schaden, dass sie
Appetit und Verdauung beeinträchtigen, namentlich, wenn sie
morgens, nüchtern in Lösung genommen werden, wie *Koch* es
vorschreibt. Ebensowenig durchführbar dürfte das von *Celli* für
Italien angegebene System täglicher Darreichung von je ½ g
Chinin in tropischen Gegenden sein, wo es *jahrelang* fortgesetzt
werden müsste. — Man soll sich nämlich wohl hüten, den Chiningebrauch zu unterbrechen, sobald die Fiebergegend verlassen ist.
Auch wenn seit lange, oder überhaupt keine Malariafieber vorge-
kommen sind, pflegt die latente Infektion fortzudauern, und die
Schwarzwasserdisposition kann sich dabei gleichfalls weiter ent-
wickeln, wie wir gesehen haben.

Wir gelangen nunmehr zu der wichtigen Frage, wie das bereits
eingetretene acute Schwarzwasserfieber zu behandeln sei. — Wir
haben, wie gesagt, alle Verschiedenheiten des klinischen Verlaufs
mit günstigem Ausgang und mit tödlichem Ende sowohl in Fällen
beobachtet, welche durch Chinin hervorgerufen waren, als auch
in solchen, wo die letzte Chiningabe Tage und Wochen zurücklag.

---

[1] Ueber Chininprophylaxe in Kamerun. Arch. f. Schiff- und Tropenhyg. Bd. VIII, 1904.
[2] l. c.
[3] Arbeiten a. d. Kais. Gesundh. Bd. XXI, Heft 1, 1904.
[4] *R. Hintze*, Chininprophylaxe in Togo. Arch. f. Schiff- und Tropenhyg. Bd. IX, S. 163. 1905.

(Unter 169 Fällen eigener Beobachtung kam das Chinin 24mal ätiologisch nicht in Betracht). Wir müssen danach, wie bereits betont, die Berechtigung leugnen, verschiedene Formen der malarischen Hämoglobinurie zu unterscheiden, je nachdem eine Chiningabe unmittelbar vorausging, oder nicht. *Als die Indicatio causalis für die Behandlung ist allein maassgebend, ob die Malariaparasiten im Blute fortdauern*, oder alsbald verschwinden. In der erdrückenden Mehrzahl sämtlicher tropischen Schwarzwasserfieber verschwinden sie, wie dargelegt, sehr bald, oder werden bereits vermisst, wenn die ersten charakteristischen klinischen Erscheinungen hervortreten. Auch bei den Obduktionen Verstorbener habe ich sie in den inneren Organen niemals gefunden. Es liegt auf der Hand, dass in solchen Fällen der Chiningebrauch überflüssig ist. Unsere Ausführungen über die ätiologische Bedeutung des Chinins als *agentis provocatoris* zeigen aber, dass das Mittel in solchen Fällen selbst *direkt schädlich* wirken kann, indem es neue Paroxysmen unter Hämocytolyse hervorruft. In der Tat sind uns Fälle bekannt, wo die Hämoglobinurie unter fortgesetztem Chiningebrauch viele Tage und selbst Wochen sich «fortzüchten» liess, während sie bei unseren eigenen, ohne Chinin behandelten Kranken nur in zwei tötlich verlaufenden Fällen länger als 72 Stunden dauerte, und meist nach 36-48 Stunden beendet war, selbst wenn der Kranke später den Folgezuständen noch erlag. Wir konnten nun wiederholt beobachten, dass am zweiten Tage vielleicht noch vorhandene Malariaparasiten, auch ohne weiteren Chiningebrauch, noch am dritten Tage *von selber verschwanden. Es wird sich aber empfehlen, dort, wo der Arzt nicht in der Lage ist, sich durch mikroskopische Untersuchung davon zu überzeugen, ob noch Parasiten vorhanden sind, doch mindestens den dritten Tag abzuwarten, bevor man sich bei etwaiger Fortdauer von Fieber und Hämoglobinurie zur Chinintherapie entschliesst*, in der Voraussetzung, dass noch Parasiten vorhanden sein müssen. In den Tropen kommt das offenbar nur äusserst selten vor; uns selber ist kein derartiger Fall bekannt. Dagegen ist die Fortdauer der Parasiten während der Hämoglobinurie in *Italien* beobachtet worden. Das hängt zweifellos mit der wesentlich geringeren Ausdehnung des Blutzellverfalls dort, im Vergleich mit *Westafrika* zusammen. *Ueberdauern tatsächlich die inficierten Blutkörperchen die Hämocytolyse, oder vermehrt sich gar die Zahl der Parasiten, während die klinischen Erscheinungen anhalten, so wird man mit ernsthafter Chininmedikation nicht zögern.*

Entscheidend für die allgemeine Beurteilung sind die Ergebnisse der Statistik. Diese lehren, dass sich bei chininloser Behandlung (*F. Plehn, A. Plehn, Döring, R. Koch* u. A.) etwa 90 % Heilungen erzielen lassen, während die Mortalität (nach früheren Zusammenstellungen [1]) bei Chinindarreichung sich auf durchschnittlich etwa 25 % erhob. In *Kamerun* betrug sie früher 43 % [2]. Aus den englischen und französischen Nachbarkolonieen wurde zu jenen Zeiten (mündlich!) über noch höhere Ziffern berichtet.

Nicht unwesentlich für den Ausgang der einzelnen Erkrankung ist die *symptomatische Therapie*. In jenen schwersten Fällen, wo unter fortdauernd hoher Temperatur oder bei häufigem steilen Ab- und Anstieg des Fiebers mit wiederholten Schüttelfrösten, unstillbarem Erbrechen und flatterndem Puls, die Hämocytolyse nach raschem Verschwinden der Parasiten unaufhaltsam bis zum Tode fortschreitet, bleibt natürlich jede Behandlung machtlos, und es kommt nur darauf an, dem Kranken seinen Zustand zu erleichtern. Das Erbrechen bekämpfe man mit öfters wiederholten *Magenspülungen*, für welche *Döring* eine dünne Sodalösung empfahl, und lasse, wenn möglich, kleine Eisstückchen schlucken. Im Froststadium werden heisse Einpackungen angenehm empfunden; im Hitzestadium und während der Schweissausbrüche laue Waschungen. Vor starkem Abkühlen, wo es in Betracht kommt, möchten wir aus theoretischen Erwägungen warnen; in den Tropen werden kühle Bäder ohnehin meist ausser Frage stehen. Jedes Herabdrücken der Temperatur mit Medicamenten, wie *Antipyrin, Phenacetin, Salipyrin, Phenakoll*, etc., ist wegen der Collapsgefahr unter allen Umständen zu vermeiden. Dagegen scheue man sich nicht davor, dem Kranken seine Leiden durch Morphium zu lindern, das zu ½–1 Ctg subcutan mehrmals am Tage verabfolgt, grosse Erleichterung und kaum jemals Schaden bringt.

Da der akute Blutkörperzerfall in jedem Krankheitsstadium aufhören kann, was dann gewöhnlich schon vorher durch das Verschwinden der Hämoglobinurie angezeigt wird, so darf man die Hoffnung nicht aufgeben, den Kranken zu retten, solange Atmung und Pulsschlag nicht stocken. Man darf sich mit Rücksicht darauf, dass der Blutzerfall die Hämoglobinurie überdauert, aber auch nicht dazu verleiten lassen, zu früh eine günstige Prognose zu

---

[1] A. *Plehn*, Die Ergebnisse einer Umfrage über d. Schwarzwasserfieber. —
[2] A. *Plehn*, Beiträge zur Kenntnis von Verlauf u. Behandl. etc.

stellen. Immerhin haben wir Kranke davon kommen sehen, deren Hämoglobingehalt in wenigen Tagen bis auf 19 und selbst bis auf 14 % der in Europa für normal geltenden Menge herabgegangen war.

Von Beginn an sind zwei Schädlichkeiten unter allen Umständen zu vermeiden: *Der Alkohol, und jede Erschütterung oder selbst Bewegung des Körpers*, also auch jeder *Transport*. Beide Momente scheinen ganz besonders geeignet zu sein, jene Gefahr heraufzubeschwören, welche dem Schwarzwasserkranken auch dann droht, wenn die Hämocytolyse in relativ bescheidenen Grenzen blieb: *Die Anurie*. Ihr unterliegt die weitaus grösste Zahl der Kranken, welche überhaupt zu Grunde gehen. Von den Todesfällen, die wir selber zu beklagen hatten, betraf der grösste Teil Leute, denen in bester Absicht von ihrer Umgebung grössere Mengen Alkohol, meist in Form von Sekt oder Cognac, wegen ihrer Schwäche eingeflösst worden war, oder welche sich den Strapazen längerer Transporte unterworfen hatten, um ins Krankenhaus zu gelangen, und dort dann bereits mit Anurie eintraten. Wir sind keine prinzipiellen Gegner jeden Alkoholgenusses, auch nicht in den Tropen, obwohl der Alkohol dort natürlich ebensogut, wie anderwärts, ohne Schaden entbehrt werden kann. Dem Schwarzwasserkranken wird aber der Alkohol zweifellos in jeder Form gefährlich. *Nervensystem und Nieren* befinden sich bei ihm offenbar im Zustande hochgradiger Labilität. Dazu kommt die schwere akute Anämie—kurz der erste Anstoss zum Versagen der Nierentätigkeit ist nach unserer Meinung in nervösen — wahrscheinlich vasomotorischen — Störungen zu suchen, denen die mechanische Verstopfung der Harnkanälchen durch gerinnendes Eiweiss erst folgt, wie wir an anderer Stelle ausführlich entwickelten (1). In seinen *vasomotorischen* Einflüssen dürfte also die schädliche (?). In seinen Alkohols wahrscheinlich liegen. Der innere Zusammenhang von Anurie und Körpererschütterung ist noch weniger durchsichtig, aber unzweifelhaft vorhanden. Vielleicht spielen psychische Momente da zuweilen eine Rolle mit. Jedenfalls sind wir dahin gelangt, schliesslich nicht einmal mehr den Transport mittels Tragbahren aus der Wohnung in das wenige hundert Meter entfernte Krankenhaus zu wagen, nachdem wir darauf bei vorher guter Prognose, unmittelbar Anurie eintreten sahen. Glücklicherweise darf

(1) A. Plehn. Die Nieren beim Schwarzwasserfieber. Arch. f. Schiffs- und Tropenhyg. Bd VII 1903.

man auf einen solchen Transport aber verzichten, denn was die
Indicatio morbi verlangt, kann dem Kranken auch in seiner Wohnung werden: Es kommt allein darauf an, während der ersten kri-
tischen Tage vollkommene Ruhe zu schaffen, und die Nierentätigkeit durch reichliche Flüssigkeitszufuhr anzuregen, sowie die Nieren durch die damit gleichzeitig hervorgerufene Schweisssekretion
zu entlasten. Dass letzteres wenigstens bei der lebhaften Durch-
blutung der Haut in den Tropen möglich ist, beweist die Abschei-
dung des *Gallenfarbstoffs* durch die Schweissdrüsen. Sie kann bei
diesen Kranken so reichlich sein, dass die ganze Bettwäsche ci-
tronengelb gefärbt wird. Die Flüssigkeitszufuhr macht in der Regel
keine Schwierigkeiten, da die Kranken lebhaften Durst verspüren.
Durch das Erbrechen darf man sich vom Trinken nicht abhalten lassen: Auch die Magenschleimhaut tritt vikariirend für die versa-
gende Nierentätigkeit ein, und das Erbrechen befördert die in den
Magen abgeschiedenen Stoffwechselschlacken nach auswärts;
bei Anurie ist es deshalb geradezu als eine wohltätige Selbst-
hülfe des Organismus zu betrachten. Hier sind dem Erbre-
brechen, wie dem Schweiss dann auch Urinbestandteile beige-
mischt — wenigstens nach dem charakteristisch urinösen Geruch
dieser Exkrete zu schliessen. Analysen zu machen, waren wir
nicht in der Lage. Excessives, die Kräfte bedrohendes Erbrechen,
das trotz Magenspülungen anhält, lässt sich mit Morphium erfolgreich bekämpfen. Bei Anurie sind ferner ausgiebige *Darmspülung-
en* angezeigt. Eventuell kämen *Kochsalzinfusionen* in Frage. Wir
selbst haben letztere ebensowenig angewendet, wie die verschiedenen Diuretica, speziell Kali aceticum, aus Besorgniss die versa-
genden Nieren nur stärker zu reizen. Vielleicht sind wir damit
zu vorsichtig gewesen; wir würden gegenwärtig einen Versuch
mit den modernen Diureticis — namentlich Diuretin, Agurin, Theo-
cin — für berechtigt halten, besonders ehe die Anurie sich vollständig ausgebildet hat. Oft tritt sie freilich ganz plötzlich ein.

Anatomische Veränderungen der Nieren, die wir als *entzünd-
liche* zu bezeichnen gewohnt sind, fehlen beim Schwarzwasser
gewöhnlich, oder sind doch nicht immer histologisch nachweis-
bar, wie wir an anderer Stelle erörtert haben [1]. Doch kann Ne-

---

[1] Die Nieren beim Schwarzwasserfieber, l. c.

[2] Es ist uns nicht ganz verständlich, wie *de Haan* auf Grund der Beobachtungen von 3
Fällen gegen diese Tatsache polemisieren kann. Wir haben ja stets hervorgehoben, dass Nieren-
entzündung jederzeit hinzutreten kann, besonders bei unzweckmässigem Verhalten des Kranken,
und haben sie selber oft genug beobachtet. *De Haan*, Die Nieren beim Schwarzwasserfieber. Arch.
f. Schiffs- und Tropenhygiene. Bd. IX, 1905.

phritis in jedem Stadium des Leidens sich herausbilden, namentlich wenn Schonung und Pflege in Feldlagern oder auf Reisen entbehrt werden müssen und allerlei Schädlichkeiten statt dessen einwirken. Die Prognose wird dadurch stets ausserordentlich getrübt, die Behandlung kaum beeinflusst. Uebersteht der Schwarzwasserkranke den acuten Anfall, so verschwindet auch die Albuminurie, welche die Hämoglobinausscheidung meist überdauert, in einigen Stunden oder Tagen. Wir haben es bei unseren zahlreichen Kranken nur einmal erlebt, dass eine geringe Nephritis noch fortbestand, als der Reconvalescent einige Wochen nach dem Schwarzwasser heimkehrte.

Ganz allgemein ist die Ansicht verbreitet, dass ein Schwarzwasserkranker, bei welchem es zur Anurie gekommen ist, unter abwartender Behandlung unrettbar verloren sei, und es ist deshalb ernsthaft vorgeschlagen worden, in diesen verzweifelten Fällen das Nierenparenchym durch Spaltung der Nieren zu entlasten. Ein derartiger Versuch wurde in *Kamerun* (von anderer Seite) tatsächlich gemacht, ohne dass es gelang, den Kranken zu retten. Abgesehen davon, dass wir uns nicht vorzustellen vermögen, durch welche Vorgänge eine derartige Operation die acut gestörte Nierentätigkeit wiederherstellen könnte, selbst wenn die stets aufs äusserste geschwächten, anämischen Kranken den schweren Eingriff überstehen sollten, so sind ihre Aussichten bei rein symptomatischer Behandlung doch nicht so hoffnungslos, wie allgemein geglaubt wird. Bei *Dreien* unserer Kranken stellte sich nach mehrtägiger, fast completer Anurie (d. h. es wurden in 24 Stunden weniger als 30 g — an einzelnen Tagen kaum einige Tropfen — Harn entleert) die Diurese allmählich vollkommen wieder her, und es wurde eiweissfreier Harn in gewöhnlicher Menge entleert, als die Reconvalescenten zu Grunde gingen. Das geschah einmal infolge eines unkomplicierten *Malariarecidivs*, weil der Kranke mit Rücksicht auf die eben gemachte Erfahrung das Chinin verweigerte; einmal wahrscheinlich infolge von *Lungenembolie*, nachdem der Reconvalescent sich den Magen abends in ganz unsinniger Weise überladen hatte; das dritte Mal ebenfalls durch Lungenembolie im Anschluss an Herzthrombose in einem früheren Stadium der Reconvalescenz. In allen 3 Fällen wurde der Tod also durch unglückliche Ereignisse herbeigeführt, welche mit der bereits überwundenen Anurie direkt nichts mehr zu tun hatten und nicht hätten einzutreten brauchen. Vielleicht haben Andere einmal mehr Glück dabei. Jedenfalls dürfen wir waghalsige Gewaltmassregeln nicht mit der vermeintlichen Hoffnungslosigkeit des Zustandes dieser Kranken rechtfertigen, sondern sollen ihren Mut mit dem Hinweis auf Jene beleben, die ihn überwinden konnten. Das kann die wirklichen Heilungsaussichten dieser bei klarem Bewusstsein tief deprimierten Unglücklichen nur heben. Mit Morphium sei man deshalb auch nicht zu zurückhaltend, denn völlige Ruhe beeinflusst den Verlauf unzweifelhaft günstig. Soll die meist spontan schon reichliche Diaphorese, ausser durch Trinken, noch weiter gefördert werden, so lasse man nach *Quincke* Heissluftbäder im *Bett* nehmen, vermeide aber warme Wannenbäder, wegen der dabei, selbst bei grösster Vorsicht, unvermeidlichen Bewegung des kranken Körpers.

Eine der wichtigsten Aufgaben der Therapie ist es, zu verhindern, dass die im acuten Schwarzwasseranfall hervorgetretene Disposition nun für längere Zeit fortbesteht, um sich bei neuen Malariarecidiven wieder mit acuter Hämocytolyse zu betätigen, sobald das unvermeidliche Chinin gegeben wird. Zeitweilig hat man sich in *Ostafrika* damit geholfen, dass man *Jeden*, welcher einmal Schwarzwasser gehabt hatte, für dauernd tropendienstunfähig erklärte. Hätte man diesen Grundsatz aber allgemein durchgeführt, so würden die afrikanischen Kolonien aller Nationen auf die weiteren Dienste des besten Teils ihrer Kulturpioniere seit lange haben verzichten müssen. Wo freilich die Disposition so hochgradig geworden ist, dass schon geringe Chininmengen, wie 0,25 und 0,5 g Schwarzwasser selbst zu Zeiten auslösen, wo keine Malariaparasiten die manifeste Infektion beweisen, da sollte man den Kolonisten die Rückkehr anraten. Dazu kommt es aber doch glücklicherweise sehr selten; jedenfalls, wenn die von der ersten Attaque Geheilten sich rechtzeitig der systematischen Chininprophylaxe zuwenden. Gerade kurz nach einem Schwarzwasserfieber ist deren vorbeugende Wirkung eine besonders zuverlässige. Hier kommt man *stets* mit halben Grammen aus. Ein Werkmeister in *Kamerun*, welcher nach schweren Schwarzwasser ½ g Chinin unweigerlich von neuem mit Hämoglobinurie reagierte, hat sich noch jahrelang dadurch fieberfrei und dienstfähig gehalten, dass er jeden fünften Tag ¼ g nahm, was er gut vertrug.

Sehr wesentlich scheint es zu sein, dass mit der ersten Chiningabe nach dem Schwarzwasseranfall nicht zu lange gewartet wird, etwa in dem Gedanken, den geschwächten Kranken erst zu Kräften kommen zu lassen. In der Reconvalescenz bei lebhafter Blutregeneration wird das Chinin oft besonders schlecht vertragen; eine

Tatsache, welche unsere Meinung stützt, dass gerade die neugebildeten Blutkörperchen die widerstandsunfähigsten sind. Der rechte Zeitpunkt für die erste Chiningabe ist gekommen, wenn die Reduction der Blutkörperzahl, resp. des Hämoglobingehaltes, ihr Maximum erreicht hat. Das ist meistens 2-3 Tage nachdem die letzten Hämoglobinspuren aus dem Urin verschwunden sind der Fall. Zu einer rationellen Schwarzwasserbehandlung in Hospitälern gehört jedoch, dass der Fortschritt des Blutzerfalls durch tägliche Hämoglobinbestimmungen verfolgt, und Chinin gegeben wird, sobald kein weiterer Rückgang mehr stattfindet. Zu dieser Zeit hat man die meiste Chance, die widerstandsfähigen Zellelemente untergegangen, und neues widerstandsunfähiges Material noch nicht gebildet zu finden. Wurde die erste Dosis glücklich ertragen, so pflegen die in 5tägigen Zwischenräumen folgenden nicht mehr gefährlich zu werden, auch wenn die Bluterneuerung rapide fortschreitet. Das deutet wieder auf die ätiologische Wichtigkeit der latenten Malaria hin, welcher das Chinin entgegenwirkt.

Besonders verantwortungsvoll ist die Entscheidung, wenn nach einem oder mehreren Schwarzwasserfiebern keine Prophylaxe eingeleitet wurde und man angesichts eines Malariarecidivs nun vor der Frage steht: Soll Chinin gegeben und damit vielleicht ein neuer Anfall herbeigeführt werden, dessen Ausgang sich nicht voraussehen lässt? Nach unseren Erfahrungen können wir nämlich nicht behaupten, dass stets der *erste* Anfall die grösste Lebensgefahr bringt: folgen die Attaquen sich rasch, so wächst die Gefahr sogar mit ihrer Zahl. Oft wird der richtige Entschluss noch dadurch erschwert dass der Kranke in voller Krankheit über die Situation, dringend darum bittet, ihn doch mit Chinin zu verschonen, weil danach sicher Schwarzwasser eintreten würde. Nach unseren Erfahrungen ist es die zwingende Pflicht des Arztes, in allen diesen Fällen seine ganze Autorität dafür einzusetzen, dass der Malariakranke dennoch so bald als möglich Chinin nimmt, selbst auf die Gefahr hin, Hämoglobinurie zu bekommen. In den Gegenden, wo das Schwarzwasserfieber praktisch eine Rolle spielt, ist auch die unkomplizierte Malaria ausserordentlich gefährlich und heilt nur in den allerseltensten Fällen spontan. Mit jedem Tage, den man mit der Chinintherapie wartet, wächst aber nicht nur die Gefahr, dass excessive Temperaturerhebung oder comatöse Zufälle plötzlich zum tödlichen Ende führen, sondern wir haben beobachtet, dass die Hämoglobinurie schliesslich *ohne Chininbrauch* eintrat. Unter allen Umständen vermehren sich die

Aussichten dazu, wenn man endlich *doch* gezwungen wird, Chinin zu geben. Das Bedürfnis, dieses gefährliche Medikament in solchen Fällen durch unschuldigere zu ersetzen, trat natürlich alsbald lebhaft hervor. Die meisten Antifebrilia, wie *Phenacetin, Antipyrin, Salipyrin, Phenokoll*, wurden statt seiner namentlich von Laien versucht, in tropischen Gegenden, soweit ich orientiert bin, stets ohne Wirkung auf die Malaria, wenn sich die Temperatur auch vorübergehend herabpressen liess. In *Kamerun* verabreichte seinerzeit ein Lazarethgehilfe während einer Expedition mit mehr Mut als Verantwortlichkeitsgefühl, 10-12 g Phenokoll täglich, ohne damit etwas zu erreichen. Ausserdem können diese Mittel, wie schon erwähnt, gelegentlich ebenso Hämoglobinurie hervorrufen wie das Chinin. In Europa erzielte *Ollwig* günstige Resultate mit Methylenblau zu 1 bis 2 g pro die, und auch aus *Griechenland* erschienen günstig lautende Berichte darüber. Wir haben das Mittel in der vorgeschriebenen Weise einige Male bei Schwarzwasserkandidaten in *Kamerun* versucht; aber stets mussten wir schliesslich wieder auf das Chinin zurückgreifen und hatten nur Zeit verloren.

Naheliegend ist natürlich der Gedanke, *die sonst übliche Chiningabe zu verringern*, wenn Hämoglobinurie zu drohen scheint. Der aufmerksame Beobachter bekommt mit der Zeit einen gewissen Blick dafür, obgleich sich bestimmte Anzeichen nicht sicher präzisieren lassen. Wir haben zeitweilig in solchen Fällen nur 0,2 bis 0,3 Chinin pro dosi et die gegeben, aber keine guten Erfahrungen damit gemacht. Die Grösse der Chiningabe ist für das Eintreten der Hämoglobinurie nicht immer entscheidend, wenngleich nicht geleugnet werden soll, dass die durch 1,5 g hervorgerufenen Schwarzwassererkrankungen oft stürmischer verlaufen, als die nach 0,5 entstandenen. Wir beobachteten nun zuweilen, dass nach 0,2 bis 0,3 g Chinin zunächst nur eine mässige Hämoglobinurie eintrat, die Malaria aber in irregulärer Form fortdauerte und schliesslich, sei es ohne weitere Chinindarreichung, sei es unter Steigerung der Hämoglobinurie bei verstärktem Chiningebrauch, einen tötlichen Verlauf nahm. — Tatsächlich waren unsere Heilungsergebnisse solange am besten, als wir ohne Rücksicht auf etwaige Schwarzwassergefahr, jeden Malariaanfall mit 1-1½ g Chinin behandelten, und auch jetzt möchten wir auf Grund der inzwischen gewonnenen reicheren Erfahrung dringend empfehlen, selbst bei wirklich drohender Schwarzwassergefahr, niemals unter 0,5 g Chinin pro dosi et die zu geben. Ueberhaupt sollte man hier nicht gar zu ängstlich sein, denn recht häufig werden 0,5 und selbst 1,0 g anstandslos vertragen, wo man dem Verlauf mit berechtigtem Bangen entgegensah. Auch darf man nicht vergessen, dass das Schwarzwasserfieber, welches unter den Händen des Arztes entsteht, also von Beginn an zweckmässig behandelt werden kann, eine Mortalität von kaum 10 Prozent zeigt, während z. B. in *Kamerun* fast jede akute Malaria tödlich endete, falls der Kranke andauernd das Chinin verweigerte; zuweilen auch, wenn das Heilmittel aus anderen Gründen erst verspätet gegeben werden konnte. In *Ostafrika* ist es nach mündlichen Mitteilungen meines Bruders ähnlich gewesen. Eine seltene Ausnahme bildeten jene Malariafieber, welche sich mit Schwarzwasser komplizierten, ohne dass Chinin genommen war. Sie heilten in *Kamerun*, wie die aus Chinin entstandenen spontan; in *Italien* bedurften sie der Chininmedikation. Sehr empfehlenswert haben wir es gefunden, das Chinin bei drohender Schwarzwassergefahr *intramuskulär* anzuwenden. Wir verwendeten zur Injektion ausschliesslich das von der *Dr. Kade'schen* Oranienapotheke gelieferte, als 50 prozentige Lösung in Glaskölbchen sicher steril zu 0,6 und 1,2 g eingeschmolzene Chininum bimuriaticum. Das Präparat scheint unbegrenzt haltbar zu sein, und Infektionen, vor allem mit Tetanus, sind uns nach sicherem Sterilisieren der Spritze durch Auskochen, bei vielen hunderten von Injektionen niemals vorgekommen. Partielle Nekrosen bildeten sich zweimal längere Zeit nach der Einspritzung infolge grober mechanischer Insulte. — Man kann sich die Injektionsflüssigkeit auch selber herstellen, indem man salzsaures Chinin mit etwas HCl-Zusatz in Wasser unter Erwärmen auflöst. Zum locus applicationis wählten wir meist die Gluäen und verfuhren genau, wie bei den bekannten Levin'schen Sublimatinjektionen. Wir beobachteten mehrfach, dass 0,5 g Chinin als Injektion gut vertragen wurde, während 0,5 per os Schwarzwasser auslöste, und vermögen uns das nur damit zu erklären, dass das Chinin vom Muskelzwischengewebe, entgegen den herrschenden Anschauungen, *langsamer*, aber vielleicht gleichmässiger resorbiert wird, als von den Schleimhäuten des Verdauungskanals. Die antimalarische Wirkung ist dabei mindestens die gleiche, wie bei innerlicher Darreichung. Einspritzungen ins Unterhautgewebe sind weniger zu empfehlen; einmal erhält man dort leicht Gewebsnekrosen, und dann scheint die Resorption dort weniger zuverlässig zu sein. Wir hatten den Eindruck, als wenn eine mässige Morphiumgabe, zugleich mit dem Chinin verabfolgt, dessen Gefahren mindert. Dass von Anfang an *Bettruhe* einzuhalten ist, und zwar womöglich im Krankenhaus, sobald bei Schwarzwassergefahr Chinin gegeben werden muss, versteht sich natürlich von selbst.

Wird man das Schwarzwasserfieber erst allgemein nach den hier entwickelten Grundsätzen bekämpfen, m. H., so dürfen wir hoffen, dass diese Krankheit nicht nur in den Gegenden seltener werden wird, wo für Tilgung der Malaria und Hebung des allgemeinen Lebenscomforts gegenwärtig noch keine Aussichten bestehen, sondern dass auch mehr Erkrankte das Leiden überwinden werden, als gegenwärtig, wo sie infolge *vorher* gemachter Fehler oft erst in aussichtslosem Zustand in unsere Hände gelangen. Manch' wertvolles Menschenleben dürfte damit der tropischen Kulturarbeit erhalten bleiben!

THÈME III. — FONCTIONNEMENT DU SERVICE DE SANTÉ DANS LES COMBATS NAVALS. LES BLESSÉS DOIVENT-ILS ÊTRE SECOURUS PENDANT LE COMBAT, OU SEULEMENT APRÈS CELUI-CI? MOYENS DE TRANSPORT DES BLESSÉS. NÉCESSITÉ DE PERSONNEL SPÉCIALEMENT ÉLEVÉ POUR CE SERVICE. HOPITAUX DE COMBAT: LEUR SITUATION AU-DESSUS OU AU-DESSOUS DE LA CUIRASSE

(Secours aux blessés des guerres maritimes)

Par M. le Dr. C. AUFFRET (Paris)

Inspecteur général du Service de santé de la Marine française

C'est pour la cinquième fois que nous reprenons, en moins de douze ans, le sujet, toujours d'actualité, des *«Secours aux blessés des guerres sur mer»* et, lorsque le bureau du congrès qui doit se réunir à Lisbonne en 1906 nous a fait l'honneur de s'adresser à nous pour résumer encore une fois ce sujet si controversé, nous n'avons accepté que parce que nous n'avons pas perdu l'espérance du succès; car malgré les difficultés qui environnent l'entreprise, un blessé qui tombe pour la défense et l'honneur de son pays a droit à tous les égards, à toutes les sollicitudes.

On devrait trouver dans les nombreux mémoires qui ont été écrits les éléments d'une solution ferme.

Cependant, l'un des auteurs qui'autorisaient sa compétence et son haut grade, écrivait tout récemment cette phrase inquiétante: «Si nous tenons compte des différences si grandes entre les écrivains qui ont traité ce sujet, notre conclusion inévitable c'est que nous n'avons pas l'expérience suffisante des conditions de la guerre maritime pour nous permettre d'énoncer des conclusions définitives ? et n'est-elle pas faite pour nous intimider au moment où nous prenons la plume, nous qui n'avons, ni plus de documents, ni plus d'expérience que ce distingué chef.

Un autre, un amiral, non moins digne de fixer l'attention, grâce à la haute position qu'il tient dans la marine allemande, écrivait également en 1904 : «Les expériences manquent pour pouvoir fournir une image exacte de la marche d'un grand combat naval entre adversaires de forces égales».

Tout cela est vrai.

Nous tenterons néanmoins l'épreuve en prenant pour devise la maxime de Fontan au dernier Congrès de Paris 1900 : «Quels qu'en doivent être les résultats, il faut préparer aux médecins les moyens utiles pendant le combat».

Nous aurons à traiter quatre questions principales :

I.° *Faut-il, à bord des bâtiments de combat, des postes protégés, et, si ces postes sont nécessaires, où faut-il qu'ils soient placés?*

Faut-il des postes secondaires et des postes de secours ou de premiers pansements?

II.° *Où doivent se tenir les médecins pendant un combat naval?*

III.° *Des soins à donner pendant le combat. Premiers pansements. Transport des blessés, etc.*

IV.° *Des bâtiments hôpitaux en général. Des bâtiments de secours de haute mer en particulier.*

I — *Des postes de secours à bord des bâtiments de combat*

Pendant plus de vingt ans, on pourrait dire, depuis l'origine de la Flotte cuirassée, tous les médecins français réclament, dans leurs rapports de fin d'année, des postes de secours dans les fonds protégés. On pourrait citer les noms les plus autorisés de notre marine; et, dans un récent mémoire, un amiral, H. A. Paschen, de la marine allemande, écrit lui-même :

Comme poste à pansement, pendant le combat, il ne faut prendre en considération qu'un poste à pansement sous le pont cuirassé.

Cette phrase résume l'opinion de tout le monde.

On a tellement parlé des désordres survenus à bord de certains bâtiments de guerre, où l'on avait accepté de mettre des blessés dans des postes de fortune (guerre de l'Amérique du Sud : Huascar;

— guerre sino-japonaise : Hi-Yei ; — guerre hispano-américaine :
Reina-Christina), où souvent commandant, médecin et blessés furent frappés tous à la fois, qu'il ne nous a pas paru utile d'y
revenir encore ici.

Tant que des faits nouveaux tirés de l'expérience des combats
les plus récents, ne seront pas venus porter atteinte directe à cette
formule qui paraissait si justifiée, pourquoi l'abandonnerait-on
pour y substituer des formules vagues et imprécises ? en tout cas
pourquoi ne la conserverait-on pas dans la mesure des services
qu'elle peut encore rendre ?

La nécessité d'une protection efficace et complète pour les postes de blessés
est impérieuse, dit l'un ;

Nous croyons qu'il nous est permis, dit un autre, de présenter de nouveau
les arguments les plus convaincants en faveur d'une thèse qui nous paraît encore
la plus conforme au bien du service, avec le ferme espoir de la voir adopter.

Nous-même, après avoir fait un pressant appel aux marins
et aux constructeurs pour la réalisation prochaine d'une lacune
dans les constructions navales, aux objections qui étaient présentées sur le peu d'entente des médecins et sur les desiderata à
combler, nous répondions : «Les médecins s'entendront le jour où
marins et constructeurs s'entendront eux-mêmes. Faites des types de combat plus uniformes, et quand une décison a été prise
en faveur des blessés, ne touchez plus aux locaux désignés.

Reconnaissons que cet idéal n'a jamais été réalisé chez nous
et pour plusieurs raisons.

Le poste accordé ne l'a jamais été qu'avec une extrême par-
cimonie ; il a toujours été encombré souvent au maximum, par
des engins de toute sorte ;

Avec très peu d'air respirable ou avec un air altéré ; éclairé
par une lumière qui pouvait manquer au moment où elle était
nécessaire ;

Insuffisant comme moyen d'intervention ; d'une température
souvent intolérable grâce à de mauvais voisinages ;

Enfin, ce n'est parfois qu'un passage pour engins de
combat.

Que de raisons pour ne l'accepter que sous réserves et pour
implorer, avec persistance, des espaces plus confortables, plus
abordables, plus aérés.

Cependant, un grand acte s'accomplit dans cette voie.

En 1903-1904, on construisit à la Seyne pour la marine russe un bâtiment qui semble être l'idéal du bâtiment de guerre au double point de vue des combattants et des secours.

Il faut lire la description de l'hôpital de combat du *Césarévitch* faite par le dr. Fontan (1); c'est l'idéal réalisé:

L'hôpital de combat est dans le faux pont arrière, à bâbord, entre deux ponts cuirassés et derrière une muraille cuirassée, hôpital large, comprenant deux espaces contigus qui étaient séparés par une cloison de toile tendue. L'espace médian est formé par la partie libre, autour de la structure fixe de la tourelle AR.

Cette partie du bâtiment n'a aucun encombrement, mais est commune aux services militaires, et contient la coursive bâbord dans laquelle existe un chemin de fer sans barrot.

La partie latérale, en dehors du rideau de toile, forme le véritable hôpital et la salle d'opérations (7 m. sur 5).

Le même auteur se plaint amèrement que nos bâtiments de combat ne soient pas aussi bien pourvus.

Cependant il faut être juste; quoique nos cuirassés d'escadre soient loin d'avoir le poste protégé qu'ils devraient avoir, il faut reconnaître que l'un d'eux au moins, le *Suffren*, est mieux partagé que d'autres qui ne possèdent rien.

C'est au moment où ces améliorations se produisent, et où l'on peut espérer qu'elles vont se généraliser, que nous allons assister à un de ces revirements dans les idées qui ne sont pas rares quand les solutions cherchées se font trop attendre.

Ce revirement, aussi subit qu'inattendu, ne pouvait-il être prévu?

Dès 1894, nous avions laissé entrevoir la possibilité d'une réaction violente quand nous écrivions (2): «En présence des difficultés qu'il y a à obtenir des constructeurs des postes protégés, nous accepterions l'idée des œuvres mortes à la condition qu'il serait prévu, pour ces nouveaux postes, le bénéfice d'une protection relative, si non absolue...» et nous avions consulté à ce sujet l'un de nos plus distingués constructeurs de l'époque, le directeur du Génie maritime Huin.

Nous verrons plus loin que cette idée paraît avoir été reprise en certains pays.

Mais celui qui jette le plus violent cri d'alarme est le capitaine de vaisseau Concas y Palau, de la marine espagnole, qui, dans

____

(1) Archives de médecine navale, 1905 et 1906.
(2) Aubert: Secours aux blessés de guerre maritime, Revue maritime, 1899.

des pages émouvantes, raconte ce qu'il a vu lui-même, comme chef d'État-Major de l'escadre de Santiago, et qui nous dit : «J'ai assisté à ces scènes désolantes et y ai pris une large part»; et il nous peint sous les traits les plus sombres l'infirmerie du bord, protégée, pendant le combat. Quel triste spectacle et quelle cohue! «Les postes protégés où l'on ne pénétrait que par d'étroits passages et par des escaliers à pic, effrayent tellement les malheureux blessés qu'ils déclaraient à grands cris préférer de nouveaux risques, de mourir par le feu à ceux d'être enterrés vivants» (1).

Ces protestations des blessés de Santiago vont avoir de nombreux échos même chez ceux qui s'étaient faits les défenseurs des postes sous cuirasse.

En France, le dr. Valence, dans un très récent et important écrit (2), conserve encore le poste principal, mais en rend le médecin officiellement mobilisable.

Le médecin en chef Léo, médecin-chef de l'escadre du Nord, très compétent par ses études sur les postes et les passages, mériterait d'être consulté d'autant plus que, avant de nous répondre, il a réuni tous les médecins de l'escadre à laquelle il appartient.

Ce qu'il y a de remarquable, et ce que nous devons retenir pour nos conclusions, c'est que, à *l'unanimité, les médecins de l'escadre du Nord* estiment que ce poste doit être placé dans les fonds, *sous le pont cuirassé, si on le fait habitable et accessible.*

Certains cuirassés avaient réalisé un progrès plus apparent que réel. On descendait au poste protégé par une voie très accessible, mais le poste, lui-même, était au-dessus des chaudières, sur le gril, c'est-à-dire, inhabitable (3).

En ce qui concerne le poste secondaire, les opinions sont partagées : les uns ne voulant que le poste sous cuirasse, poste unique; ce sont ceux qui sont sur les cuirassés, bâtiments plutôt courts; les autres, ceux qui sont sur les croiseurs, plutôt longs, préfèrent les postes secondaires, au-dessus du pont principal, moins abrités, mais plus accessibles que le principal.

---

(1) *Revista general de la Marina*, et *Revue maritime*.
(2) Dr. Valence, *Archives de médecine navale*, 1906.
(3) Le poste doit être prévu, mais les mécomptes éprouvés sur le *Suffren* où l'on a constaté que le poste choisi à l'origine n'était pas habitable, ont prouvé que l'on n'est sûr d'en résultat qu'après les essais. Cela prouve encore, et nous insistons sur ce fait, que le poste principal devra être établi le plus loin possible des chaudières, probablement sur l'avant.

À la question : «Faut-il des postes de secours?», il a été répondu affirmativement par tout le monde.

On voit par ce qui précède que, si les opinions ne sont pas toutes les mêmes, elles sont toutefois précieuses à retenir.

Il faut cependant s'entendre; mais on ne peut le faire que par l'observation et l'étude attentive des faits. Il faut surtout s'appliquer à étudier la tactique des combats, en suivre attentivement la marche comme les modifications qu'ils ont subies depuis trente ans; car celui qui s'attacherait encore aux enseignements des anciens combats, ferait fausse route et ne pourrait être écouté.

Que nous disaient les combattants, il y a une douzaine d'années, quand nous les invitions à nous résumer en quelques phrases le schéma d'un combat moderne? Ils nous répondaient:

Les cuirassés se rencontreront probablement à contre-bord, à des distances plutôt rapprochées les uns des autres, à une moyenne de trois à six encablures; comme les preux bardés de fer et armés de pied en cap du moyen âge, ils s'enverront leurs bordées, puis passeront, se remettront du choc envoyé ou reçu, et reviendront de nouveau en se canonnant pour s'éloigner encore. «Ces duels rappelleront, dans leurs phases diverses, les passes des anciens tournois où les combattants rapprochés pour un choc momentané, s'éloignaient rapidement les uns des autres».

Le combat devait donc se composer de passes et de pauses successives.

Personnellement, nous n'avons jamais attaché qu'une importance médiocre à cette doctrine que nous entendîmes énoncer pour la première fois au congrès de la Croix-rouge, à Rome, en 1892.

Pourquoi? les raisons en importent peu ici; mais ne fallait-il pas, d'ailleurs, se conformer aux idées régnantes?

Et puis, de ces théories, résultait une pratique qui s'associait fort bien aux secours protégés sous cuirasse, les relèvements et transports de blessés se faisant dans les intervalles de la lutte.

Tout cela était assez séduisant, mais il faut le reconnaître aussi, peu vraisemblable, parce que c'était en contradiction avec tout ce que l'on savait du passé.

Mais, que sont devenues les passes et les pauses dans ces furieux combats modernes?

Que ce soit à Cavite ou à Santiago, au combat du 10 août, ou à Tsou-Chima, nous assistons à des luttes atroces, sans fin ni merci, ou plutôt qui ne finissent que par l'écrasement ou la disparition de l'un des combattants.

Basez-vous donc, après de semblables faits, sur des théories surannées !

On dira peut-être, et on a dit, que c'est parce que les combattants en ligne sont de forces inégales. Cette raison ne nous satisfait pas. Les combattants de forces parfaitement égales sont rares, et, quand ils le sont, ils se canonnent jusqu'à la disparition de l'un d'eux.

C'était ainsi que les choses se passaient au 18.ème siècle et pourquoi différeraient-elles tant aujourd'hui ? Cela pourrait peut-être être vrai si les unités de guerre se canonnaient de près. Mais ce n'est plus à 6 milles comme nous le présumions en 1894 (1), c'est à 8 milles que le combat commence et commencera désormais, grâce à l'artillerie qui a fait encore des progrès et qui en fait toujours ; c'est la torpille, c'est enfin le submersible et le sous-marin.

C'est donc à la limite extrême du tir qu'aura lieu le combat, au moins au début ; et si les combattants se rapprochent, l'un d'eux ne tardera pas à être par le fond, victime de l'ennemi visible ou invisible qui le poursuit sans merci, et qui le traque.

Nous en concluons que si la formule des combats modernes n'est pas trouvée, l'assiette des combats s'est complètement modifiée, et c'est sur la marche des faits actuels que nous devons nous baser pour édifier les secours aux blessés, non sur des idées vieillotes ou surannées.

Et alors, pourquoi descendrait-on des blessés dans les fonds si on ne peut les descendre pendant le combat, et pour les mettre à l'abri du combat ?

Pourquoi des postes de secours dans les fonds protégés, si on ne peut y descendre les blessés ?

Il est entendu que du moment où le combat est terminé, le bâtiment entier appartient au service médical, et il y aura place alors pour exercer son ministère et son dévouement traditionnel.

La suppression des postes protégés semblerait donc la conséquence logique de ce raisonnement, car si les fonds protégés sont des lieux de terreur pour les blessés, ne faut-il pas chercher pour eux des locaux moins sinistres, sinon gais et engageants ?

---

(1) Auffret, loc. cit.

Mais les raisonnements si bons ou si spécieux qu'ils soient, ont toujours des points faibles.

1. — N'y a-t-il pas en effet des blessés, même des blessés sérieux (de la tête, du tronc, des membres supérieurs), qui peuvent se rendre d'eux-mêmes au poste sous cuirasse pour s'y faire panser et qui, l'étant, peuvent reprendre leur poste de combat ?

2. — N'est-il pas nécessaire, ou au moins utile, d'assurer l'existence de l'un des médecins pour le moment où l'on aura le plus besoin de lui ?

3. — Ne faut-il pas protéger surtout le matériel d'une destruction certaine ?

Voilà peut-être plus de raisons qu'il n'en faut en faveur des postes sous cuirasse, et la logique n'est pas toujours d'accord avec la raison. Aussi, dût-on nous accuser d'être paradoxal, nous n'hésiterons pas, après avoir tant lutté en leur faveur, avec nos confrères, à en poursuivre le maintien et l'amélioration. — Nous pensons seulement qu'il n'est pas nécessaire de leur donner une très grande dimension, car il ne faut guère songer à y descendre les gros blessés pendant le combat; et pourquoi les y descendrait-on après, quand tout est fini ?

Mais il est évident que ce poste ne suffirait pas.

Aussi bien dans les marines étrangères que dans la marine française on s'est mis à chercher un poste de blessés plus vaste, et répondant à toutes les conditions nécessaires; on a trouvé non plus le poste sous cuirasse, mais simplement un point à l'abri de la ceinture latérale et protégé par le premier pont cuirassé.

C'est ainsi que sont placés les postes de blessés sur nos derniers croiseurs cuirassés, types : *Léon-Gambetta*, *Marseillaise*, *Montcalm*, le poste principal sous cuirasse ayant été reconnu par les médecins-majors insuffisant *aussi bien comme espace que comme accessibilité*.

Les américains ont même poussé ce principe si loin que du poste principal ainsi choisi et placé dès la construction, ils ont fait l'infirmerie de paix.

Telle est la disposition des cuirassés russe *Rétvizan*, construit en Amérique; *Duncan* et *Vengeance*, en Angleterre, dont l'infirmerie de paix placée dans le premier faux-pont, c'est-à-dire, à l'abri de la cuirasse latérale et entre les deux ponts cuirassés, devient le poste principal des blessés en temps de guerre.

Tout y est disposé, on peut dire, d'une manière impeccable pour opérations, pansements, c'est-à-dire, pour tous les soins médicaux : Électricité, aération, eau chaude, eau bouillie, eau froide, appareil à glace.

Tout l'appareil nécessaire pour les opérations et pour les pansements y est au complet, quoiqu'il reste à peu près évident qu'il ne sera pratiqué qu'un petit nombre d'opérations pendant le combat, mais après le combat seulement.

Les passages pour s'y rendre y sont très faciles, ce qui rend les transports des blessés moins offensifs ; mais nous ne saurions approuver l'appareil dans lequel on y transmet les blessés, trop brutal et sur lequel d'ailleurs nous reviendrons plus loin.

Faut-il après avoir vu, non sans intérêt, le poste secondaire du *Kentigan* devenir en réalité le poste principal pendant le combat, faut-il encore s'incliner devant la maxime, si fréquente dans les choses de la vie, du *ceci tuera cela*, et repousser le poste au-dessous de la ligne de flottaison en faveur duquel on a brûlé tant d'amorces ? Nous ne le pensons pas : car, comme nous le disons plus haut :

Ne faut-il pas protéger le matériel médical ?

Ne doit-on pas sauvegarder au moins l'un des médecins ?

Ne faut-il pas enfin que les blessés, graves ou non, qui pourront se rendre d'eux-mêmes au poste, pour être pansés, puissent l'être sans danger ?

Si l'on admet le principe du poste de blessés protégé, ne le sera-t-il pas mieux sous cuirasse qu'à l'abri de la cuirasse? Si les dispositions du navire s'y opposent, ou bien s'il est trop petit, on peut alors prendre le poste protégé à l'abri de la cuirasse, ce dernier pouvant être aussi bien ou mieux organisé que le premier qui servira toujours à la protection d'une grande partie du matériel du service de santé, et d'abri à certains blessés.

Il y avait grand intérêt à savoir ce que l'on fait à l'étranger. D'abord en Angleterre ; il faut avouer que les renseignements que nous avons recueillis sont parfois contradictoires ; cela provient évidemment de la période de tâtonnements que nous traversons encore et d'hésitations trop justifiées pour ne pas trouver d'excuses.

Il y a deux théories en présence :

Les uns, sont partisans de descendre les blessés dans les fonds protégés pendant le combat, et ils semblent, quoiqu'on ait dit, constituer un groupe très important; ils demanderaient avec instance un poste protégé, au-dessous de la ligne de flottaison, sur les constructions de cuirassés de l'avenir, mais avec une hygiène meilleure, avec dégagements et des abords particuliers, non communs avec le service de combat. Ils demandent aussi que l'accès de cet hôpital soit assuré par un puits vertical blindé dans lequel on pourrait faire jouer un ascenseur.

Le dr. C. March Beadwell (1) se fait l'interprète de cette opinion et soutient, non sans éloquence, et avec conviction, que c'est là qu'est la vérité. Il demande donc un local protégé spécialement aménagé. Il a pour lui l'amiral Sir Bowden Smith qui croit à la nécessité de débarrasser les ponts et batteries et d'avoir un local sérieusement protégé. Pourquoi ne prévoirait-on pas, dans les plans de navire, un lieu spécialement affecté à cet usage?

Les autres insistent avant tout sur la question de salubrité; ils ne veulent pas transporter les blessés dans des locaux d'un abord difficile, manquant d'ailleurs de lumière et d'air; ils préfèrent les laisser sur place, ou à peu près, en les abritant autant qu'il sera possible, dans le voisinage de l'endroit où ils sont tombés; ils ne les transportent ailleurs qu'après le combat.

Ainsi, le dr. Randall est opposé à la descente des blessés dans les fonds du navire parce que les conditions hygiéniques y sont déplorables, l'accès en est très difficile, l'air y est vicié, la chaleur dépasse 50°. D'ailleurs quelle que soit l'organisation que l'on adoptera, seuls les premiers soins seront, d'après lui, possibles à bord.

Le dr. Handyside, médecin en chef de la marine anglaise, est également opposé à la descente des blessés sous la ligne de flottaison.

Il a choisi, sur la «Vengeance» dont il est le médecin major, deux postes pour le moment du combat, l'un à l'AV, l'autre à l'AR, dans le premier entrepont, entre les tourelles et les casemates, espaces relativement protégés. Il en est ainsi en France (2) du «Carnot».

A bord de certains cuirassés, le «Duncan» en particulier, ces postes de blessés sont situés au-dessus du pont blindé principal qui court de bout en bout du navire; mais, au-dessus d'eux, il existe un deuxième pont blindé d'épaisseur moindre que l'inférieur (51 m/m au milieu de la longueur, et 25 m/m aux extrémités). Le pont supérieur ne va pas jusqu'à l'AR du navire; mais au point où il s'arrête il est relié à l'inférieur par une traverse cuirassée de

---

(1) Présence aux blessés dans un combat naval, par le First Surgeon C. March Beadwell, R. N.

(2) La même disposition existe en général sur nos cuirassés, comme nous l'avons déjà dit.

279 m/m. Les deux ponts, la traverse et la ceinture cuirassée forment une sorte de caisson blindé dans l'intérieur duquel les postes de blessés sont aussi abrités du feu que possible et suffisants comme espace quoique certains trous de soutes à charbon et quelques machines auxiliaires y fonctionnent.

Cette disposition nous paraît être à peu près celle du bâtiment russe, d'origine américaine, le *Rétvizan*, que nous avons décrite plus haut; et n'est-ce pas ce que nous demandions en 1894, une pourrait-on prévoir pour un hôpital de combat situé au-dessus du pont cuirassé par suite de l'abandon de l'hôpital dans les fonds, le bénéfice d'une protection au moins relative?

Cette protection n'est en effet que relative; mais enfin, comme à bord du bâtiment déjà nommé, l'hôpital est séparé du pont par deux batteries et par un pont légèrement cuirassé, il faut reconnaître de bonne foi que si la protection n'est pas absolue, on ne peut nier qu'elle soit assez sérieuse.

Nous ajouterons: l'autorité anglaise, depuis les derniers événements, paraît s'occuper beaucoup de la question des secours: une commission officielle a cherché à fixer, pour chaque catégorie de navires, les locaux protégés sous la flottaison, pouvant servir de poste de blessés et de salles d'opération; elle a étendu ses travaux et a recommandé entre autres choses, en se basant sur des faits connus d'elle de la dernière guerre japonaise, la suppression des manches à vent susceptibles de donner des éclats dangereux et leur remplacement par des ventilateurs électriques; la mise à l'abri dans les fonds, des appareils délicats, médicaments... Ce rapport n'a pas été publié, mais a été étudié à l'Amirauté. Il est probable qu'il ne sera pas livré à la publicité parce qu'il contient des documents recueillis pendant la guerre russo-japonaise, que l'on tient à garder secrets; mais nous remarquons cette phrase dans le mémoire susdit:

Les autorités japonaises ont une confiance aveugle en leurs médecins. Il les encouragent de toutes les façons possibles pour leur permettre de se tenir au courant des plus récents découvertes. Il en résulte que leurs soins médicaux et leurs bâtiments-hôpitaux peuvent être enviés de l'Europe entière.

Somme toute, la majorité des médecins anglais semble demander, pour les constructions de l'avenir, un poste sous cuirasse, c'est-à-dire complètement protégé, habitable et accessible; c'est donc qu'ils estiment que ce poste ainsi compris «serait encore supérieur à ce qu'ils ont déjà sur le «Duncan».

Que conclure de tout cela et est-il nécessaire de faire un parallèle entre ces deux postes? — Nous ne le pensons pas. Pour nous, après y avoir longuement réfléchi, nous conclurons qu'à bord des navires de guerre de l'avenir, spécialement à bord des cuirassés d'escadre, on devra prévoir:

a) — Un poste principal protégé, poste central, sous cuirasse (¹), en communication facile avec les étages supérieurs, autant que les conditions du combat le permettront et sans nuire au combat, c'est-à-dire très accessible; éloigné des foyers de chaleur; spécialisé dès le temps de paix, parce qu'il a été prévu dans les plans de construction et, dès lors, intangible; possédant tout le confortable technique que certains peuples, les américains, spécialement, attribuent à leurs postes: eaux froide et chaude, stérilisées; électricité avec suppléance en cas d'interruption; machines à glace; appareil instrumental complet, en un mot, et surtout habitables, c'est-à-dire, ayant une aération aussi complète que possible. Cet hôpital recevrait pendant le combat tous les blessés qui auront pu se rendre au poste seuls, ou accompagnés d'un brancardier (blessures de tête, du thorax, des membres supérieurs) la plupart pour y subir un pansement, à l'abri de tout danger, et pour être rendus au combat, si le médecin-major le juge aussi. Mais il est entendu que ce poste pourrait recevoir aussi des blessés plus graves, transportés pendant les accalmies, les pauses du combat, s'il y en a. Enfin, il faut qu'il y ait un médecin pour les y recevoir.

b) — Un ou plusieurs postes secondaires situés soit sous cuirasse, soit à l'abri de la cuirasse, c'est-à-dire dans les conditions décrites ci-dessus pour le *Duncan* et le *Récitzan*, sorte de caisson blindé avec protection relative sinon absolue, mais encore très satisfaisante. Il est destiné à recevoir tous les blessés graves dont un transport plus difficile et plus accidenté pourrait aggraver l'état, soit à y mettre à l'abri les blessés que le poste principal ne pourra plus recevoir, s'il est complètement occupé.

c) — *Des postes de secours*, sortes de relais choisis à bord de chaque bâtiment de combat après entente combinée du com-

---

(¹) Nous tenons à reproduire ici et sans y rien changer, le texte même des paroles prononcées par le chirurgien général Suzuki, le 3 Octobre 1905, et qui nous arrivent au dernier moment : *Japanese experience showed that surgeries should be located below water-line; if located above it, they were too much exposed to the enemy's fire.*
Il termine son discours en appuyant sur la nécessité de débarrasser les postes et batteries de tout ce qui peut être brisé par les obus. (*Naval and military record* du 5 October 1905)

mandant et du médecin-major, situés sur des points du bâtiment
tout protégés, mais relativement à l'abri, à la plus petite distance
possible des autres postes, soit au point de relèvement de la cuirasse, soit à l'abri des tourelles ou des traverses cuirassées. On
y trouverait, déposés d'avance, quelques matelas et un lot assez
important de pansements préparés des trois dimensions, des gar-
rots en vue de l'arrêt du sang, etc.

Les blessés y séjourneraient le moins possible. La réparti-
tion se ferait là. Mais il n'en faut pas demander davantage, sous
peine d'être accusé d'envahir le bord.

Un schéma des postes et des emplacements que doit occuper
le matériel médical (tables à pansements, et à opérations, coffres) sera affiché dans l'hôpital de «paix» avec la liste du matériel à transporter de l'hôpital de paix aux divers postes, divisé
et étiqueté...

II. Personnel — Médecins — Brancardiers

L'hypothèse du changement de poste de combat avait, comme
conséquence chez ceux qui en étaient partisans, le corollaire suivant :

Où doit se tenir le médecin pendant un combat naval ?
— Depuis le 17.ᵐᵉ siècle, c'est-à-dire depuis l'origine des postes de secours, on sait qu'il se tenait dans les fonds.

Quand se fit la métamorphose du bâtiment de combat, ce poste
resta dans les fonds, mais sous cuirasse ; et le médecin-major devait s'y tenir pendant la lutte.

Donc rien ne fut changé dans le règlement ; or, tant qu'un
règlement n'est pas changé, on doit l'exécuter.

Il y a quelques années, parut une nouvelle doctrine.

Si le poste protégé sous cuirasse ne reçoit pas de blessés pendant le combat, qu'y fait le médecin ? Ne serait-il pas plus utile
qu'il recherchât les blessés, là où ils sont tombés, et qu'il leur
portât secours ?

Nous nous permettons tout d'abord de faire remarquer que
si l'on demande le déplacement du poste afin d'en faciliter l'accès
aux blessés, ou un poste dans les fonds habitable et accessible,
ce n'est pas au moment où ce nouveau poste remplirait des conditions meilleures d'accès et d'hygiène que l'on pourrait raisonnablement en distraire le médecin.

Mais nous sommes en présence d'une question de principe.

non de personnes. *Il faut une formule des secours maritimes:*
il faut traduire, d'une manière concrète, l'ordre et la mesure dans
lesquels ces secours doivent être donnés.

Rien ne nous paraîtrait pire, en semblable matière, que les
effets d'un zèle excessif, et c'est ce que doit traduire un règlement bien fait.

Tout en accordant qu'un règlement doit savoir fléchir devant
certaines exigences nouvelles (et c'est à le faciliter que doit vi-
ser le présent congrès), il ne faut abandonner trop vite les idées
que la réflexion et le temps avaient consacrées comme justes et
vraies.

Parmi ceux qui, dans ces dernières années, ont essayé de
faire la lumière dans ce chapitre délicat des secours, il en est,
peut-être, qui ont cru devoir suivre les errements d'une regret-
table routine; d'autres, au contraire, n'ont-ils pas cédé à une non
moins grande nervosité en se pliant trop aisément au désir
d'accorder aux médecins une trop grande liberté de manœuvre, sous le prétexte de porter partout des secours aux combattants?

On est même allé jusqu'à opposer les uns aux autres les noms
de médecins de nationalités différentes: opposition de noms et
d'idées personnelles qui éclairent peu notre conscience de chef
et qui nous paraissent ne devoir être retenues qu'à titre docu-
mentaire; car, dans cette voie, on arrive rapidement à de sin-
gulières contradictions, ne serait-ce qu'à celle de citer des noms
de personnes ayant des opinions inverses appartenant aux mêmes nationalités.

Personne n'a été officiellement désigné dans les diverses marines pour résoudre ce sujet délicat, et les opinions émises l'ont
été seulement sous la responsabilité personnelle de l'écrivain qui
tenait la plume.

Elles ne sauraient donc avoir que la valeur de documents
personnels, et les renseignements que nous avons nous-même en
mains le prouvent.

On ne peut nier qu'il y a eu, qu'il y a même encore une
tendance marquée à faire remonter les postes des fonds vers les
parties supérieures, en protégeant celles-ci, et nous serions très
partisans de cette mesure si elle se réalisait dans des conditions
techniques, mesure qui naturellement entraînerait avec elle le
déplacement du ou des médecins. Mais il y a loin de là à autoriser
le médecin-major à être constamment mobile, c'est-à-dire, hors

du poste (1), et à se porter partout à la recherche des blessés graves, pour leur distribuer des secours qui ne sont peut-être pas tout à fait dans son rôle. Le médecin-major ne peut, en principe, s'exposer, sans un ordre de son chef, à disparaître par ce fait, comme le dit la formule d'origine anglaise et que notre Forget avait dite avant: *«On peut remplacer le commandant tué, on ne remplace pas le médecin mort».* Un médecin constamment mobile serait partout et nulle part; il remplirait un rôle qui est réglementairement du ressort des infirmiers, des brancardiers, comme l'a très bien formulé un médecin anglais: «Quand un instant de répit dans la lutte lui permet de monter sur le pont, que peut-il y faire? pas beaucoup plus qu'un simple matelot qui sait donner les premiers soins aux blessés». Il convient de se mettre en présence de la vie de bord pendant un combat; personne ne peut douter qu'il faille de l'ordre, qu'il faille éviter à tout prix la confusion des fonctions. Malgré tout, cet ordre sera rapidement troublé, en quelques heures peut-être, sinon en quelques minutes. Mais néanmoins ce n'est pas une raison suffisante pour en abandonner la formule.

Les vaisseaux, dit l'un, ressemblaient à des épaves. Sur le pont, on voyait un mélange indescriptible de cordages, d'éclats de bois, de débris humains. Le sang avait même rejailli sur les cheminées. Ces faits démontrent un véritable massacre des gens *sur le pont.*

Dans la batterie, dit un autre, le spectacle était horrible, c'était un vrai lac de sang. Dans cette mare sanglante on voyait émerger des bras, des têtes, des jambes. De ci, de là, quelque être humain râlant encore paraissait à travers les débris de bois et de ferraille.

Et dans les combats qui ont eu lieu dans ces dernières années, la description reste, à peu de choses près, la même:

Un obus de 12 pouces peut produire un travail de destruction égal à la force de 52.000.000 de livres, nous dit le rapport du docteur anglais M. Headwell; représentez-vous donc le pont d'un croiseur moderne pendant le combat. Il est jonché de débris; le sang l'a rendu glissant; il est défoncé, encombré par des espars roulant d'un bord à l'autre. L'air est obscurci par la fumée et par la vapeur; au milieu du bruit du canon et des obus, des cris de douleur des blessés, des commandements. Vous pourrez vous rendre compte — et les japonais l'ont parfaitement établi à la bataille de Ya Lu, dans le cas du *Hi-yei* — qu'il est absolument impossible de soigner les blessés dans un local sans protection.

---

(1) On ne saurait trop faire remarquer la différence qu'il y a entre un médecin mobile et un mobilisable, le premier n'obéissant qu'à sa volonté, le second à la volonté de l'autorité. Nous acceptons sans réserve le deuxième; nous refusons péremptoirement le premier.

Blessés, médecins et aides disparaissent en même temps, avec le matériel médical et chirurgical. Ce navire resta jusqu'au lendemain sans aucune espèce de secours. Quand un médecin monta à bord, il trouva 20 morts et 50 blessés.

(Rapport du médecin anglais Ch. March Beadwell.)

Quel service pourrait, pendant l'engagement, rendre, le médecin-major, dans cette terrible tuerie?

En tant qu'il s'agit de combat sur le continent, on a écrit avec beaucoup de raison que le rôle du médecin militaire et des brancardiers était de mettre, le plus rapidement possible, les blessés à l'abri de la ligne de feu. Mais où commence et où finit «la ligne de feu» à bord d'un des navires de combat qui s'appelaient le *Cesarewitch* et autres, criblés des projectiles de l'adversaire?

Est-ce à l'avant, est-ce à l'arrière ou au centre? Est-ce sur le pont ou dans les batteries?

C'est partout! ou plutôt, c'est dans tous les points non protégés. Il n'y a donc qu'un geste qui permette de mettre les blessés en dehors *de la ligne de feu*, c'est de les transporter rapidement au-dessous *de la ligne de flottaison*, c'est-à-dire dans les fonds protégés. Si par bonheur on avait un hôpital suffisamment protégé au-dessus de la ligne de flottaison ce serait tant mieux; on en ferait bénéficier plus rapidement les blessés; mais cela ne détruit en rien le principe que nous venons d'énoncer.

Reste à savoir quand et comment cet acte serait possible. Il est convenu que ce ne serait pas pendant le combat, que ce ne serait qu'après ou pendant les intermittences.

Mais cela ne prouve-t-il pas *l'impossibilité presque absolue de mettre les blessés à l'abri de la ligne de feu pendant l'action*, sauf ceux qui pourraient d'eux-mêmes se rendre à ce poste, pour s'y faire panser. Les autres, à moins de très grande exception, devraient attendre.

On voit donc le danger qu'il y aurait à comparer les combats du continent aux combats maritimes et le rôle du médecin-major d'un bâtiment à celui d'un médecin de régiment.

Il est facile de prévoir ce que deviendraient en peu de temps les médecins d'une escadre qui parcourraient toutes les parties non protégées des bâtiments qui sont engagés. Mais il n'en resterait trace!

Nous acceptons cependant, dans une certaine mesure, des appréciations différentes suivant les cas. Cela ressort de l'étude faite avec soin des combats hispano-américains et russo-japonais. Ainsi les vainqueurs et les vaincus doivent se faire du combat une conception très différente.

Dans la dernière guerre les vaisseaux vainqueurs n'ont eu chacun qu'une moyenne de 12 blessés ; on comprend à la rigueur que les soins sur place et même les transports en aient été possibles, et il faut reconnaître que les combattants n'y couraient que des risques relatifs. Mais avant le combat sait-on de quel côté sera la victoire ?

Pour conclure, nous dirons que c'est en présence des ponts et batteries des bâtiments des escadres vaincues qu'il faut se mettre, tout en insistant sur le fait que, dans le poste de combat bien conçu, les devoirs du médecin-major seraient très importants. Il reçoit les blessés qui y arrivent, les panse ou les fait panser sous sa surveillance ; puis il rend au combat ceux qui ne lui paraissent pas assez gravement atteints pour en être exemptés. Quel rôle de plus grande responsabilité, avant qu'il puisse remplir celui de chirurgien proprement dit, rôle qu'il ne pourra guère tenir que lorsque le combat sera terminé, du moment surtout où nous acceptons et patronnons même son déplacement sur un ordre de son chef ?

Que ferait-on si le corps médical avait tout entier disparu dans la tourmente ? La bravoure est une belle vertu en temps de guerre, mais chaque profession a sa bravoure spéciale. Le médecin, comme les autres, doit savoir mourir en exerçant la pratique de son art, les anciens combats l'ont assez prouvé ; il aura selon toute apparence trop d'occasions de montrer qu'il est encore brave, ne serait-ce que dans le poste protégé qui pourrait bien n'être parfois pour lui qu'une périssoire, et partant un tombeau ; mais il ne doit pas exposer ses jours au feu sans un motif suffisant, et c'est, à notre avis, ce que doit marquer le règlement.

Nous venons de faire allusion aux brancardiers. Notre intention n'est pas d'introduire dans ce mémoire un abrégé du *Manuel du brancardier*.

Mais, après ce qui précède, on comprend tout l'intérêt que l'on doit attacher à les instruire, à les entraîner par de fréquents exercices, car, dans les rôles subalternes, nous n'en voyons pas de plus utile, nous pourrions ajouter de plus digne.

L'exécution de ce service comprend :

Les premiers soins à donner aux blessés, spécialement l'application d'un premier pansement, si ce pansement est possible ; l'application d'un garrot ; donner à boire aux blessés . . . .

La manière de soutenir et de conduire un blessé en état de marcher.

Les manœuvres pour soulever et pour transporter un homme atteint de fracture aux membres inférieurs, de blessures graves, à la tête, à la poitrine, à l'abdomen.

La manœuvre du brancard ; l'improvisation de moyens simples et élémentaires de transport.

La manœuvre des appareils techniques et des appareils de fortune dont nous allons bientôt parler.

Mais les brancardiers, quelque diligents qu'ils soient, ne sauraient être partout ; aussi tous les marins devraient-ils être instruits dès le temps de paix à donner des secours à eux et à leurs camarades. Voilà pourquoi nous avons conservé une sorte de prédilection pour le pansement individuel et en aurions-nous toujours eu dans la poche en dépit des doctrinaires, si nous avions été appelés à aller au feu. Nous tenons de très bonne part que, dans la marine anglaise, on apprend à tous les hommes à se panser les uns les autres, et que c'est un progrès qui avec les pansements tout préparés s'imposera bientôt partout.

III. Fonctionnement du service.

Dès l'ordre de mobilisation, tout le matériel réglementaire est embarqué ainsi que le matériel en supplément, par les soins du médecin-major.

Il veille également à ce que le mobilier d'infirmerie qui n'est pas en service, spécialement celui qui demande des soins et un maniement particulier, soit mis en sécurité, sous cuirassé (étuve, baignoire, lingerie, coffres à médicaments de réserve, etc.).

Il aura préparé les solutions nécessaires, surtout de grandes quantités de sérum artificiel.

Il se rappellera que dès que le navire dont il est le médecin-major appareille, en temps de guerre, le service médical, toujours en présence d'une action, d'un combat possibles à brève échéance, comprendra trois phases :

1. — Avant le combat.
2. — Pendant le combat proprement dit.
3. — Pendant les interruptions du combat et après le combat.

1. — *Avant le combat.* — Le médecin-major, d'après un plan bien étudié et concerté d'avance, a, sous l'autorité du commandant, la direction du service des blessés.

Il est utile de développer en quelques mots cette idée qui doit être la clef de la réussite des opérations ultérieures et qui est, en réalité, la base fondamentale du fonctionnement et de l'utilité du service médical pendant le combat. Le médecin-major doit être, autant qu'il sera possible, à l'abri du danger, tout en restant en communication constante avec le commandant qui est le seul juge du moment propice où le service de santé doit entrer en action, comme du moment utile où le médecin-major ou les médecins en sous-ordre pourront être mobilisés, c'est-à-dire abandonner leur poste de combat.

a). — Le médecin-major s'assure de son matériel et le dispose:

Il veille à l'installation du poste principal,

Il veille à l'installation du poste secondaire,

Il veille à l'installation des postes de secours, chacun de ces postes, avec le matériel qui lui est destiné.

Il dispose ou complète les approvisionnements de pansements préparés dans les emplacements et mieux dans les boîtes disposées et dispersées dans le bord, pour les recevoir. — Ainsi il y en a 45 numérotées à bord de l'un de nos derniers types de croiseurs, le *Léon-Gambetta.*

Il veille également à ce qu'il y ait de l'eau potable partout pour apaiser la soif des blessés.

b). — Il s'occupe de la liberté des passages, que le personnel secondaire doit connaître dans les moindres détails avant l'action; des moyens de transport qui doivent être prêts à fonctionner (gouttière Auffret, hamac Guezennec, ou autres moyens)...

c). — Il dispose le personnel médical suivant le nombre des unités qu'il a sous ses ordres; s'il en a plusieurs, il a commencé par diviser virtuellement le navire en secteurs au point de vue de la responsabilité et de la part que chacun d'eux doit avoir dans le relèvement des blessés et dans les soins à le donner.

Il rappelle succinctement leur poste aux infirmiers, aux brancardiers, aux hommes de passage, au besoin en les interrogeant en quelques mots.

Tout ce personnel est remisé sous cuirasse et ne remontera à son poste qu'au moment où la sonnerie désignée lui indiquera qu'il doit entrer en action.

Enfin, il s'assure lui-même que tout est en place selon ses indications, et prêt à fonctionner.

Le combat s'engage; il gagne son poste au premier coup de canon, mais en s'y maintenant en communication constante, comme nous l'avons déjà dit, avec le commandement.

Plusieurs hypothèses doivent être faites :

Le médecin-major est seul ; il occupe le poste principal. Le cas sera plutôt rare, mais il pourra se produire.

S'il y a deux médecins et même trois, le médecin en second se tient dans le second poste, le moins important, et, s'il n'y a qu'un poste principal, il se tient au poste secondaire ;

S'il y a trois médecins, le n° 3 se tient au même poste que le médecin-major.

2 — *Pendant le combat :* — Tout le monde paraît être d'accord que le service médical ne fonctionnera pas pendant le combat lui-même, parce qu'il sera impossible à ce moment de conduire les blessés au poste ; marins et médecins paraissent s'entendre parfaitement sur ce point important [1].

Les essais de relèvement des blessés et de transport dans la dernière guerre, où tous les brancardiers de la flotte vaincue paraissent avoir été victimes de leur devoir, semblent d'ailleurs donner raison à ce principe.

Que feraient les médecins s'ils se mêlaient aux combattants ?

Nous l'avons dit ; ils seraient tués.

Toutefois, il est entendu, et nous le répétons ici avec intention, que *si tout ce personnel n'est pas mobile, il est mobilisable par ordre*, parce que nous reconnaissons qu'il est des cas où la présence d'un médecin peut devenir nécessaire sur le lieu du combat.

Il est un autre principe auquel nous ne tenons pas moins :

Si l'un des médecins est mobilisé pendant le combat par ordre du commandant, *celui-ci ne pourra en mobiliser un second tant que le premier n'aura pas rejoint son poste de combat.* C'est la seule garantie sur laquelle on pourra compter d'avoir un médecin pour soigner les blessés au moment où l'on aura réellement besoin de lui.

Cette conception du médecin mobilisable par ordre, mais par ordre seulement, paraît supprimer toute discussion au sujet du rôle médical à tenir pendant le combat lui-même.

Si d'après les dernières injonctions anglaises, qui nous paraissent excellentes et méritent d'être généralisées, tout combattant est le panseur de son camarade, de son voisin blessé, et au be-

[1] Se reporter aux déclarations citées à la page 161.

soin son propre panseur à lui-même, s'il est blessé (pansement tout préparé, pansement individuel), tout homme légèrement blessé se trouvera, par ce fait, hors de cause ; car dans l'hypothèse d'une blessure légère, il continue le combat.

Si sa blessure est plus sérieuse, mais qu'elle atteigne le membre supérieur, la tête, le tronc, il peut encore de lui-même ou soutenu se rendre à l'un des postes, autant que possible au poste principal protégé pour y subir un pansement et, suivant la gravité de la lésion dont le médecin du poste sera juge, y être gardé ou renvoyé à son poste de combat.

Tout ceci ne veut pas dire qu'un blessé grave ne pourra jamais recevoir des soins pendant le combat, mais seulement qu'il sera, selon toute apparence, fort difficile de lui en donner. Tout ce que l'on pourra lui accorder, c'est de le transporter au poste de secours, si la chose est possible, pour y attendre une autre destination.

3. — *Dans les intermittences du combat et après le combat :* — Quoiqu'il y ait un rapport direct entre ces deux phases, elles méritent d'être traitées à part, malgré d'évidents points de contact.

a) — Intermittences du combat. — Pauses. — A la sonnerie : «A la visite», le service médical entre en action, chacun dans son secteur.

Alors surtout, vont s'effectuer

    la recherche,
    le relèvement,
    le triage,
    la répartition,
    les transports.

Les médecins en sous-ordre et les brancardiers parcourent, fouillent le bâtiment partout où le sang a coulé, ils recherchent les blessés, en font le triage, leur distribuent les fiches indicatrices préparées d'avance et de couleurs différentes suivant les cas, qui indiquent aux porteurs la direction qu'ils doivent prendre sur tel ou tel poste.

Les brancardiers attitrés, sous la surveillance des gradés, relèvent et transportent les blessés d'après les principes qui leur ont été enseignés, soit sur le dos (mode japonaise), soit dans la gouttière métallique, soit dans le hamac, en civière, en brancard...

Si un blessé très grave est de très difficile transport, on le laissera au poste de secours.

S'il peut être transporté en vue de le mettre à l'abri d'une nouvelle phase active de la lutte, il sera remis aux hommes des passages qui le transmettront au poste protégé pour y être opéré, s'il le faut, ou pansé.

La *Marche des Zouaves* indique que le combat recommence.

b) — Après le combat, proprement dit. — Si le combat est terminé, la sonnerie «*A la visite*» l'annonce. C'est à ce moment qu'il faudra avoir des médecins, car c'est alors que leur véritable rôle commence.

Le médecin-major fait une tournée dans le bâtiment; il se rend compte de l'état et du nombre des blessés; puis il procède aux pansements qui n'ont pu se faire pendant le combat et aux opérations qui sont urgentes.

Après entente avec le commandant, il choisit les locaux les plus convenables à tous égards qui ont été ménagés par le feu: carré, chambres...

A l'exception d'un certain nombre de blessés qui ont pu être pansés dans des conditions suffisantes pendant le combat, et *quoiqu'en principe il faille être sobre de tout contact inutile, de tout pansement nouveau*, il faudra cependant en faire ou en refaire un certain nombre.

Si l'évacuation sur un hôpital ou sur un bâtiment-hôpital est possible ou nécessaire dans les heures qui suivent le combat, le médecin n'oubliera pas qu'un blessé ne saurait être transbordé qu'après avoir été pansé. Après le transbordement on rectifiera certains pansements, s'il y a lieu.

Le *médecin-major tiendra un registre* sur lequel il inscrira ou fera inscrire le nom de tous les hommes blessés, avec la nature de la lésion, afin de n'avoir ultérieurement aucune difficulté à établir leurs droits à *gratification ou à pension de réforme*.

Moyens de transport. — En France, les moyens de transport horizontaux des blessés se font par le brancard de la Guerre, nouveau modèle, dont le «Manuel du brancardier maritime» contient le dessin.

En Angleterre, les modèles de brancard semblent varier avec chaque bâtiment. Ils sont fabriqués par les moyens des bords. Ils ressemblent au nôtre, quoique plus lourds et moins manœuvrables.

Lorsqu'une équipe de brancardiers arrive à un panneau, elle retire le blessé du brancard et le place sur les tables d'équipage qui, mises bout à bout sur l'échelle, constituent une glissière de fortune. Le blessé y descend par son propre poids. En bas, d'autres brancardiers le reçoivent, le placent sur un autre brancard et, au besoin, font franchir ainsi une autre échelle.

Il existe en Angleterre d'autres appareils. L'un des plus répandus est celui du dr. Kilker, médecin en chef de la marine anglaise, qui l'appelle «chariot d'ambulance». Il pèse 27 kilogrammes.

Puis il y a le «hamac de Mac Donald», les «cadres de Gorgas et Logd».

En Russie, la chaise de Miller.

En France, on n'a eu pendant longtemps que le hamac avec modifications spéciales.

Les bâtiments cuirassés modernes, si différents des anciens bâtiments en bois, surtout par leurs nombreux compartiments, commandaient, pour cette transmission, de nouvelles dispositions.

Les blessés maritimes étaient-ils dans des conditions tellement spéciales qu'il fallut déroger pour eux aux principes qui présidaient à la transmission des blessés en général?

Telle fut la question que nous nous posâmes lorsque nous commençâmes nos recherches.

On ne pourrait, on ne peut même encore, dissimuler que les dispositions multiloculaires des différents étages des bâtiments superposés et de communication si difficile nous mettent en présence de conditions à résoudre très spéciales et d'exigences très imprévues.

C'est ce qui a donné lieu à un si grand nombre de moyens de fortune.

Le moyen le plus élémentaire est le transport de bras à bras dont on s'est servi dans les dernières guerres et dont on se servira toujours dans certains cas assez bien définis : Le blessé est tombé dans un endroit loculaire, très étroit, là où aucun appareil ne peut pénétrer et le trajet à lui faire subir est court. Les japonais l'ont maintes fois utilisé dans leurs dernières guerres et, dès le temps de paix, ils exerçaient leurs hommes à monter et à descendre les échelles, en portant sur le dos leurs camarades blessés : excellent procédé pour les petites lésions d'un membre inférieur, détestable pour les lésions graves, quelles qu'elles soient (¹).

En fait d'appareil, ce fut d'abord le hamac qui a subi de si nombreux avatars, grâce à son nombre à bord, à sa souplesse, à ses faciles métamorphoses.

(¹) Pour que ces transports d'hommes par hommes soient possibles, il faut admettre que les combattants peuvent quitter leur poste de combat.

La dernière transformation, chez nous, est celle que lui a fait subir M. le dr. Guézennec, et comme tel, il est réglementaire dans la marine française; c'est un ancien *moyen de fortune* devenu réglementaire.

On doit ranger encore dans ces moyens les procédés sur glissières dont se servent les américains.

Or, si tout est permis quand il s'agit d'aller vite (cité), cependant lorsqu'il s'agit d'un colis aussi précieux et aussi fragile qu'un blessé grave, nous pensons que l'on n'est autorisé à aller aussi rapidement qu'à la condition que les deux autres termes de la formule latine seront également tenus.

Poursuivis par l'idée d'avoir pour les blessés maritimes un appareil vraiment *technique*, nous sommes partis d'un principe de chirurgie élémentaire dont nous nous réclamons aujourd'hui.

Un *blessé grave ne devant ni être si malaxé, ni fléchi, ni tordu*, nous avons fait construire un appareil rigide, sorte de collant métallique, se moulant sur les formes humaines comme un vêtement, faisant partout attelle protectrice, et se prêtant ainsi par sa structure, aux fonctions qu'il était appelé à remplir.

La gouttière Auffret, a dit le dr. Fontan au Congrès de 1900, a eu comme idée génératrice la gouttière de Bonnet pour les fractures de la colonne vertébrale et du col du *fémur*, mais réduite à son minimum dans le sens de la largeur par la suppression des capitonnages et la fusion des deux jambes en une seule loge. Elle est formée, dans le sens de la longueur, d'une série de courbes moulées sur le corps d'un homme qui se reposerait sur un plan malléable en légère flexion des jambes et des cuisses, avec excavation en siège pour le bassin.

La succession ininterrompue de ces plans de soutien assure dans toutes ces positions l'immobilité sans tassement du corps inclus.

Quoique le constructeur y ait ajouté des courroies, il n'est besoin d'aucun accessoire pour tenir le blessé, même dans la position verticale du transport.

Les pieds ne reposent pas d'ailleurs sur le plan inférieur de l'appareil; l'extension et les contrextensions se font donc d'elles-mêmes dans les fractures des membres inférieurs.

La gouttière peut être portée:

A mains, par les poignées des extrémités;

En civière, à l'aide de gaffes ou de brancards en bois placés dans des crochets latéraux;

Voiturée, sur des roulettes ou galets placés sous les pieds;
Glissée, sous les barrots comme une torpille.

Deux poignées, une à chaque extrémité, dont celle de tête sert pour l'élingage en montée verticale; ces deux poignées sont réversibles avec taquets d'arrêt.

Deux boucles en fil d'acier de 8 m/m sont articulées par des organeaux destinés à recevoir un croc de palan dans chaque position où il se trouve nécessaire.

Enfin, un chevalet, réversible, destiné à maintenir l'appareil dans le sens horizontal afin qu'il ne bascule pas dans le repos sur le sol, lorsque le blessé y repose.

Dans chaque gouttière une toile rectangulaire de la même dimension qu'elle, égale à la projection de la gouttière sur une surface plane, munie de 4 poignées aux 4 angles, permet de soulever le blessé sans lui imprimer de secousses pénibles ou douloureuses et de le déposer sur le lit qu'il doit occuper.

Tel est l'appareil officiellement adopté comme moyen principal dans notre marine, et auquel quelques marines étrangères ont donné asile.

La gouttière gagnerait en légèreté à être exécutée en osier ou en bambou. On ferait courir un fil réunissant la bordure avec les poignées.

En Angleterre, le dr. Hilker, médecin en chef de la Marine anglaise, a fait adopter pour les blessés un appareil qu'il appelle *cheriot d'ambulances*, il pèse 27 kilogrammes.

Cet appareil paraît être apprécié et rendre de bons services; mais nous ignorons s'il est strictement technique.

IV. Bâtiment de secours et bâtiments-hôpitaux.

Il ne faut pas, en principe, confondre le «Bâtiment de secours» avec le «Transport-Hôpital». — Le premier est fait pour porter secours aux combattants et aux naufragés pendant le combat; le second pour recevoir, pour hospitaliser temporairement, pour transporter des malades. Le bâtiment de secours peut exceptionnellement servir à la fois de transport-hôpital, comme cela est arrivé. Nous parlerons d'abord du bâtiment de secours:

A. — *Bâtiment de secours* — Il est devenu une nécessité des combats maritimes;

Il n'est pas de nation qui n'en possède ou qui n'y ait pensé. Une évacuation rapide des blessés sur un navire approprié n'est-elle pas impérieuse dans certaines conditions pour les combattants comme pour les victimes ? Aussi quoique le programme qui nous est tracé n'en fasse pas mention, il nous paraît difficile de n'en rien dire ; mais nous le ferons brièvement.

a) — *Nature et origine du «Bâtiment de secours».* Le bâtiment de secours doit être d'origine militaire. Il doit être sous les ordres immédiats du chef d'escadre qu'il accompagne.

b) — *La construction, l'organisation et l'adaptation d'un bâtiment de secours* doit être le résultat de la connaissance parfaite des progrès accomplis dans les dernières années.

Destiné à recueillir blessés et naufragés des guerres sur les champs de bataille maritimes, il doit posséder les qualités de vitesse de l'escadre qu'il accompagne.

Un paquebot à grande vitesse transformé paraît être le moyen le plus sûr et le plus pratique pour ce service aussi important que délicat. Appelé à recevoir blessés et naufragés, il doit être intérieurement disposé à cet effet.

c) — *Son rôle sur le champ de bataille et moment où il pourra intervenir.*

Le rôle du bâtiment de secours pendant le combat a été diversement interprété. Il semble qu'il faille en rabattre des prétentions que l'on a eues de le mêler aux différentes phases des combats.

L'amiral Paschen [1] a insisté en quelques lignes sur le rôle limité qu'il tiendrait pendant le combat même ; la prudence avec laquelle il devrait agir ; l'impossibilité qu'il y aurait non seulement à lui laisser traverser des lignes de feu, ce qui était prévu, mais même à le laisser secourir le navire vaincu, au moins tant qu'il n'a pas amené son pavillon ; car le vainqueur qui le poursuit et qui s'attache à une victoire complète ne pourrait l'autoriser à donner des secours que lorsqu'il serait sûr lui-même que l'intervention du bâtiment de secours ne pourrait en rien la compromettre.

Il en résulte que les bâtiments hôpitaux devront se tenir hors de toute atteinte du feu et ne pourront porter secours qu'après la bataille terminée. C'est alors que le bâtiment secoureur, par lui et aussi par ses embarcations, pourra relever les naufragés et recevoir les blessés.

Nous disons des blessés, parce qu'il est probable que le se-

---

[1] A. Paschen : «Que peut-il arriver aux blessés dans une guerre maritime ?» *Arch. de Méd. Nav.* 1904, T. LXXXII.

coureur, s'il le peut, à la fin du combat, prendra les blessés des
escadres, sous certaines conditions.

Il faudra que les moyens de transbordement soient disposés
d'avance.

Certainement le transbordement de navire à navire est une
opération toujours délicate, surtout en mer, mais elle n'est pas
impossible, plusieurs expériences du passé le prouvent. Il est des
moyens qui le facilitent singulièrement et qu'il faudra avoir pré-
vus et organisés :

les larges sabords de charge,

les treuils à vapeur,

les porte-manteaux d'embarcations que nous conseillions
déjà en 1894 et dont nous avons reproduit les figures dans un travail antérieur (1). Les anglais paraissent l'avoir également adopté.

Nous ne faisons que citer sans insister ; ces faits sont aujour-
d'hui connus et décrits.

Quand le bâtiment de secours pourrait-il donc rendre des services ? Question de solution extrêmement épineuse, de solution presque impossible dans les conditions actuelles. Il faut qu'il soit hors
de portée du combat et cependant pas assez éloigné pour ne pouvoir se rendre sur le point où l'on aura besoin de lui, pour répondre
à cet appel. Ceci prouve la nécessité d'une extrême vitesse.

Aussi longtemps que flotte le pavillon, dit l'amiral Paschen, l'adversaire ne souffrira aucune approche des neutres pouvant lui apporter secours.

Il est probable que ce n'est qu'en dehors du champ du combat
que le bâtiment de secours pourra accomplir sa mission, ou bien
à la fin du combat.

En tout cas, un bâtiment d'origine militaire seul pourra tenir
ce rôle.

*B. — Transports-hôpitaux. — Bâtiments-hôpitaux stationnai-
res.* — L'art de construire, d'organiser, d'administrer un bâtiment-
hôpital est arrivé à son plus haut degré de perfection.

Les nations se sont piquées d'amour propre pour produire
les types les plus accomplis.

Et nous sommes heureux de voir réalisé le rêve que nous fai-
sions en 1894 quand nous écrivions : «Puissions-nous voir flotter

---

(1) Auffret — *Arch. de Méd. navale* — 1891 — Secours aux blessés des guerres maritimes.

ce temple chirurgical avant que le XIX° siècle ait sonné son dernier glas!».

Mais, entre tous, les japonais ont porté l'art des transports-hôpitaux jusqu'à la perfection et ne nous ont laissé à peu près que le droit de répéter leur œuvre, en donnant naissance à l'*Orel*, qui, sorti des chantiers de la Seyne, était destiné à la dernière guerre de l'Extrême-Orient, type parfait d'ailleurs comme aménagement.

L'évacuation des malades et blessés sur les hôpitaux japonais pendant la dernière guerre était assurée par deux services (1) :

> *Le service de santé de la marine japonaise,*
> *La Société de la Croix-Rouge japonaise.*

Le service de santé officiel avait à sa disposition deux bâtiments-hôpitaux, le *Kobe-Maru* et le *Saiko-Maru*, d'une vitesse de 15 nœuds, naviguant sous pavillon de commerce japonais avec le pavillon de la croix de Genève au grand mât.

La Croix-Rouge japonaise possédait et entretenait deux bâtiments-hôpitaux, le *Hakai-Maru* et le *Kosai-Maru*, pour le service d'évacuation des malades et des blessés, bâtiments qui, dans la dernière guerre, ont rendu les plus grands services en faisant un continuel va-et-vient entre les formations de l'arrière et les hôpitaux du Japon.

Nous ne referons plus d'historique des secours ni de description du bâtiment-hôpital, description qui existe aujourd'hui partout, mais nous dirons deux mots, en terminant, de son régime administratif :

Le transport-hôpital ne doit pas être soumis à un régime militaire. Le médecin-major doit être le chef technique du bâtiment de secours et aussi le chef administratif (2)

Il n'y fait pas le service médical, mais il le dirige et il plane administrativement sur tous les services du bord. Le commandant du bord ne s'occupe que de la partie purement maritime; régime nouveau qui a fait plusieurs fois ses preuves et qui désormais ne peut être désavoué grâce aux bons résultats qu'en ont retirés les hollandais (1894), les américains et allemands en Extrême-Orient,

---

(1) Les navires-hôpitaux japonais, par R. de Vercour. *Arch. méd. navale*, 1904, p. 275 (T. LXXXII).

(2) Organisation des secours aux victimes des guerres maritimes — S. N.— Paris—Institut de bibliographie scientifique 1904 — (Prix Romberg) p. 84-85, et *Archives de Médecine navale* T. LXXXIV).

et que les autres nations, en pareille circonstance, ne pourront qu'imiter.

CONCLUSIONS

I. — Il faut, à bord d'un bâtiment de combat, un poste principal protégé, un poste secondaire demi-protégé, au moins, et des postes de secours ou postes-abris.

II. — Malgré la tendance marquée, qui s'est accusée depuis quelques années, à remonter au-dessus de la ligne de flottaison le poste principal des blessés qui était situé au-dessous, les médecins doivent persister, sur les bâtiments de combat de l'avenir, à réclamer un poste protégé au-dessous de cette ligne : c'est là seulement qu'un blessé trouvera la sécurité et que le matériel médical sera en sûreté.

Il faut seulement que ce poste soit *accessible* et *habitable*, ce qui implique nécessairement son éloignement des foyers de chaleur.

III. — Pendant le combat, le médecin-major se tient dans le poste principal, au-dessous de la ligne de flottaison.

Il y est en communication avec le commandant.

Les médecins en sous-ordre occupent : le second médecin, le poste secondaire ; le troisième (s'il y en a un) se tient au poste principal avec le médecin-major.

Ils sont *mobilisables sur l'ordre du commandant seul*, mais ne sont *jamais mobiles d'eux-mêmes*.

Deux médecins ne sont jamais mobilisés en même temps. Si l'un a été tué, le second ne peut plus quitter le poste.

IV. — Les transports de blessés, sous la ligne de flottaison, ne peuvent s'effectuer que dans les intervalles de la lutte ou à la fin du combat. Les transports à bras aux dépôts de secours peuvent se faire tout le temps avec l'agrément des chefs.

V. — Il faut, en temps de paix, apprendre aux marins à se panser les uns les autres. Des dépôts de pansements tout préparés doivent, à cet effet, être dispersés en de nombreux points des bâtiments, connus de tout le monde et numérotés. Si l'expérience prouvait que cela ne suffit pas, on reviendrait à l'idée du pansement individuel.

VI. — Toutes précautions hygiéniques doivent être prises avant le combat au point de vue de l'asepsie des blessures, de la sauvegarde de l'ouïe et de la vue.

VII. — Dans les cas d'urgence, tout moyen de transport est excusable. Comme moyens de fortune, les transports à bras et sur le dos semblent avoir donné de bons résultats. Mais un appareil technique, rigide, à la condition qu'il ne soit ni trop lourd ni trop encombrant, est le seul procédé sûr et à recommander comme tel, dans les cas graves et pour les transports difficiles. Il doit transmettre les blessés en *toutes directions, sans dommage ni danger* pour eux.

VIII. — *Un bâtiment de secours* des blessés et des naufragés doit être attaché à chaque escadre. Il doit être toujours d'origine officielle. Il doit être sous les ordres du commandement.

Les États doivent posséder *des bâtiments-hôpitaux* ayant tout le confortable technique moderne pour les soins des blessés et pour les évacuations. Les bâtiments-hôpitaux organisés par les sociétés de secours pourront coopérer au même rôle.

Le transport-hôpital doit être soumis à un régime administratif médical.

THÈME : LES MALADIES MENTALES DANS LES PAYS TROPICAUX

Par MM. les Drs. Juliano Moreira

Ancien professeur de Psychiâtrie et Neurologie, directeur aliéniste de l'Hôpital national d'aliénés de Rio de Janeiro

et Afranio Peixoto

Ancien préparateur de médecine légale, aliéniste de l'Hôpital National de Rio de Janeiro

Les questions de géographie médicale ont beaucoup perdu de l'importance qu'on leur attribuait, au temps où l'on croyait que chaque région de la terre, selon sa latitude et sa longitude, avait une caractéristique morbide, comme une caractéristique ethnographique, zoologique ou phytographique, etc.

Ces conceptions étaient facilitées par une notion trop vaste, et par cela même mal définie, des zones climatiques. Sous l'empire de telles idées théoriques et avant d'avoir procédé à des recherches vraiment scientifiques dans chaque région, on faisait pour chaque climat une pathologie à part, claire, précise et séparée nettement de toute autre par des délimitations exactes.

De semblables préjugés pathologiques tenaient en grande partie au manque d'une notion étiologique positive, par suite des connaissances insuffisantes de l'époque, et au défaut d'une étude clinique comparée, que ne permettaient pas les conclusions hâtives des médecins voyageurs.

L'étiologie plus éclairée de notre temps, l'hygiène mieux préparée de nos jours sont venues dissiper des croyances mal fondées et réduire la question à ses véritables termes.

On a reconnu le presque cosmopolitisme de toutes les maladies, ou du moins, leur acclimatation facile, dès que concourent, en n'importe quelle région de la terre, certaines conditions nécessaires à leur développement. Il n'y a presque pas de maladie que l'on n'ait observée au Nord aussi bien qu'au Sud, à l'Ouest aussi bien qu'à l'Est. Il n'y a pas de région au monde qui possède en propre une seule maladie, et il n'existe pas de maladie qu'on ne puisse, même en ses domiciles éventuels, exterminer par les moyens hygiéniques de notre époque.

Comme exemple de la vérité de la première de ces assertions, nous citerons le choléra et la peste. La fièvre jaune et la malaria prouvent la vérité de la seconde.

Ce qu'il y a, quand cela existe, ce sont des variations cliniques, résultante complexe de l'intensité morbide, de la résistance individuelle, de la défense hygiénique, du combat thérapeutique: ensemble de conditions où les coefficients climatiques peuvent bien entrer pour une certaine part, mais auxquels ils ne contribuent jamais ni médiatement, ni directement. Telle est l'observation générale, que ne sauraient infirmer des faits particuliers, encore obscurs et partant d'interprétation variée, qu'on pourrait y opposer.

Pour entreprendre avec fruit notre étude il était nécessaire d'avoir des notions exactes sur des climats qu'on a appelés tropicaux. Jules Rochard a eu soin de nous prévenir que toute classification de climat est arbitraire. La sienne qui n'échappe pas à ce reproche, a cependant été adoptée par la majorité des hygiénistes. La base thermique adoptée est passible de sérieuses objections. Il est toujours vrai qu'il en est des moyennes thermiques comme des vêtements tout faits: aucune n'est à la mesure. En réalité, nous le savons, il n'y a guère de climats de zones, pas beaucoup plus des climats de régions du reste; il y a surtout des climats de localités.

Toutefois parce qu'il est commode de rattacher les climats de localité à quelqu'une des grandes divisions qui représentent les climats de zone, dont les caractères sont conventionnellement assez bien définis et connus, nous déclarons que nous avons utilisé pour nos comparaisons les documents relatifs aux pays situés entre les isothermes de + 20° au Nord et + 20° au Sud.

* * *

En pathologie nerveuse et mentale, comme en toute autre, il n'est pas téméraire, car c'est un fait d'observation, de dire qu'il *n'existe pas de maladies mentales climatiques*, ou, plus particulièrement, que sous les climats chauds on n'observe aucune forme pathologique qui soit étrangère à la neuro-psychiatrie des autres climats.

Cette assertion se base aussi bien sur notre propre expérience que sur celle de nos confrères de plusieurs régions du monde.

La lecture attentive des notes et des communications cliniques éparses dans les revues médicales de divers pays nous a montré qu'elles ne sont pas en contradiction à notre propre observation.

Ce qu'ont vu Muñóz (9) et Gustavo López (15) à Cuba, Niven (10) à Bombay, Manning (11) en Australie, Grieves (12), Law (13) et Barnes (14) dans la Guyane anglaise, Sandwith (16) et Peterson (17) au Caire, Greenless (20) dans l'Afrique du Sud, Meilhon (21) au Nord de l'Afrique, Holzinger (24) en Abyssinie, Gilmore Ellis (18) à Singapour, Van Brero (22) et Kraepelin (26) à Java, Ostrowsky (23) en Perse, prouve que nos observations dans les zones chaudes du Brésil peuvent s'appliquer à tous les climats chauds du monde.

Notre observation a eu un large champ d'action dans un territoire immense, compris pour la plus grande partie entre les tropiques et possédant, en outre, une vaste région à climat tempéré et doux, qui nous permettait la comparaison.

Le Brésil, qui s'étend, en effet, dans l'Amérique du Sud, sur 39 dégrés de latitude, entre 5°10' N. et 33°46' S. en comprenant une superficie de 8.337,000 kils. carrés, jouit des zones climatiques variées. La zone tropicale, torride ou équatoriale a une température moyenne au-dessus de 25° C.; une autre, sous-tropicale ou chaude, se maintient entre les isothermes de 20° à 25°, et une troisième zone, tempérée et douce, à une moyenne thermique entre 15° et 20°.

Dans ce vaste pays, ni par notre observation directe dans sa presque totalité, car nous avons habité des districts de chacune de ses circonscriptions territoriales, ni par des informations médicales de toute nature, nous n'avons pu trouver une affection quelconque, pas même une variation ou un caractère particulier en pathologie mentale, dont nous puissions attribuer au climat la responsabilité directe et immédiate. La liste des maladies mentales au Brésil est identiquement la même que dans les autres pays: la question est seulement de dose et d'apparence, changements auxquels concourent des facteurs complexes, que nous analysons plus loin.

Même dans une région donnée où persisteraient presque tous les facteurs, à l'exception du climatique, par suite des changements de saisons, on ne saurait tirer aucune conclusion relativement à l'influence de la température et des circonstances météoriques connexes.

Un graphique joint à cette étude montre, en effet, les courbes des maxima, des moyennes et des minima thermiques mensuels à Rio de Janeiro pendant 10 ans, projetées sur le tracé de la proportion de cas de folie survenus dans cette ville et observés à l'Hôpital National d'Aliénés; il est impossible d'en tirer une déduction claire quant à l'influence de la température, etc., sur les psychoses constatées, vu les données du problème qui varient d'une année à l'autre. Il est vrai que le plus souvent l'admission à l'hôpital ne coïncide pas avec le début de la maladie, mais elle coïncide, du moins dans la plupart des cas, avec des exacerbations justifiant l'urgence de l'internement. La seule déduction permise est que, si réellement le climat, au moins dans ses principales composantes: température, état hygrométrique, etc., influe sur les déterminations morbides mentales, son influence est contrebalancée, masquée et effacée par une complexité obscure d'autres conditions, de sorte qu'il est impossible de lui attribuer une importance ou une valeur quelconque.

Esquirol (1) pensait que les climats chauds produisent moins de fous que les climats tempérés, sujets à de grandes variations atmosphériques, et qu'il y avait moins d'aliénés en Grèce, en Turquie, dans les Indes que dans le Nord de l'Europe. Mais c'est aussi dans ces régions que sont situés les pays où l'assistance est plus développée. Cependant, dans les pays froids où la civilisation est arriérée et où n'existent pas encore les inconvénients de la vie intensive, comme le Groenland, l'Islande, la Sibérie, etc., on ne sache pas que la folie soit plus fréquente que dans les zones chaudes peu civilisées. Par contre, en ce qui regarde le Brésil, la folie devient chaque jour plus fréquente dans ses zones chaudes, en proportion des progrès de la civilisation, qui, à côté de ses grands avantages, entraîne l'augmentation de vices et des maladies poussant, comme des parasites, sous son ombrage.

Sous les climats chauds, quelle est la valeur des influences météorologiques sur les aliénés? Esquirol (2) disait que, au moment des équinoxes, les aliénés étaient plus bruyants. Selon Guislain (3), il y aurait certains rapports, difficiles à préciser, entre l'exacerbation et la rémission de la folie, d'une part, et de l'autre, les temps très humides, les vents, les orages et l'électricité atmosphérique.

Lombroso (1) avait remarqué que, deux ou trois jours avant les grandes variations atmosphériques, certains aliénés, les stupides, les idiots, les déments et surtout les épileptiques, ressemblant en cela à beaucoup d'animaux, sont très agités.

Nous avons étudié la question en comparant le relevé des attaques des épileptiques de l'Hôpital National des Aliénés avec les données météorologiques de l'Observatoire de Rio et de la section météorologique de la Marine. Les facteurs étudiés furent la température, l'état du ciel (nuages), la pluie, l'état hygrométrique, la force et la direction du vent, la pression atmosphérique, les orages.

En outre nous avons recherché l'influence des phases lunaires.

De cette étude minutieuse, nous croyons pouvoir conclure que, au moins pour notre climat, il n'existe pas de relations entre les phénomènes atmosphériques et l'apparition des attaques convulsives chez les épileptiques.

Dans les pays chauds, comme dans les pays froids, en observant avec attention et en particulier les cas cliniques, on remarque qu'il y a de grandes différences individuelles, et que souvent le mode de réagir d'un malade n'est pas semblable dans deux deux occasions en apparence identiques.

* * *

La comparaison de quelques chiffres de nos statistiques avec les européennes, en signalant les variations et les différences de ces chiffres pour chaque maladie mentale, nous permettra d'indiquer les causes probables du fait indiqué.

Idiotie

L'*idiotie* revêt dans nos zones climatériques à moyennes thermiques les plus élevées, comme dans celles à moyennes moins élevées, toutes les formes décrites dans les pays froids. En comparant ce que nous avons observé au Brésil avec ce que nous avons vu dans les hôpitaux européens, nous n'avons rien de particulier à signaler chez nous. Notre proportion inférieure à cet égard, relativement aux autres pays, est due exclusivement au fait que nos Hôpitaux ne reçoivent qu'un nombre minime de cas, les malades les plus inoffensifs restant presque toujours confiés aux soins de leurs familles.

Imbécillité et débilité mentale

Quant à l'*imbécillité* et à la *débilité mentale*, nous pouvons également affirmer qu'elles ne présentent, symptomatologiquement, rien de différent de ce que l'on observe dans les pays froids. Leur grande fréquence en certains districts ruraux ne saurait être attribuée au climat, par la raison que cette fréquence existe dans des localités à moyennes thermiques très tempérées. Nous ne croyons pas, d'ailleurs que les deux modalités de dysphrénies dégénératives soient plus fréquentes au Brésil qu'en Irlande et en Russie, par exemple. Les causes de leur fréquence, chez nous, sont les mêmes que dans les autres pays. Nous ferons remarquer, cependant, qu'une des plus graves, dans les Etats de Bahia, de Pernambuco, de Ceará, de São Paulo, de Rio de Janeiro, de Minas et d'Espirito Santo, est le nombre extraordinaire des ankylostomiasiques dans les districts ruraux. Les descendants de ces malades sont fréquemment imbéciles ou débiles mentaux, sans qu'aucune autre cause paraisse avoir concouru à ce résultat.

L'alcoolisme, la syphilis et impaludisme sont les autres facteurs de la fréquence de l'imbécillité, ainsi que de l'idiotie, dans nos zones tropicales.

Neurasthénie

Les chiffres qui figurent dans nos statistiques sont exigus pour deux motifs: le premier est que le lieu de notre observation est un hôpital d'aliénés, où les malades sont toujours conduits par la police ou par leurs parents, et l'internement des neurasthéniques, en général, n'est pas urgent. Le second motif est que si la neurasthénie se continue, comme il arrive si souvent, par une perturbation mentale plus grave ou plus remarquable, le cas en question figure sous cette dernière rubrique. Il faut considérer, en outre, que deux des principales conditions causales de la neurasthénie sont encore à l'état rudimentaire au Brésil, même dans sa capitale, à savoir: le *surmenage* par excès de travail ou autre, et l'épuisement vénérien, surtout par perversions sexuelles. Nos conditions de civilisation ne nous ont pas encore valu ces tristes effets, qui épuisent les peuples d'une vie plus intense. C'est peut-être de là que vient la rareté des neurasthéniques dans nos hôpitaux. Dans la clinique particulière, cependant, ils sont déjà fréquents, et si l'on n'en observe pas un plus grand nombre, c'est parce qu'ils traversent assez souvent l'Océan, pour aller consulter les grands spécialistes européens, ou augmenter le nombre des habitués des villes d'eaux, sous prétexte qu'ils souffrent de l'estomac ou des intestins.

Hystérie

L'hystérie est fréquente au Brésil, surtout dans ses formes convulsives, dont on a observé parfois de véritables épidémies, comme celles d'astasie-abasie à Saint Louis de Maranhão en 1879-81, à Bahia en 1882 (Nina Rodrigues et Alfredo Britto). Mais l'histoire des grandes épidémies de névrose convulsive montre qu'elles ont eu une fréquence encore plus grande dans des pays froids d'Europe.

Les causes de l'hystérie, chez nous, ne diffèrent en rien de celles qui agissent en Europe et dans l'Amérique du Nord.

Épilepsie

La proportion de cette maladie est considérable surtout sous sa forme convulsive.

Bien que l'on rencontre fréquemment toutes les variations épileptiques, depuis le petit mal jusqu'aux manifestations psychiques délirantes et même criminelles de la névrose (et nous possédons à cet égard des cas très curieux), on remarque facilement que la grande attaque est la plus commune des manifestations comitiales. Comme causes à signaler, nous citerons l'alcoolisme des parents et la dégénération créée par cette intoxication et par d'autres intoxications morbides, alimentaires, etc.

Dégénération inférieure

Magma confus d'évolution cérébrale avortée ou de régression maladive, sur laquelle se greffent et avec laquelle se mêlent les perversions, les fétichismes, les délires épisodiques. La proportion est considérable, surtout si l'on considère que sous cette rubrique sont compris presque tous les cas sans caractéristique précise et tous ceux disséminés sous d'autres rubriques. Comme partout, on trouve chez les ascendants des malades l'alcoolisme, la syphilis et les abus vénériens.

Paranoïa

Suivant les traces de Kraepelin, nous excluons tout ce que la confusion psychiatrique a fait comprendre à tort sous cette dénomination. Dans un travail antérieur (33), nous partageons l'opinion du professeur de Munich. A cause de cette manière de voir la paranoïa, en 1904 nous avons eu seulement 1,1 % de cas. Nous avons eu la fortune d'observer chez nous des cas très instructifs de cette maladie.

Alcoolisme

Le pourcentage trouvé par l'un de nous dans une période de 10 ans est de 28 %, qui est également celui de chaque année, dans nos statistiques. M. le Dr. Roxo (29) a signalé à la Clinique psychiatrique de la Faculté de Rio, de 1895 à 1900, 31 % de cas d'origine alcoolique. Il s'ensuit que, sous ce rapport, Rio de Janeiro est comparable à Paris et à Vienne; c'est-à-dire que la proportion est très élevée et elle le paraîtra encore plus si l'on tient compte de la distance qui sépare socialement ces deux grandes capitales de la nôtre.

Psychoses infectieuses

Sur des terrains préparés par la névropathie, on remarque un grand nombre de cas de perturbations mentales survenant dans la période initiale ou dans la période secondaire de la syphilis, dans la malaria, dans la variole, dans la fièvre jaune. Rencontrant un terrain propice, ces infections ont fait éclore les désordres mentaux. Il n'y a pas eu erreur d'imputation, dans les deux premiers cas, car les médications spécifiques ont toujours fourni une confirmation positive.

Confusion aiguë

Parmi les psychoses par épuisement (*Das Erschöpfungirresein*), Kraepelin réserve la dénomination de confusion aiguë — *Die acute Verwirrtheit* — (*Amentia*) — à une catégorie seulement des faits groupés par Meynert sous le nom d'*Amentia*.

Malgré la rareté de cette psychose (0,5 sur cent), nous en avons observé chez nous des cas typiques. Elle est plus fréquente chez la femme. Les causes plus communes sont les facteurs d'épuisement, notamment l'état puerpéral, le surmenage physique et les veilles.

Folie maniaque-dépressive

L'un de nous (Peixoto) a trouvé, en 10 ans, chez nos aliénés, 6,3 % de maniaques dépressifs. Au contraire de ce que l'on observe en Europe, où il y a excès de femmes, on remarque chez nous une légère différence en faveur du sexe masculin, qui a fourni, en 10 ans, 6,8 % contre 6,2 % pour le sexe féminin. La folie maniaque-dépressive est plus tardive chez nous. La comparaison de nos chiffres avec ceux de Kraepelin et de Weigandt montre que, jusqu'à l'âge de 20 ans, nous avons beaucoup moins de maniaques-dépressifs, et après l'âge de 40 ans, beaucoup plus qu'en Allemagne.

La contribution des groupes ethniques est inégale; plus de la moitié des cas (53 %) appartiennent à la soi-disant race blanche; plus du quart (28 %) aux métis, et plus d'un sixième (19 %) à la race nègre (30).

Démence précoce

La démence précoce, dans toutes ses variétés kraepeliniennes, est très fréquente au Brésil; le fait se remarque facilement depuis qu'il a été groupé sous cette rubrique des cas antérieurement mal classés.

Des excès d'études, qui commencent trop précocement au Brésil; de mauvais traitements domestiques ou dans les internats; les rigueurs de la discipline; la crainte des punitions; les dangers de révolutions; tels sont souvent les facteurs occasionnels de la maladie, vérifiés chez nous.

Sur le total de 1806 malades observés à l'Hôpital National des Aliénés au cours de l'année 1904, nous trouvons 217 déments précoces soit 12,0 % dont 165 hommes et 52 femmes, ce qui fait une proportion de 14,5 % pour les uns et de 7,8 pour les autres. Le chiffre total de 12,0 %, inférieur à celui de Kraepelin qui indique 14 à 15 %, inférieur également à ceux de Séglas et Deny qui trouvent 13 à 14 %, de J. Crocq qui donne 15,66 % et de Levi Bianchini qui arrive à 28, est presque égal à celui de Sérieux qui trouve 12 à 16. La proportion de 10 % donnée par Meeus est moins élevée que celle de tous les auteurs.

Notre chiffre total de 12 % se rapproche, en somme, assez bien de ceux obtenus par Sérieux et Séglas et Deny.

À Java le Prof. Kraepelin a trouvé la démence précoce très fréquente. Malheureusement il ne donne pas la proportion.

Involution sénile, mélancolie d'involution, démence sénile

Dans les pays chauds comme dans les froids, la vieillesse ne met pas à l'abri des psychoses. Nous avons observé toutes les formes morbides décrites en Europe par Ritti, Wille, Kraepelin, etc. La proportion de ces psychoses séniles sera certainement moins élevée que celle de 8 % établie à Bhinan par Wille, parce que beaucoup de ces malades sont traités à domicile.

Paralysie générale

À l'égard de la paralysie générale, deux faits sont à noter: l'un est l'exiguité relative du nombre de cas chez nous et l'extrême rareté de ce syndrome chez les femmes, contrairement à ce qu'on observe dans certains pays de l'Europe et dans certains États de l'Amérique du Nord; l'autre est la progression croissante, d'année en année, de l'affection au Brésil.

Muñóz et Gustavo López à Cuba, Niven à Bombay, Plaxton à Ceylan, Manning à New-South-Wales, Sandwith et Peterson au Caire, Greenless dans l'Afrique du Sud, Meilhon en Algérie, Holtzinger en Abyssinie, Ostrowsky en Perse, Friedrichsen à Zanzibar, Gillmore Ellis à Singapour, Bauer, Kok, Aukersmit et van Brero dans les Indes néerlandaises, Grieve, Law et Barnes dans la Guyane anglaise, ont affirmé la rareté de la paralysie générale dans les climats chauds. Van Brero a écrit: Dementia paralytica ist eine Irreseinsform, welche in tropischen Ländern wenig beobachtet wird.

Nous croyons que dans les pays chauds comme dans les froids la paralysie générale est plus ou moins fréquente selon leur degré de civilisation.

Au Brésil elle est plus fréquente dans les grands centres.

Il ressort de la statistique dressée par Penafiel et Moreira (31) qu'il est entré à l'Hôpital National des Aliénés à Rio, pendant la période de 1889 à 1904, 9609 malades et que sur ce nombre 266 seulement, dont 12 femmes, ont été considérés comme atteints de paralysie générale, soit une proportion de 2,76 % sur la totalité des entrées. L'Hôpital National des Aliénés est un asile public. A la maison de santé du Dr. Eiras, réservée aux malades de la classe aisée, la proportion a été de 4,3 %. Et nous pouvons affirmer que beaucoup de malades sont traités à domicile.

Selon la statistique de Franco da Rocha (29) à S. Paulo le pourcentage dans cette ville est plus élevé, 5,5 %. Sur 1080 hommes aliénés il a trouvé 90 paralytiques généraux, soit 8,3 %. Parmi 266 étrangers il a observé 52 paralytiques, soit 8,3 %. Le climat de la ville de S. Paulo sert de transition entre celui de la zone sous-tropicale et celui de la zone tempérée douce. Par suite de l'altitude, la température de cette localité s'abaisse considérablement et par ce fait son climat s'éloigne de celui de la zone sous-tropicale.

Mais la cause de la différence de pourcentage n'est pas le climat. L'immigration étrangère plus forte expliquera le fait.

Bien que la syphilis ait une grande extension au Brésil, on remarque une prépondérance des formes tégumentaires bénignes, de sorte que le système nerveux est relativement épargné.

Toutefois à côté de ces manifestations, l'un de nous a observé non seulement des cas nombreux de tertiarisme grave, étendu, frappant avec rapidité les os et les téguments, surtout dans les malades des districts ruraux où il y a plusieurs facteurs d'aggravation de la maladie, mais encore des cas de tertiarisme plus ou moins graves des centres nerveux chez les Brésiliens descendants, plus ou moins purs, des deux groupes ethniques qui ont le plus concouru pour le peuplement du pays.

Si les localisations encéphalo-médullaires de la syphilis parmi les habitants du Brésil ne sont pas exceptionnelles, les affections dites parasyphilitiques ne sont pas fréquentes comme en certains pays de l'Europe et semblent être totalement inconnues chez l'aborigène.

Doit-on attribuer cette immunité à une influence ethnique? Nous ne le croyons pas. Le genre de vie que mènent ces aborigènes, dont l'activité est réduite au minimum, est sans doute la cause de cet état réfractaire. Ils n'ont pas les soucis, les chagrins et le surmenage intellectuel de l'homme civilisé. S'ils ne connaissent pas l'exquis des jouissances psychiques, ils ignorent par contre les dépressions nevrosthéniques.

Sous les climats tropicaux comme sous les froids, la syphilis est de beaucoup la cause la plus fréquente de la paralysie générale. Nous la trouvons, certaine ou probable, dans près de 80 % des cas. Elle existe comme facteur prédominant 30 fois sur 100.

Quelle que soit la valeur de la syphilis comme cause de la paralysie générale, nous croyons qu'elle n'est pas l'unique. Il paraît bien démontré que les toxiques les plus divers peuvent donner origine chez des prédisposés à la méningo-encéphalite diffuse.

Le surmenage par excès de travail, par misère et surtout par des perversions génésiques, le coït immodéré, les avortements provoqués, etc., communs dans certaines capitales d'Europe, est relativement rare au Brésil. Mais comme le quotient du progrès augmente graduellement, et avec lui les maux qui l'accompagnent, la paralysie générale commence à figurer sensiblement plus souvent dans notre obituaire, et elle tend à augmenter davantage.

D'ailleurs nous avons la conviction que la rareté de la démence parétique dans les statistiques des principaux centres du Brésil est plus grande que la réalité. Cela tient pour la plupart à des erreurs de diagnostic.

Beaucoup de médecins, et des plus instruits, méconnaissent la paralysie générale là où un aliéniste praticien n'hésite pas à l'affirmer et ne consentent à l'admettre que lorsque le syndrome est complet.

*　*　*

Une question que nous devons discuter brièvement, avant de conclure, est celle de l'influence des tropiques sur le système nerveux des émigrants de pays froids. À Manaos, à Belém, dans l'État du Pará, dans celui de Maranhão, à Fortaleza, à Pernambuco, à Bahia, etc., enfin, dans toute la région du Brésil signalée comme possédant des climats chauds nous avons vu un grand nombre d'Européens originaires de pays du Nord: Allemands, Norvégiens, Russes, Anglais, etc., vivre dans les meilleures conditions de santé et conserver un excellent système nerveux. C'est qu'ils tâchaient de vivre conformément au climat et respectaient les prescriptions que conseille l'hygiène pour l'existence en de semblables conditions. A côté d'eux, par contre, nous en avons vu beaucoup, dont les perturbations étaient dues à des excès de ci-

lux, de *polus* et de *renix*. Un certain nombre, d'ailleurs, devait avoir apporté d'Europe des tares dégénératives, occasionnant les manifestations morbides, et dans ces cas, ces dernières auraient certainement apparu de la même façon, si les émigrants n'avaient pas quitté leur patrie.

Et sans nous attarder pour le moment à approfondir l'affirmation, nous rappellerons en outre que l'émigration peut être l'aboutissement d'états psychopathiques divers qui poussent l'homme à se déplacer, soit en vertu d'idées de persécution ou de grandeur soit aussi d'impulsions rattachées à l'hystérie, l'épilepsie, la paralysie générale, etc.

Quant à l'insomnie persistante dont parlent Däubler et Rasch, le climat n'en est point la cause, car, dans nos zones équatoriales, nous ne l'avons pas observée avec plus de fréquence qu'en Europe.

Nos observations sont d'accord avec ce qu'affirme le directeur du Musée de Pará, le savant suisse Dr Goeldi (25), dans son étude sur le climat de l'Amazonie. Il a écrit: Nie während eines mehr als 7jährigen Aufenthaltes habe ich, noch eines meiner Familienmitglieder, noch einer unserer europäischen Museumsangestellten wegen Hitze nicht zu einem erquicklichen Schlafe gelangen können.

* * *

On a déjà signalé comme particuliers aux climats chauds deux syndromes, connus par les indigènes de l'Archipel Malais sous les noms de *Latah* et d'*Amok*.

La lecture attentive des travaux de Swaving (6), de Vogler (7), de van de Burg (8), de Rasch (19), de Gillmore Ellis, de van Brero, et enfin de Kraepelin, qui a visité Java l'année dernière, nous porte à croire que le *Latah* et l'*Amok* ne sont pas deux maladies à part et qu'ils ne sont pas particuliers aux pays chauds. Les phénomènes du *Latah* (une myospasmie impulsive imitative provoquée (d'après Marina et Brero) appartiennent certainement pour l'ordinaire à la maladie de Gilles de la Tourette et à l'hystérie. Ils offrent des points de ressemblance avec le *Miryachit* des Sibériens et des Lapons, le *Jumping* des sauteurs nord-américains, le *Bah-tschi* des Siamois.

L'*Amok*, par contre, n'est pas une forme morbide univoque, mais l'appellation générique sous laquelle on désigne les actes impulsifs extrêmement violents, accompagnés d'obnubilation. A la vérité, la plupart de ces états doivent être rattachés à l'épilepsie,

L'année dernière, les journaux de Rio de Janeiro se sont longuement occupés du cas d'un individu, que l'un d'eux a surnommé *Homem-fera* (homme bête féroce). Cet individu, interné plus tard à l'Hôpital National d'Aliénés, est un épileptique; s'il avait habité les Indes Néerlandaises, il eût été classé comme cas typique d'*Amok*.

* * *

C'est l'occasion de dire quelques mots sur les accidents déterminés sur l'homme par les rayons calorifiques du soleil. Mais ils ne sont pas particuliers aux climats tropicaux. Nous les avons vus à Berlin et à Paris. On les observe sous toutes les latitudes même dans les limites septentrionales des régions tempérées (Vide Hirsch — *Handbuch der historisch-geographischen Pathologie*, 2.ª ed., et R. Victor — *Allg. Zeits. f. Psych.* XL — 1 et 2).

Jusqu'à ce jour nous avons eu très rarement l'occasion au Brésil d'observer ces troubles. Il y a plus: une coïncidence remarquable. Un cas de paralysie générale que nous avons observé à l'hôpital, ayant une insolation dans les antécédents, a commencé dans une ville de la République d'Uruguay déjà située sous une isotherme de la zone tempérée.

Les auteurs ont affirmé que, lorsque le coup de chaleur frappe le système nerveux central, il peut affecter trois formes: la comateuse, la convulsive et la délirante. Celle-ci est caractérisée par un délire aigu. Texier a observé un cas dans lequel le malade atteint de délire furieux voulait se jeter à la mer. Ce type était connu autrefois sous le nom de *calenture* ou paraphrosine calenture, comme l'appelait Sauvage. «La calenture, dit Fonssagrives, est un délire fébrile, subit, particulier aux pays chauds, et dont le caractère spécifique est d'inspirer au malade le désir de se jeter à la mer». L'existence de cette affection avait été étayée par quelques faits dont le plus important est l'histoire, racontée par Gaulthier, de trente matelots et du médecin du bord se jetant à la mer dans un accès de délire furieux (apud Boudin, *Géographie et stat. médicales*). Nous croyons que cette modalité morbide devient rare grâce surtout aux progrès de l'hygiène des navires parce que nous avons plusieurs fois traversé l'équateur et nous n'en avons pas observé un seul cas.

Depuis longtemps d'ailleurs, Fonssagrives disait n'en avoir pas rencontré un seul exemple pendant quatre ans de navigation aux côtes d'Afrique, sur un effectif de 3.000 hommes. A terre, dit-on, le coup de chaleur délirant peut affecter la même intensité. Nous répétons que cette forme morbide n'est pas particulière aux climats chauds parce que, d'après Pringle, c'est au moment des plus grandes chaleurs en Hollande qu'on observa dans l'armée anglaise ces fièvres, signalées à leur début par une frénésie subite et tellement violente que des soldats s'élançaient de leurs chariots dans les marais qui bordaient la route.

Quoi qu'il en soit sur la pathogénie du coup de chaleur, l'apparition de ses accidents cérébraux est favorisée par des prédispositions individuelles. L'influence de l'alcoolisme professionnel ou de l'abus accidentel de boissons spiritueuses est évidente. Kelsch a très justement insisté sur la vulnérabilité spéciale des sujets porteurs de tares organiques, d'insuffisance fonctionnelle du rein et surtout de dispositions morbides, natives ou acquises, du muscle cardiaque.

Le Prof. Le Dantec (27) a écrit: «Les fortes chaleurs accompagnées de nuits d'insomnie, de l'absence de toute distraction, créent aux colonies un état mental particulier qu'on a appelé du nom caractéristique de *soudanite* parce qu'il s'observe avec summum d'intensité dans le Soudan. Les autres colonies n'en sont pas indemnes, etc.»

Dans les zones les plus chaudes du Brésil, nous n'avons observé absolument rien de semblable à la soi-disant *soudanite*. D'ailleurs nous sommes convaincus que les victimes de cette psychopathie pseudo-tropicale sont des dégénérés communs qui entrent facilement à délirer surtout à cause de la manière défectueuse de vivre dans les climats chauds. On a beau assainir les villes: presque tout le monde s'y acharne à perdre la santé. Le surmenage, l'alcoolisme, le relâchement plus ou moins déguisé des mœurs, tout forme des candidats à la déchéance morale et intellectuelle.

Ainsi que le disait le Prof. George Treille dès 1899: «Aux pays chauds comme dans la zone tempérée, c'est moins du côté des météores que du côté des défectuosités de l'hygiène individuelle et sociale, moins dans les troubles fonctionnels apportés par le climat à la physiologie de l'homme que dans les aberrations du régime de vie, qu'il faut chercher les causes d'altération de la santé de l'européen».

Il y a une question connexe à celle des climats, c'est l'influence des groupes ethniques sur la production et la fréquence des psychoses. Pour éviter de prolonger ce rapport nous ne publierons pas maintenant les résultats de nos recherches. À l'égard de

cette question nous croyons qu'il y a nombre de préjugés à
détruire. Nous la discuterons dans un travail postérieur.

CONCLUSIONS

1.° Il n'existe, dans les zones climatiques appelées tropicales, ni chez les naturels du pays, ni chez les européens, aucune
forme pathologique étrangère à la neuro-psychiatrie des autres
climats.

2.° Il n'existe aucun rapport entre la proportion des cas de
folie survenus à Rio et dans les autres villes du Brésil, et les maxima thermiques des mêmes villes.

3.° Il n'existe aucune corrélation entre les composantes climatiques (température, état hygrométrique, etc.) et le nombre des
cas de folie, dans les régions chaudes du Brésil.

4.° Sous les climats chauds, les corrélations des influences
météorologiques et des saisons sur les aliénés présentent, comme
sous les climats froids, des différences individuelles. On ne saurait formuler de règles générales à cet égard.

5.° L'influence des tropiques sur le système nerveux des individus originaires des pays froids varie beaucoup d'individu à
individu, mais le plus souvent elle est liée à la manière de vivre
de chacun et à l'organisation de son système nerveux.

6.° Il n'y a pas de motif pour croire que, sous les climats
tropicaux, il y ait une plus grande fréquence de psychoses liées
à la malaria. Leur apparition chez les individus atteints d'impaludisme, dépend d'autres facteurs.

7.° Le climat n'influe en rien sur les symptômes des diverses
psychoses. C'est dans le degré d'instruction de l'individu que ré-
side la cause des différences qui peuvent se présenter. Le descendant pur de deux extensions, également purs, élevé dans l'intérieur
au milieu de gens ignorants, présente les mêmes délires rudimen-
taires que les individus de couleur dépourvus d'instruction.

Proportion des syndromes mentaux observés dans 1806
admissions à l'Hôpital national des aliénés et à la Colonie d'aliénés de Rio en 1904

	Sur quelque cent trente femmes				Sur 766 admissions	
	Nombre de cas	%	Nombre de cas	%	Nombre de cas	%
Idiotie	10	1.4	28	2.4	38	2.1
Imbécillité	19	2.8	81	7.1	100	6.9
Débilité mentale	11	1.6	35	3.0	46	2.5
Neurasthénie	—	—	4	0.4	4	0.2
Hystérie	186	27.7	9	0.8	195	10.8
Épilepsie	72	10.7	121	10.6	193	10.6
États psychopathiques, dégénération	10	1.4	66	5.8	76	4.2
Paranoïa	4	0.6	16	1.4	20	1.1
Psychose toxique: alcoolisme	103	15.3	328	28.8	431	23.9
» » auto-toxique: puerpérale	2	0.3	—	—	2	0.1
» » d'épuisement	8	1.2	3	0.3	11	0.6
» » infectieuse: syphilis	—	—	17	1.5	17	0.9
» » » varicelle	—	—	1	0.1	1	0.05
» » » béribéri	—	—	1	0.1	1	0.05
» » » malaria	—	—	8	0.7	8	0.16
» » » fièvre jaune	1	0.1	—	—	1	0.05
» » » nausique (atypique)	5	0.7	22	2.0	27	1.5
Folie maniaque dépressive	90	13.3	89	7.9	179	9.9
Paralysie générale	1	0.1	44	3.9	45	2.4
Démence précoce	52	7.6	165	14.5	217	12.0
Démence paranoïde cancée, aux diverses psychopathies	54	9.5	63	4.7	117	6.5
Involution sénile paranoïde	—	—	2	0.2	2	0.1
Mélancolie d'involution	—	—	7	0.6	7	0.3
Démence sénile	20	2.9	11	1.0	31	1.7
Non classés	2	0.3	15	1.3	17	0.9
En observation	10	1.4	15	1.3	25	1.4
Sommes	670	100	1 136	100	1 806	100

BIBLIOGRAPHIE

1 — *Esquirol.* Des maladies mentales, 1838, vol. I, pag. 21.

2 — "   "   Ouvr. cité, pag. 22.

3 — *Guislain.* Leçons orales sur les phrénopathies, 2e édit. 1880, I-181.

4 — *Lancisi.* De l'influence des phénomènes atmosphériques et de la lune sur les aliénés. Ann. méd. psychol. 1867, X, 363 — 1868, XII, 152.

5 — *Mina.* Recherches au sujet de l'influence des conditions météorologiques sur les aliénés. Thèse de Paris, 1879.

6 — *Kersens.* Geneeskundig Geneeskundige stellingen, Recht in Ned. Indien, dl. 7 apud van Brero.

7 — *Vogler.* Tijdschrift voor Geneesk. in Ned. Indie, 1892, apud van Brero.

8 — *van der Burg.* De Geneesheer in Indie, deel II apud van Brero.

9 — *Muñoz* : Quelques mots sur la démence paralytique observée à l'île de Cuba.
    Annales medico-psychol. 1866, pag. 188.

10 — *Niven* : apud van Brero.

11   *Manning* : Chinese lunatics. J. of mental science. 1875-76, XXI, 81.
    Manning : Statistic of insanity in Australia, Ibid. 1879, 80, XXX, 165-177.

12 — *Grieve (R.)* : Insanity in British Guiana. J. of m. sc. 1880-81, XXVI, 370-74.

13 — *Law (W. F.)* : Insanity in Bristish Guiana. The Georgetown Hospital Reports,
    1868, pag. 19.

14 — *Barnes (W. S.)* : Notes on the insanity of British Guiana. The Guiana Medical
    Annual. 1891, pag. 90.

15 — *Gustavo López* : Notas sobre las afecciones mentales más frecuentes en Cuba,
    etc. Crónica Médico-Quirurgica de la Habana. 1891, p. 105 et 159.

16 — *Sandwith* : apud Peterson.

17 — *Peterson*. The Insane in Egypt. Medical Record. 1892, May 21.

18 — *Guillmore Ellis*. The amok of the Malays. Journal of mental science, vol.
    89, 1893, July.

19 — *Rasch*. Ueber die Amok Krankheit. Neurol. Centralblatt 1895, N° 19, et
    Krankheiten im Königreich Siam. Virchow's Arch., vol. CXL.

20 — *Greenlees* : Insanity among the natives of South-Africa. J. of mental science.
    1895, Jan., 71.
    A contribution to the statistics of insanity in Cape Colony American J. of
    insanity. Ap. 1894, pag. 519.

21 — *Meilhon* : L'aliénation mentale chez les Arabes. Annales médico-psychologi-
    ques, 1896.

22 — *van Brero* : Einiges über die Geisteskrankheiten der Bevölkerung des ma-
    laiischen Archipels. Allgem. Zeitschrift für Psychiatrie. 1896, vol. 55, pag.
    15, et Jets over Latah, in Geneeskundig Tijdschrift voor Nederlandsch Indie
    Deel. XXXII A H. 5, et Die Nerven und Geisteskrankheiten in den Tropen.
    Handb. der Tropenkrankheiten, herausgegeben von C. Mense, 1905.

23 — *Ostrossky* : Ueber die nervöse and psychische Erkrankung in Persien. Ref.
    Neurol. Centralblatt 1899, n. 5, pag. 381.

24 — *Hellsinger (F.)* : Dushevnya boliezni v. Abisinii Maladies mentales in Abys-
    sinie. Oboz r, psichiat. nevrol. S. Petersburg, II, 161-170, et S. Petersb. med.
    Wochenschrift, 1897, n. F. XIV, Beil 47.

25 — *E. Goeldi* Zum Klima von Pará. Separatabdruck v. Meteorologzeitschrift, 1902.

26 — *Kraepelin* : Vergleichende Psychiatrie. Centralblatt für Nervenheilkunde und
    Psychiatrie, Juli 1904, et Psychiatrisches aus Java, idem, pag. 468.

27 — *A. Le Dantec* : Pathologie exotique, 2e éd., 1905, pag. 180.

28 — *Franco da Rocha* : Estatísticas e apontamentos sobre o Hospicio de São
    Paulo, 1895-1903, et Esboço de psychiatria forense, 1904.

29 — *Brero* : Causas de alienação mental no Brasil, Brasil Medico, 1904, pag. 81.

30 — *Afranio Peixoto* : Folie maniaque dépressive, Annales médico-psycholog
    ques, 1905, Mars, Avril, et Loucura maniaco-depressiva. Arch. brasileiros de
    Psychiatria e Neurologia, n. 1, 1905.

31 — *Juliano Moreira and Penafiel* : A contribution to the study of dementia pa-
    ralytica in Brasil.

32 — *Penafiel* : Paralysia geral dos alienados no Brasil, 1904, Thèse de Rio.

33 — *Juliano Moreira et Afranio Peixoto* : A paranoia e os syndromas paranoi-
    des. Arch. brasileiros de Psychiatria, n. 1, 1905.

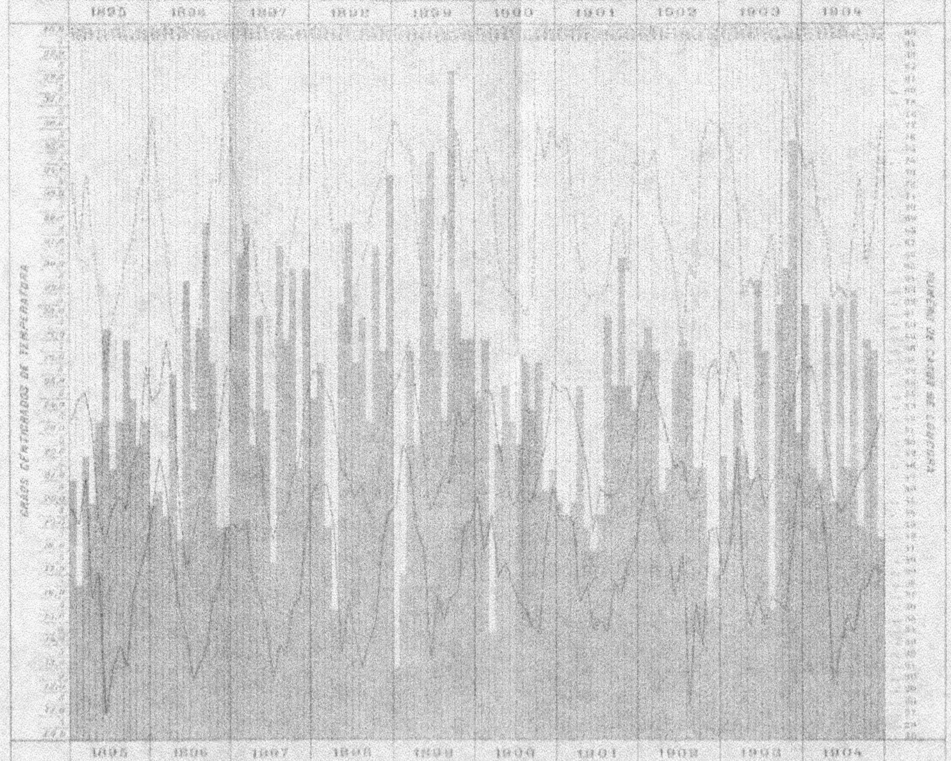

MAXIMA MEDIA E MINIMA THERMICAS COMPARADAS COM A PROPORÇÃO DE CASOS DE LOUCURA
NO RIO DE JANEIRO DE 1895 A 1904
Maxima
Media
Minima
Proporção dos casos de loucura
GRÁOS CENTIGRADOS DE TEMPERATURA
NUMERO DE CASOS DE LOUCURA
1895 1896 1897 1898 1899 1900 1901 1902 1903 1904
1895 1896 1897 1898 1899 1900 1901 1902 1903 1904

THÈME G. — PROPHYLAXIE DE LA MALARIA ET DE LA FIÈVRE JAUNE
A BORD DES NAVIRES EN STATION ET EN RELÂCHE
AUX COLONIES

(Prophylaxie de l'impaludisme et de la fièvre jaune à bord des navires)

Par M. le Dr. ADOLPHO SARMENTO (Lisbonne)

L'impaludisme et la fièvre jaune sont deux maladies qui se transmettent d'homme à homme par l'intermédiaire de piqûres de moustiques, et, du moins dans l'état actuel de la science (1), uniquement par des piqûres de moustiques.

Toute la prophylaxie des deux maladies se résume donc à éviter ces piqûres, et comme les moyens pour y arriver sont à peu près identiques, comme sur la fièvre jaune il y a des études très bien faites, très minutieuses et très complètes, dont j'ai lu quelques-unes, il me semble être possible — à moi qui ai vu tant de cas d'impaludisme dans les colonies portugaises — , sans être taxé de témérité, de présenter au Congrès ce qui me paraît devoir être la prophylaxie non seulement de l'impaludisme, mais aussi de la fièvre jaune — quoique je n'aie jamais été dans des régions où regnât une épidémie de cette maladie et que je n'en aie encore vu aucun cas. Ce rapport-ci ne prétend apporter aucune nouveauté ni être un code prophylactique présenté à la discussion; il prétend être un résumé de ce que l'on a écrit de plus important sur le sujet, et illustré légèrement aussi en quelques points de petits faits que j'ai observés; il est simplement écrit pour que le Congrès n'oublie pas de dire aux gouvernements et aux peuples, combien il importe pour le bien de tous que l'on n'oublie pas sur les navires les principes hygiéniques qui découlent des grandes découvertes de la transmission de la malaria et de la fièvre jaune.

Avant d'entrer dans le sujet spécial de ce rapport, je crois convenable de faire une petite digression, la plus succinte possible, sur la manière par laquelle les *anophèles* et les *stegomyia fasciata* peuvent apparaître à bord et comment ils y peuvent

---

(1) Il nous arrive de temps en temps des opinions un peu en désaccord sur cette théorie. Ainsi dans le n.° du 15 Août passé de «The Journal of tropical medicine» de Londres, il y a un article signé le Dr. H. Elias, dans lequel on affirme que la transmission de la malaria par les piqûres de moustiques n'est que la forme accidentelle, tandis que la constante, la principale, est faite par l'intermédiaire de l'eau.

ensuite se multiplier et vivre; parce que de là découle la science des moyens à opposer à leur entrée à bord, à leur existence, à leur multiplication et à leur transport loin des lieux où ils ont été infectés.

IMPALUDISME

L'anophèles est un moustique cosmopolite, un moustique que l'on trouve presque en tous lieux quelles qu'en soient les températures, mais qui est plus à redouter, spécialement pour les navires, dans les climats chauds et surtout dans les saisons les plus chaudes de ces climats.

Ces moustiques n'attaquent, presque toujours que de nuit (¹); mais dans des lieux obscurs, comme il y en a beaucoup à bord, ils peuvent piquer indifféremment à quelque heure que ce soit.

Quand les navires jettent l'ancre très près de la terre, ou naviguent soit à peu de distance de la côte, soit dans des fleuves de peu de largeur, sur les rives desquels il y a des anophèles, ces derniers peuvent entrer facilement à bord, d'un seul vol.

Si au contraire ils sont ancrés ou naviguent à une distance de quelques centaines de mètres de la terre, les moustiques, d'un pouvoir de vol restreint (²), ne peuvent y arriver presque uniquement que d'une manière passive. C'est ce qui explique le pourcentage, en général très petit, de cas d'impaludisme à bord de navires dans ces conditions, et aussi parmi les individus qui ne quittent pas le navire, ou n'en sortent que tandis que le soleil est au-dessus de l'horizon (³).

(¹) Tous les médecins ne sont pas d'accord à ce sujet; certains disent qu'ils attaquent aussi bien de jour que de nuit; cependant la plus grande partie est d'avis contraire. Pour mon compte personnel je ne les ai jamais vus attaquer de jour et je juge que les observations contraires peuvent peut-être s'expliquer par le fait qu'elles doivent s'être produites, pour la plupart du moins, en cherchant des moustiques, ce qui a pu causer leur réveil et leur piqûre.

(²) On a cité des vols de plusieurs kilomètres; dans quelques-uns de ces cas, on a trouvé, après de rigoureuses recherches, les eaux où ils s'étaient reproduits non loin des lieux où ils avaient apparu; dans d'autres cas on a pu prouver que leur transport avait été fait d'une manière complètement passive; il est probable que les autres cas auxquels on s'est référé pourront s'expliquer aussi facilement. Et en effet, il paraît certain que dans les régions paludéennes, ils n'apparaissent pas en lieu éloigné de l'endroit où ils sont nés, si, entre les deux lieux, il existe un terrain nu, sans végétation, où ils ne peuvent se poser dans leurs vols successifs.

(³) De 1900 à 1903, en qualité de médecin de la corvette *Affonso d'Albuquerque*, de la division navale de l'Atlantique-Sud, ancrée à plus de mille mètres du rivage dans la baie de Loanda, où elle avait l'habitude d'être, j'ai obtenu que l'on n'accordât pas aux marins la permission d'aller à terre après le coucher du soleil. Plus tard, en qualité de médecin en chef de la même division, j'ai obtenu la même chose pour tous les navires. Le résultat que j'obtins ainsi fut que pendant le temps que j'y étais, il ne s'est pas produit sur la corvette de cas d'impaludisme de première invasion, tandis que sur les autres navires le nombre des malades atteints diminuait sensiblement; les médecins m'ayant d'ailleurs affirmé qu'ils avaient presque toujours pu attribuer les cas qu'ils avaient observés à une infection contractée quand leurs navires remontaient ou descendaient le fleuve Zaïre.

Pourtant, il est certain que l'on voit parfois des anophèles dans des navires ancrés loin du rivage, que l'on y observe des fébricitants de première invasion et que même des épidémies plus ou moins graves y ont été décrites.

D'après ce que j'ai observé et d'après ce que j'ai lu, il me semble que le transport des anophèles à bord des navires éloignés de plus d'un kilomètre du pays où se propage cette espèce de moustiques ne peut se produire que par le vent qui les emporte et probablement les dirige, les force et maintient leur vol (¹), ou par des embarcations qui les y ont conduits; ou posés sur des étoffes, des plantes, des fruits, etc.

C'est de cette façon seulement, je crois, que des anophèles peuvent venir à bord; seulement ainsi, et en très petit nombre, car il n'y en a pas beaucoup sur la terre ferme,—dans presque toutes les régions, la chasse n'en donne qu'un très petit pourcentage parmi les culicides qui abondent dans toutes les contrées marécageuses—et parce que le vent, qui les emporte ou mieux aide le vol du petit nombre qu'il y en a, ne donne pas à plusieurs le secours suffisant et ils restent en chemin et se noient. Par le deuxième moyen, on n'en apporte pas non plus un grand nombre; d'abord parce que peu sont entrés dans les embarcations à cause des manœuvres du départ, qui les ont mis en fuite, et pendant le trajet le vent et les mouvements de leurs victimes les ont aussi expulsés.

Ce ne sont pourtant pas là tous les moyens par lesquels les anophèles apparaissent à bord des navires; on peut aussi les y rencontrer, provenant de larves ou de nymphes, importées directement de terre ou d'œufs d'adultes qui venaient de là (²), et il y

---

(¹) La baie de Loanda, beaucoup plus longue que large, est bornée d'un côté par un grand banc de sable, [illegible] de Loanda, et de l'autre côté par le continent où est bâtie la ville; les navires de guerre [jetant l'ancre] au milieu de la baie à plus d'un kilomètre du continent et relativement près de l'île.

[illegible] je n'ai jamais trouvé, quelques soigneuses qu'aient été mes recherches, ni anophèles, ni leurs larves; [illegible] de la ville. Par [suite], le petit nombre [illegible] d'anophèles que j'ai recueillis à bord provenaient du continent, sans aucun doute; et j'ai [illegible] apporté par le vent de terre.—J'en ai trouvé deux pris au matin [illegible] de la [illegible] au milieu d'autres mouches, après une nuit d'un fort vent de terre; et un autre dans le navire-hôpital [illegible] dans des circonstances identiques.

(²) Les larves des moustiques peuvent être apportées à bord dans l'eau pour l'[approvisionnement] des navires. J'ai observé cela [illegible] à Loanda; dans les réservoirs des barques qui apportent l'eau de la ville, j'avais vu en débouchant quelques-uns sortir des moustiques; j'ai cherché longtemps leurs larves, et j'ai eu l'occasion, après de nombreuses recherches, d'en découvrir quelques-unes. [illegible] peuvent être aussi apportées dans la terre de [lestage], sur les racines ou sur les tiges de plantes aquatiques de terres humides, etc.; car il est certain qu'elles peuvent vivre pendant plusieurs jours [illegible] être dans l'eau, dans un milieu à peine humide, comme je l'ai observé, les tenant dans des

a à bord plusieurs endroits où ces œufs peuvent être déposés; mais, à mon avis, on les rencontre bien plus souvent dans les endroits que l'on soupçonne peu que dans ceux que l'on croit être leurs lieux de prédilection.

C'est ainsi que je ne crois pas, que je n'ai pas vu et que l'on ne m'a jamais dit avoir trouvé des larves d'anophèles dans les eaux de cale des navires en bois, où en général abonde l'eau de la mer, qui tue les larves, même quand elle est seulement mélangée d'une quantité égale d'eau douce, et où abondent aussi les gaz sulfhydriques dus à de multiples décompositions qui s'y produisent. On ne peut pas soupçonner non plus les cales des navires de fer et à vapeur, parce que, étant étanches, ils ne peuvent contenir que très peu d'eau sur laquelle même surnagent les huiles provenant des machines. Il me semble aussi beaucoup plus rare qu'on ne l'a supposé le fait que des moustiques, provenant de pontes faites à bord, se propagent dans les caisses d'eau, parce que en général ces caisses sont conservées bien fermées de sorte que les moustiques ne peuvent pas y déposer leurs œufs; et puis, quand on les ouvre pour en retirer de l'eau, le mouvement auprès d'eux et l'agitation de l'eau ne permettent pas l'approche des moustiques; peut-être, mais exceptionnellement, il sera possible que des moustiques provenant de pontes faites à bord se propagent dans l'eau d'une caisse laissée ouverte un certain temps soit par inadvertence soit pour une autre raison quelconque.

A mon avis, où l'on doit les redouter le plus, parce qu'elles sont les plus obscures, les plus cachées, celles qui satisfont le mieux aux conditions préférées par les anophèles, ce sont les petites poches d'eau, si petites parfois qu'on n'en soupçonne pas l'existence, qui peuvent se former dans les endroits peu visibles de constructions aussi compliquées que les navires, pleins de petits détours,

---

nions limitées pendant quatre jours et les observant, après les avoir mises dans l'eau, suivre leurs différentes métamorphoses jusqu'à l'état de moustiques parfaits. Il est probable que la plus grande partie de ces larves meurt, mais quelques-unes peuvent arriver à l'eau, par exemple dans des terres, des plats que l'on met sous les pots, etc., et que l'on oublie de changer. D'une nymphe peut éclore un moustique peu après et d'une larve, au bout de 3 jours.

Les anophèles ne trouvent pas à bord en général les eaux propres et claires qu'ils préfèrent; mais leur instinct de propagation les oblige à déposer leurs œufs même dans des eaux très sales, même parfois en communiquant avec des réservoirs et des cales.

La plus petite partie d'eau peut leur servir; c'est pour cela qu'il est nécessaire d'un grand soin dans leur recherche; on les trouve dans de petits puits d'eau cachés sous les séparations d'un Zambeze; j'ai trouvé deux larves d'anophèles dans l'eau recueillie au lieu d'émerson d'une feuille de bananier sur le tronc; j'ai trouvé des larves de culex dans un bâtiber de la corvette *Marthaborum Elisa* et dans la canonnière *Marsuar* sous l'estrade de la salle de bains.

de recoins, de cavités où l'eau peut s'amasser, depuis les cales jusqu'au sommet presque de la mâture; comme le prouvent les faits que j'ai observés sur la canonnière *Massabi* et sur la corvette *Bartholomeu Dias*, et que j'ai cités dans la note de page 195. C'est là que les larves rencontrent des eaux bien meilleures que celles des cales, plus propres et plus claires, telles qu'elles les préfèrent. Les anophèles peuvent donc naître à bord; mais de même qu'on ne peut en trouver que bien peu provenant de terres éloignées, un très petit nombre aussi, comme je viens de le dire, proviennent d'engendrement à bord; les anophèles-mères sont en petit nombre, et les eaux pour leurs pontes sont peu et mauvaises.

Et puis ces mêmes moustiques n'y sont pas à leur aise; bien vite, ils disparaissent, spécialement dans les navires modernes bien ventilés.

C'est ainsi que s'explique ce que j'ai déjà dit au sujet de la petite quantité de cas d'impaludisme sur des navires éloignés de terre et dont la garnison ne communique pas de nuit avec elle. Et bien souvent ces cas pourront être réduits à un plus petit nombre encore; une investigation soigneuse permettra de découvrir que quelques-uns d'entre eux ont été contractés à terre, et que d'autres sont dus à des rechutes. Mais, quand les navires se placent dans des conditions identiques à celles dans lesquelles se trouvent les habitations terrestres, c'est-à-dire près des rivages ou près du bord des fleuves où se propagent les anophèles, leurs garnisons se trouvent, comme les habitants, en franc péril d'infection (1), en plus grand péril même que ceux des maisons situées au centre des lieux habités, parce que les anophèles très peu casaniers, au contraire des culex et des stegomyia, se propagent dans les champs et dans les bois; et en conséquence de ce fait et de leurs vols courts, ils attaquent de préférence les habitants les plus rapprochés, ceux des faubourgs, au nombre desquels sont les rives des fleuves et les bords de la mer dont s'approchent les navires.

---

(1) En 1905, une canonnière espagnole mouilla pendant quelques mois dans la baie de Loanda au poste des navires de guerre, qui vaut à plus de 1000 mètres de bord; pendant ce temps sa garnison souffrit peu ou pas d'impaludisme; mais plus tard, pour un motif que j'ignore, elle alla jeter l'ancre très près de terre. C'est alors que les fièvres paludéennes commencèrent à se déclarer et quelques cas très graves même se présentèrent, dont heureusement aucun ne fut fatal; un état de choses obligeant le navire à reprendre son ancrage antérieur, la garnison se rétablit en conséquence.

C'est dans ces cas, il est facile de le voir, que la prophylaxie de la malaria doit être plus complète et plus énergique.

FIÈVRE JAUNE

Le *stégomyia fasciata*, véhicule de la fièvre jaune, est un moustique redoutable, de nuit principalement; je dis de nuit parce que les moustiques qui peuvent piquer de jour sont presque seulement les moustiques très jeunes, déjà fécondés, puisqu'ils effectuent leur copulation presque en naissant et que pour pondre il leur faut d'abord ingérer du sang; mais, alors même, ils ne sont pas encore infectieux car ils ne le deviennent qu'environ douze jours après avoir sucé du sang infecté.

Ce moustique ne se trouve que dans la zone comprise entre les parallèles 43° N. et 43 S., là seulement où existent toujours, ou à certaines époques de l'année, des températures de variations nycthémérales de − 22° à + 28°; et c'est pour cela que la fièvre jaune peut se présenter contagieuse là seulement.

Dans la zone torride, où ces températures existent toute l'année, le stégomyia a toujours une vitalité parfaite; et, s'ils s'y trouvent infectés, la fièvre jaune pourra régner en tous temps; c'est ce qui arrive dans le golfe du Mexique et dans les grandes Antilles du côté occidental de l'Atlantique, et, du côté oriental, dans le golfe de Guinée, régions qui pour cette raison sont aujourd'hui, et ont été toujours, depuis qu'il y a mémoire de fièvre jaune, ses foyers d'endémicité continuelle, c'est-à-dire où elle règne toujours, quoique parfois, et pendant des périodes de temps relativement longues, elle se révèle à peine par des cas sporadiques.

En dehors de la zone torride, dans les régions où les températures minimas ne descendent presque jamais au-dessous de + 20°, la maladie peut devenir saisonnière sans nouvelle importation, par suite de ce que les moustiques infectés n'y sont pas morts pendant la saison la plus froide, mais s'y sont simplement engourdis, ont hiverné, perdant la faculté de piquer, redevenant cependant actifs aussitôt que la température s'élève au degré exigé pour que leur vitalité soit parfaite: le Sud des États-Unis de l'Amérique du Nord depuis la Nouvelle-Orléans, le Vénézuéla, les Guyanes, le Brésil, etc.; ils sont les foyers secondaires de la fièvre jaune d'endémicité intermittente.

Dans les pays qui se trouvent à l'intérieur de la zone où il y a des stégomyia, mais où les températures minimas peuvent être bien inférieures à celles que j'ai citées, dans lesquelles la vie des stégomyia devient impossible, la fièvre jaune ne peut exister que dans les saisons les plus chaudes, s'éteignant ensuite complètement quand elles sont passées, sans qu'il leur soit possible de réapparaître si non par nouvelle importation. En effet, les œufs des stégomyia, qui sont restés improductifs pendant l'hiver, n'engendrent pas des moustiques infectés, quoique fils d'autres qui l'étaient.

C'est ce qui est arrivé dans toutes les épidémies européennes, dans toutes les régions où il y a des stégomyia: en Portugal, en Espagne et en Italie (1 fois).

Dans les pays où il n'existe pas de stégomyia, mais dans lesquels les températures leur sont favorables, on doit craindre que l'importation de ces moustiques infectés soit la cause d'épidémies, car il est parfaitement admissible qu'ils y vivent et s'y propagent.

Dans les autres régions, situées en dehors de la zone comprise entre les parallèles 43° N. et 43 S., régions où les stégomyia ne peuvent exister, les épidémies de fièvre jaune sont impossibles; là seulement des individus peuvent être infectés, qui soient piqués par des moustiques dont la vie ait été entretenue par les températures élevées et constantes des cales, dans lesquelles la cargaison aurait été conservée sans qu'on y touche ou sans qu'on la dérange de quelque façon. C'est ce qui est arrivé diverses fois, en France en Angleterre, etc. (¹).

Comme on le voit, la prophylaxie de la fièvre jaune à bord a une importance extraordinaire, sans aucun doute de beaucoup supérieure à celle de la prophylaxie de l'impaludisme, car la dernière a seulement pour but de faire bénéficier les garnisons, tandis que la première y joint aussi les populations avec lesquelles les navires vont se mettre en contact, leur apportant peut être une grave épidémie.

Mais dans les deux cas les moyens à employer diffèrent peu, parce que le transport et la vie à bord des uns et des autres de ces moustiques sont à peu près identiques.

(¹) En 1861, arrivait à Saint-Nazaire l'*Anne Marie*, venant de la Havane et ayant eu beaucoup de cas de fièvre jaune pendant la traversée; après toujours la quarantaine, soit que on eût observé aucun cas nouveau, le navire serait libre pratique; ses 13 hommes d'équipage débarquèrent et se dispersèrent sans emporter la maladie. Ensuite il s'agit de décharger avec 17 hommes engagés à terre; mais aussitôt que l'on ouvrit la cale qui avait été fermée pendant le voyage, la fièvre jaune réapparut, et déchargeurs furent attaqués de la maladie, dont ils moururent; de là la fièvre se propagea à 3 ou 4 navires qui se trouvaient très près; puis elle s'éteignit sans aller plus loin.

Les considérations que j'ai faites à ce sujet quand j'ai parlé des anophèles s'appliquent avec peu de différence aux stégomyia.

De ce que ces derniers choisissent pour vivre la proximité des habitations, voire les habitations mêmes, déposent leurs œufs dans n'importe quelle eau, quelque sale qu'elle soit, avec des excréments même, et préfèrent le sang humain à tout autre, il ne résulte pas de différences dans la vie navale des deux espèces de moustiques; j'entends de différences appréciables au point de vue de leur prophylaxie à bord; sinon que ce milieu est mieux approprié aux stégomyia, et par suite le soin doit être plus rigoureux pour empêcher leur entrée à bord ou pour les expulser quand ils y entrent, d'autant plus encore que souvent ils trouvent à bord des cargaisons qui leur servent d'excellente nourriture, et d'abri tranquille, comme le sont le bois humide, le sucre, et quelques fruits, spécialement les bananes, tous articles qu'embarquent souvent les navires dans les pays où règne la fièvre jaune.

Mais, même en dehors de cela, la lutte contre ce moustique devrait être beaucoup plus grande que celle contre celui de l'impaludisme, car ses conséquences peuvent être beaucoup plus graves.

Comme je l'ai déjà dit au sujet des anophèles, presque tous les navires actuels sont dans des conditions hygiéniques de beaucoup supérieures à ceux d'autrefois, alors que les épidémies de fièvre jaune régnaient en Europe; ils étaient tous construits en bois et par suite leurs cales, qui n'étaient pas très étanches, contenaient toujours de l'eau, bien souvent très sale, et leurs ouvertures par où se faisait toute l'aération, hublots et écoutilles, étaient très petites et très peu nombreuses, non seulement peut-être par la crainte d'affaiblir la résistance des coques, mais principalement à cause de l'attention presque nulle que l'on donnait alors à l'hygiène.

De cette façon l'air intérieur des navires n'était pour ainsi dire pas renouvelé et les températures intérieures, pour cette raison et aussi à cause de la faible conductibilité, par rapport à la chaleur, du bois de leurs coques, se maintenaient peu influencées par les températures de l'extérieur, avec lesquelles elles n'arrivaient jamais à s'équilibrer; leur élévation ou leur abaissement se produisaient très lentement, sans transitions brusques provoquant des courants d'air, au contraire de ce qui se passe dans les bâtiments actuels, presque tous à vapeur et en fer, excellent conducteur de la chaleur, où les hautes températures de leurs feux produisent de grandes altérations d'équilibre de la température qui appellent de grands courants d'air, accrus encore par les ventilateurs qui augmentent la quantité de l'air nécessaire à alimenter et à activer la combustion de leurs feux.

À cette aération exigée par les nécessités du service dans le système actuel de navigation, vient se joindre encore dans beaucoup de navires celle faite dans un but, non seulement de bonne hygiène du personnel, mais encore, et bien souvent principalement, pour la conservation meilleure des cargaisons, dont beaucoup se détérioraient grandement dans les anciennes cales, sous l'action de l'air confiné, chaud et très humide.

C'est pourquoi aujourd'hui, dans les navires bien ventilés, presque sans eau dans les cales, et dans les navires à vapeur où ce peu d'eau est encore recouvert des huiles tombées des machines, les conditions favorables aux stégomyia, à l'établissement de leur domicile et à leur multiplication, sont très affaiblies.

Cela et le peu de durée de la plus grande partie des voyages d'Amérique en Europe, durée diminuée de plus de moitié par rapport à l'ancienne, réduite à 15 jours au maximum, expliquent, mieux que les quarantaines, la raison pour laquelle depuis 1857 (épidémie de Lisbonne) il n'est plus apparu en Europe que des cas sporadiques [1]. Et par suite du peu de moustiques, qui arrivent en Europe, ceux-là seulement qui sont arrivés à bord infectés peuvent être périlleux, parce que les autres n'ont pas le temps d'y devenir infectants en piquant un individu atteint de fièvre jaune [2].

De sorte qu'à l'arrivée en Europe non seulement les moustiques viendront en très petite quantité, mais encore, pour la plus grande partie, incapables de causer préjudice ; et par suite leur extermination sera facile, d'autant plus facile que les procédés actuels de désinfection sont beaucoup plus efficaces qu'autrefois.

Pour toutes ces raisons et à cause de la différence des relations actuellement entre l'Europe et les pays où règne la fièvre jaune, on voit qu'a diminué de beaucoup pour l'Europe le péril d'être

---

[1] Depuis peut-être la découverte de l'Amérique, en 1493, jusqu'en 1857 il s'est donné en Europe beaucoup d'épidémies de fièvre jaune; dans la péninsule ibérique et en Italie; une fois à Livourne (1804) où elle venait d'Espagne. La première de ces épidémies réellement avérée a été celle de Lisbonne, en 1723 (Sanso Felix du Cortier), mais on croit que l'ont été aussi celles qui en 1477, 1588, 1711, 1760, etc. régnèrent à Barcelone et dans d'autres parties de l'Espagne. Depuis 1857 jusqu'à ce jour il ne s'est produit que quelques cas sporadiques qui se sont terminés en peu de temps, comme l'ont été ceux de St. Nazaire (1861), Swansea (1865), Lisbonne (1876), etc.

[2] Comme on le sait, c'est seulement 12 jours après avoir ingéré du sang virulent que le stégomyia devient infectant.

envahie comme elle l'avait été plusieurs fois avant la 2ᵉ moitié du siècle dernier.

Les épidémies européennes de fièvre jaune se sont produites en Portugal, venant du Brésil, et, provenant des Antilles et du Mexique, en Espagne, d'où la fièvre de 1805 passa à Livourne. Dans ces derniers pays le péril a diminué sensiblement depuis quelques années, parce que le courant commercial des Antilles se va dirigeant en grande partie vers des pays où il n'y a pas de stégomyia.

Les causes qui ont mis le Portugal en danger existent encore, mais, pour les raisons déjà données, avec beaucoup moins de force, bien que . . . théoriquement ces épidémies n'eussent jamais dû avoir lieu! car, par suite de leurs positions géographiques respectives, les régimes des saisons du Portugal et du Brésil sont presque diamétralement opposés, de sorte que si la fièvre jaune règne là-bas, elle est impossible ici; mais . . . les épidémies ont eu lieu et plusieurs fois et d'une manière intense; et les voyages quelque longs qu'ils eussent été n'atteignaient pourtant jamais le temps nécessaire pour que, sortant de là en temps chaud, les navires se trouvassent ici dans des conditions climatériques identiques (¹).

On trouve facilement l'explication de ces cas, à première vue étranges, dans la théorie qui rend compte actuellement de la transmission de la fièvre jaune.

Il est certain que les navires, qui partent du Brésil quand il y règne la fièvre jaune, après être arrivés en Europe, se trouvent toujours dans les conditions de ne pas pouvoir la propager; ainsi on n'a jamais eu ici, et il ne pourra y avoir d'épidémie pendant la saison fraîche. Il y en a eu toujours pendant la saison chaude apportées dans des navires sortis de là-bas pendant la saison fraîche; mais c'étaient des navires qui avaient été infectés pendant la saison chaude et dans les cales desquels, grâce aux conditions hygiéniques très mauvaises auxquelles je me suis référé, les stégomyia se conservaient, parfois pendant des années (comme le prouvent un grand nombre de faits), sans faire de mal aux équi-

---

(¹) Par exemple, l'épidémie d'Oporto en 1856 a été apportée du Brésil par le navire marchand *Duarte 4.º*, arrivé le 17 Juillet après un voyage de cinquante et quelques jours.

Au commencement de 1861, le *Virginia* fut infecté à Cuba. À bord de ce navire, il y eut beaucoup de cas de fièvre jaune qui terminèrent à New-York, pour réapparaître, sans qu'une nouvelle infection eût été possible, un an et demi après, quand, mise à sec pour subir des réparations, sa cale fut vidée. Or, sa cale avait toujours été très sale et contenait de l'eau depuis son voyage de Cuba; sans qu'on eût jamais pensé à lui faire un grande nettoyage.

Le *Plymouth*, infecté aux Antilles en 1878, passa l'hiver à Boston; et en mars 1879, en rentrant dans la zone chaude, la fièvre jaune fit à bord sa réapparition.

pages, non seulement parce que peut-être on ne touchait pas aux endroits où s'abritaient les moustiques, mais encore principalement parce que l'équipage était devenu réfractaire à la fièvre jaune par suite d'un long séjour dans ce pays. Et ainsi, ces moustiques, arrivés en Europe pendant la saison qui leur est convenable et mis en contact, lors du déchargement des navires, avec des individus non immunisés, les attaquaient; ces hommes à leur tour en se dispersant infectaient de nouveaux stégomyia et l'épidémie commençait; et s'ils n'arrivaient pas à une époque appropriée ils ne pouvaient infecter que les individus qui recevaient à bord leurs piqûres, et la maladie ne se propageait pas en dehors du navire; fait identique à ce qui se passe dans les pays où il n'y a pas de stégomyia (1).

Et ainsi en rendant impossible, par une propreté et une aération raisonnables des navires et de leur cargaison, la permanence à bord des stégomyia et de leurs œufs pendant la saison fraîche du Brésil, ce qui est relativement facile, nous aurons presque complètement annulé le péril pour l'Europe d'une autre invasion de la terrible maladie, provenant de ce pays.

Elle reste cependant, dévastant d'une façon intense et triomphale dans l'Amérique Centrale, et se répand périodiquement par terre et par mer sur les régions chaudes de l'Amérique du Nord et du Sud, comme cela s'est produit encore l'an dernier à la Nouvelle-Orléans, à Panama, au Brésil, etc.

Le péril doit un jour disparaître là-bas aussi, comme il l'a fait à la Havane et comme il commence à le faire à Rio de Janeiro.

Aussi longtemps cependant qu'il n'en sera pas ainsi, malheureusement pendant de nombreuses années encore, non seulement parce que la lutte sera des plus gigantesques, mais aussi et principalement parce que l'hygiène, surtout dans les pays latins, est beaucoup plus conseillère, très souvent peu écoutée, qu'autorité, nous devons chercher à limiter autant que possible la maladie à ses foyers, en évitant par tous les moyens possibles son transport dans d'autres régions, et le moyen principal, par lequel s'effectue ce trans-

---

(1) Les premiers cas de fièvre jaune, dans l'épidémie de 1857, à Lisbonne, se sont présentés sur les douaniers qui allèrent de garde à bord à l'arrivée du navire; la même chose arriva à des douaniers aussi à Oporto en l'automne de l'année 1850, navire *Omerta* (?) et en l'automne de l'année 1851, galère *Tantallon*.

L'*Anne-Marie*, à Saint-Nazaire, en 1861, débarqua son équipage et le remplaça par des déchargeurs dont un tiers moururent en peu de temps de la fièvre jaune.

En août 1870, à Lisbonne, deux déchargeurs qui se rendirent à bord du navire *Jongleur* contractèrent la fièvre jaune : ce furent les seuls.

port, sont les navires qui parcourent actuellement avec rapidité toutes les mers, rapprochant tous les pays, amalgamant gens, usages, coutumes... rendant communs à toute la terre le bien et le mal primitivement propres à chaque région.

Et c'est à nous, médecins de marine, qu'incombe dans cette grande œuvre un rôle très important, d'autant plus, par le fait même, qu'en nous y adonnant, nous prenons soin aussi des équipages dont la santé nous est confiée.

PROPHYLAXIE

La prophylaxie de la malaria et de la fièvre jaune à bord des navires consiste donc à faire en sorte que les anophèles et les stégomyia n'y entrent pas, qu'ils ne s'y reproduisent pas et, quand cela ne peut être évité, qu'ils soient expulsés ou tués sans qu'on en soit piqué.

Pour éviter leur entrée, les navires doivent être placés, autant que possible, au large et à l'abri des vents venant de pays où règne la maladie que l'on redoute, et avoir, pendant la nuit, toutes les ouvertures, hublots, sabords, écoutilles, claires-voies, ventilateurs, etc., qui donnent à l'air et aux personnes accès à l'intérieur du navire, des cadres tendus de toile métallique à mailles très fines. Ils devront être placés de manière à être toujours en service pour les ouvertures au vent et souvent à ne l'être que pour elles, afin d'empêcher l'entrée des moustiques et de permettre la sortie, par les autres ouvertures libres, de ceux qui pourraient s'y trouver.

Mais leur expulsion se fait principalement au moyen de la ventilation, presque toujours bien mauvaise malheureusement, si mauvaise même que c'est ce qui impressionne le plus profondément le médecin qui embarque pour la première fois. C'est ce qui m'est arrivé et m'a obligé à demander alors avec insistance son amélioration (¹); c'est elle que Fonssagrives a appelée la *Delenda Carthago* de l'hygiène nautique; «et il y a, dit-il, lieu d'y revenir jusqu'à ce que Carthage, c'est-à-dire, la routine soit à bas».

Heureusement, elle a déjà été pire qu'elle ne l'est maintenant. Déjà à présent, on trouve quelques navires, les plus modernes, où l'aération est presque aussi parfaite que possible; d'autres, cepen-

---

(¹) *Hygiene naval*, 1885. Lisbonne.

dant, principalement les navires à voile, sont encore à ce point de vue presque identiques à ceux d'autrefois. Il est nécessaire par suite d'empêcher par des moyens énergiques que l'on en construise d'autres semblables et que l'on améliore ceux qui existent. Il me semble qu'il conviendrait peut-être que tous les navires, les meilleurs et les pires, aient de grands ventilateurs qui puissent envoyer au moyen d'un grand tube flexible, partout où l'on voudrait, dans leur intérieur et surtout dans les endroits les plus cachés, l'air en jets puissants. Comme cet air serait presque toujours plus frais, ce serait ainsi, pour ainsi dire, aller sur les traces du procédé prophylactique de la fièvre jaune, proposé par le professeur Gaugee, de Londres [1]. Avec ces tubes on devrait tous les jours, comme avec des jets d'eau on lave le pont, *lever* l'intérieur des navires avec des jets d'air pur et principalement les endroits les plus chauds préférés des moustiques, et surtout des stégomyia, qui font plus de victimes à ces endroits, comme on l'a observé chez des souters, des boulangers, des cuisiniers, des chauffeurs, etc.; ce sont eux qui présentent à bord le plus grand pourcentage de cas de fièvre jaune.

Malgré la ventilation la plus parfaite, quelques moustiques resteront logés dans des endroits où elle ne peut pour ainsi dire pas atteindre, comme, par exemple, dans la cargaison où les anophèles aiment le mieux se mettre, surtout si elle est faite de sucre, de bananes, de bois humide, etc., et pour cette raison, ne pouvant les expulser, il est nécessaire de les tuer.

Dans ce but, on peut employer beaucoup de substances culicifuges; des essences, des fumées et des gaz, mais entre lesquelles il me semble que l'on devra toujours préférer les gaz, parce qu'ils peuvent pénétrer partout par suite de leur pouvoir diffusif, susceptible d'être encore augmenté quand ils sont envoyés sous pression dans des endroits fermés. Par ce moyen on éviterait de toucher aux cargaisons suspectes et par suite l'infection du personnel chargé de ce travail. Et suivant Celli et Casagrande, de tous les gaz, le seul capable de tuer presque immédiatement, en une minute, les moustiques, c'est l'anhydride sulfureux [2].

Les fumigations de pyrèthre dans des maisons peuvent avoir

<hr>

[1] En vue de la suppression de la fièvre jaune par le froid, le professeur Gaugee a proposé et M.me Elisabeth Dausmann a offert de la payer, la construction d'un bateau frigorifique d'où, au moyen d'un ventilateur, on ferait de l'air froid dans les navires suspects.

[2] L'appareil de Clayton, déjà expérimenté et adopté en beaucoup de pays, remplit complètement ce desideratum.

certains avantages, car elle sengourdissent pendant quelque temps les moustiques (¹), les faisant tomber par terre, d'où ils peuvent être balayés et brûlés ensuite.

Ce procédé n'est pas aussi avantageux à bord, parce que souvent les moustiques iront tomber à des endroits où le balai ne pourra les atteindre et ils reviendront rapidement à eux-mêmes. Cette fumigation ne pourra non plus servir à expulser des moustiques, si ce n'est dans des cabines très bien protégées par des toiles métalliques, parce que dans les autres sa grande âcreté, qui arrive à causer de graves irritations des voies respiratoires, expulsera aussi les individus qui n'y reviendront que quand l'effet de la fumée aura cessé; mais alors en compagnie des moustiques.

Voilà, pour le moment du moins, les moyens que l'on peut et que l'on doit employer pour éviter l'entrée et le stationnement des moustiques à bord; mais comme en réalité ils sont incomplets et imparfaits, ou difficiles, ou impossibles à exécuter souvent, quelques moustiques piqueront à bord et y feront leurs œufs. Pour que leurs pontes n'y soient pas faites il est nécessaire de faire des recherches minutieuses et répétées des eaux où les moustiques peuvent pondre; il est nécessaire que la cale soit très propre et qu'elle soit vidée de l'eau qu'elle pourrait contenir, essuyée ensuite et, si cela ne pouvait être fait pour une raison ou pour une autre, que son eau soit recouverte d'huiles. Dans les navires en bois qui contiennent beaucoup d'eau, on doit inonder la cale de 10 en 10 jours au moins avec de l'eau de mer, la vidant seulement quelque temps après pour donner aux larves le temps de mourir.

Contre les piqûres de moustiques, je ne juge pas possible d'employer à bord des navires les moyens recommandés à terre, c'est-à-dire les moustiquaires, sinon pour des individus qui ayant un logement particulier peuvent les employer par dessus leurs lits.

Pour la plus grande partie les hommes dorment dans des hamacs, dans des lieux communs à tous, très restreints, où l'usage du moustiquaire est impossible; impossibles aussi sont les petits moustiquaires pour la protection de la tête que les Japonais emportaient dans leur équipement pendant la récente campagne

---

(¹) On emploie beaucoup en Orient, dans ce but, des cônes formés de pyrèthre et de salpêtre fulibex.

de Mandchourie, et dont je ne sais pas s'ils en ont jamais fait usage [1].

Voilà les moyens, tout à fait en général, qui doivent être adoptés pour éviter l'entrée des deux maladies et leur propagation à bord des navires. Il y a cependant quelques différences dans la manière de les appliquer suivant qu'il s'agit de navires de haute mer ou de fleuves, d'impaludisme ou de fièvre jaune.

Navires fluviaux. — Presque toutes ces embarcations, pour la plus grande partie très petites, sont en fer et à vapeur, et, tirant peu d'eau, ont des cales petites et étanches, où personne ne loge, et avec peu de détours. Leurs logements sont sur le pont et ont des portes et des fenêtres comme des maisons; et sont pour cela très bien ventilés et faciles à protéger à l'aide de toile métallique. Depuis quelques années, antérieurement à la découverte du mode de transmission de la malaria, beaucoup de ces bateaux étaient déjà protégés de cette manière contre les moustiques, et avec les meilleurs résultats, comme j'ai eu l'occasion de m'en rendre compte dans les petites canonnières portugaises du Zambèze.

Ce sont ces navires dans lesquels on est le plus exposé aux attaques des moustiques; et c'est pour cela que l'on doit y faire exécuter le plus rigoureusement les préceptes prophylactiques, devant empêcher leurs garnisons d'aller à terre du coucher au lever du soleil, et employer dans les régions paludéennes un personnel indigène, moins sujet à l'impaludisme, et dans les pays de fièvre jaune, des individus déjà immunisés par un long séjour, n'admettant jamais à bord, quand il s'agit de cette dernière maladie, en qualité d'hommes d'équipage, des individus récemment arrivés de pays où elle ne règne pas.

Navires de haute mer. — Dans ces navires, on peut se dispenser, ce serait même préjudiciable, de protéger mécaniquement au moyen de toiles métalliques les ouvertures d'entrée et d'aération, excepté celles des logements situés au-dessus du pont; parce que dans les autres, avec beaucoup d'écoutilles, par lesquelles à chaque instant on entre et on sort, et où les moustiques se mettent mieux à l'abri et vont jusqu'à piquer de jour, les toiles métalliques, ne les empêchant pas complètement d'entrer, rendraient leur sortie

---

[1] Ce moustiquaire est fait d'un cylindre de gaze, monté sur deux anneaux d'acier maintenus éloignés l'un de l'autre par un ressort en spirale; sa partie supérieure est fermée et la partie inférieure ouverte pour donner entrée à la tête. Il se fixe ou non au moyen d'un cordon enroulé autour d'une sorte de peigne; cela un tissu non traversable par les trompes des moustiques et qui est fixé autour de l'anneau inférieur.

difficile, et pour cela il est de beaucoup préférable de se limiter à essayer de les expulser au moyen de la ventilation et de les tuer par la désinfection, de la meilleure manière possible. On doit se souvenir toujours que ces navires sont ceux qui ont la plus grande responsabilité quand il s'agit de fièvre jaune, parce que dans ceux des fleuves, dont le service est toujours seulement presque local, ce sont seulement les garnisons qui sont en danger, tandis que pour les navires de haute mer sont en péril, non seulement leurs équipages, mais encore les pays où ils vont toucher.

Impaludisme. — La prophylaxie de la malaria à bord exige en dehors des moyens déjà donnés, employés peut-être d'une manière un peu atténuée par rapport à la fièvre jaune, l'usage de la quinine pour tous, tant que dure la crainte d'infection, non seulement comme mesure préventive pour les individus qui n'ont pas encore été attaqués, mais aussi comme mesure curative de ceux qui l'ont été et qui en même temps deviendront incapables d'infecter les anophèles qui ne le seraient pas encore.

Fièvre jaune. — Toutes les mesures prophylactiques doivent être employées avec le maximum de rigueur quand on se trouvera en danger de fièvre jaune. On ne doit avoir avec la terre que les relations strictement nécessaires, s'en abstenant complètement de nuit.

On doit aérer les navires le plus possible, les conserver, pour mieux les ventiler, exposés de côté au vent, ou au moins les placer ainsi de temps en temps, ce qui en beaucoup de cas est possible et même relativement facile à faire.

Bien rechercher, pour les faire disparaître, toutes les poches d'eau où les stégomyia pourraient déposer leurs œufs, et stériliser celles que l'on ne peut pas vider;

Envoyer dans les hôpitaux, qui leur sont destinés, les malades atteints de fièvre jaune qui apparaissent à bord;

Quand il n'y aura pas d'hôpitaux de ce genre, ou bien en pleine mer, on doit soustraire pendant les trois premiers jours de maladie aux piqûres des stégomyia, non seulement ceux chez qui la maladie est bien déclarée, mais encore tous les fiévreux; car souvent des cas peu graves de fièvre jaune, sont difficiles à diagnostiquer d'avec un accès d'impaludisme; dans ces cas il est clair qu'il vaut mieux pécher par excès de rigueur, d'autant plus que dans les régions et à l'époque où règne la fièvre jaune, la malaria est presque constante;

Faire rester les navires le moins de temps possible dans les régions où règne la maladie.

Désinfecter les navires le mieux possible, principalement aussitôt que l'on sort à la haute mer;

Les diriger, quand cela est possible, vers des régions où la température soit incompatible avec la vie des stégomyia, et principalement quand il y a ou qu'il y a eu à bord des cas de la maladie.

On aura ainsi, de grandes probabilités de préserver les garnisons de la maladie, d'éteindre rapidement tout commencement d'épidémie et de diminuer de beaucoup le péril que ces navires font courir aux ports où ils vont toucher, dans quelques-uns desquels il est cependant nécessaire de prendre des précautions pour éviter complètement l'invasion de la fièvre jaune.

Dans les ports où l'on arrivera pendant la saison froide ou bien là où les stégomyia ne peuvent pas vivre, on doit donner libre pratique à tous les individus, sains ou malades, même quand ils n'auraient pas encore 8 jours de maladie, et procéder avant que l'on y touche à la désinfection de la cargaison périlleuse, pour la protection des déchargeurs.

Dans les ports où l'on arrive pendant la saison chaude et où il y a des stégomyia et même où, s'il n'y en a pas, elles peuvent vivre, on doit considérer deux cas: 1° quand à bord pendant tout le voyage il n'y aura eu aucun cas de la maladie, à moins que contractée à terre d'une façon évidente, et que pendant ce temps-là on n'ait pas touché à la cargaison; et 2° quand il y aura eu, ou même si l'on soupçonne quelque cas contracté à bord, ou si l'on a touché à la cargaison dans les derniers jours du voyage.

Dans le premier cas, dans lequel l'absence de la maladie prouve qu'il n'y a pas de stégomyia dans les compartiments habités et par suite qu'il n'y a pas d'individus infectés à bord, on devra donner libre pratique aux passagers et aux bagages, et procéder, avant d'y toucher, à la désinfection de la cargaison dangereuse, assujettissant pour plus grande précaution les équipages à la quarantaine à partir de la fin de la désinfection.

Dans le deuxième cas les navires devront jeter l'ancre à distance de la terre; on pourra donner libre pratique aux individus qui ont déjà eu la maladie il y a peu de temps et aux malades de plus de trois jours, et on devra obliger à la quarantaine tous les autres passagers et hommes d'équipage et désinfecter les navires.

Aux navires, dans lesquels, après leur départ des ports infectés, on aura procédé à une désinfection rigoureuse, dûment prouvée, on devra donner libre pratique, sans aucune mesure restrictive.

THÈME 16. — **FONCTIONNEMENT DU SERVICE DE SANTÉ DANS LES COMBATS NAVALS. — LES BLESSÉS DOIVENT-ILS ÊTRE SECOURUS PENDANT LE COMBAT OU SEULEMENT APRÈS CELUI-CI? — MOYENS DE TRANSPORT DES BLESSÉS. — NÉCESSITÉ DE PERSONNEL SPÉCIALEMENT ÉLEVÉ POUR CE SERVICE. — HOPITAUX DE COMBAT; LEUR SITUATION AU-DESSUS OU AU-DESSOUS DE LA CUIRASSE.**

(Service de santé dans les combats maritimes)

Par M. le Dr. ANTONIO RODRIGUES BRAGA (Lisbonne)

La rapidité des combats maritimes est bien loin d'être assurée par l'expérience. Ce qu'on peut affirmer, c'est qu'ils ne doivent se terminer que par la perte complète ou par l'inutilisation combattante des navires vaincus, lesquels, alors, essayeront de battre en retraite, poursuivis naturellement par les vainqueurs. Ce qui est évident, c'est que les pauses d'un combat maritime, toujours réclamées par un accident grave, auront rarement lieu, simultanément, des deux côtés belligérants, et moins souvent encore en conditions de permettre au navire qui a été forcé de taire ses canons de prendre un abri convenable contre ceux de ses ennemis.

Or, c'est clair, plus nous aurons de blessés à secourir à la fois, plus nous aurons d'embarras dans l'administration des secours, surtout sous les ébranlements d'une chasse ou d'une fuite précipitée, et, bien pis encore, sous la besogne d'une pause, en général imposée par un accident capable, à lui tout seul, de produire, en un instant, un grand nombre de blessés — qu'il faudra relever dans le plus bref délai possible — et auxquels, par conséquent, on ne doit jamais chercher, systématiquement, à avoir à additionner la totalité des invalidés préexistants.

D'ailleurs, le service de santé à bord en temps de guerre est destiné à secourir, aussi bien les blessures causées par les balles ennemies, que celles dues à des accidents désastreux toujours possibles, même dans le plus simple exercice à feu; et on peut s'imaginer les gênes, morales et matérielles, que le voisinage des invalidés pourra donner aux combattants, principalement dans la capacité restreinte d'une tourelle ou d'une casemate. On ne conreste pas que les blessés doivent être pansés le plus tôt possible; et il faut reconnaître que les pansements individuels — selon la nature, grandeur ou position de la blessure — ne seront quelquefois pas suffisantes ou efficaces, souvent ne pourront pas être appliqués par les blessés eux-mêmes.

Enfin, ce n'est pas, positivement, dans le moment d'une urgente évacuation de blessés, soit par une convenance stratégique, soit par la nécessité d'abandonner le navire, qu'on devra songer pour la première fois aux blessés, puisqu'il deviendra alors bien difficile de les transborder, soit pour s'en débarrasser, soit pour les sauver, si, à ce moment-là, ils ne sont pas encore, pour la plupart au moins, déjà convenablement pansés et installés dans des brancards capables de permettre leur transbordement.

De tout cela il résulte que le service de santé dans les combats maritimes ne doit pas être organisé pour entrer en action seulement après le combat et dans les pauses; mais, au contraire, de façon à être prêt à prêter ses secours, immédiatement et successivement, au fur et à mesure qu'on en aura besoin. De cette façon, seulement, on pourra faciliter aux légèrement blessés le retour le plus rapide à leur poste; aux mis hors de combat, la plus certaine probabilité d'une cure sans complications et un prompt abri contre les coups des ennemis et des camarades; aux valides, la plus grande tranquillité et liberté de mouvements, soit pour continuer à combattre, soit, dans les pauses, pour remédier aux dommages et aux dégâts qui en ont été la cause.

Et on ne va pas dire que les secours immédiats et successifs sont irréalisables à cause de l'impossibilité d'aller relever les blessés au milieu des combattants en activité. En effet, si le combattant blessé se trouve en cas de marcher, rien ne doit s'opposer à ce qu'il aille, le plus tôt possible, au poste de secours qu'on lui aura indiqué avant le combat. S'il tombe à quelque distance de ses camarades, on pourra, sans les gêner, relever le blessé. S'il tombe au milieu des autres combattants, en les embarrassant, eux-mêmes ne pourront pas se dispenser de le porter à quelque distance du champ de leur activité, et le blessé se trouvera, après ce moment, à la disposition des brancardiers. Donc, les chemins d'aller et retour entre les postes de combat et ceux de secours étant fixés, agissant de même pour les autres services, les blessés pourront être relevés et les secours être toujours immédiats et successifs à n'importe quelle phase d'un combat maritime.

Mais, pour arriver à ce *desideratum*, aussi humanitaire qu'il e il faut que chaque navire de guerre possède plusieurs *postes de premiers secours* (I) et un *hôpital de combat* (II), tout en disposant de *moyens de communication* (III) faciles et *de transport* (IV) entre ces deux espèces de postes, et d'un *personnel* (V) privé, suffisant, bien entraîné et possesseur de tous les éléments nécessaires pour la rapide réalisation des secours et le *fonctionnement* (VI) régulier du service de santé.

I—Les *postes de premiers secours*, équivalant à la première ligne du service de santé de l'avant dans les campagnes terrestres, sont destinés: à soigner définitivement les hommes légèrement blessés, à relever, donner les premiers secours et envoyer à l'hôpital de combat les invalides vivants, et à déplacer les morts. Ces postes doivent donc être installés dans les ponts où sont les combattants; protégés, pour éviter la répétition de ce qui est arrivé en 94 dans la guerre chino-japonaise; spacieux, selon l'exposition des postes de combat qu'ils auront à secourir; et être en facile communication avec ces postes et l'hôpital de combat.

Avec toutes ces caractéristiques, évidemment indispensables, on comprend que l'installation de postes de premiers secours sera difficile, impossible même, sur la plupart des cuirassés et croiseurs de toutes les marines. Cette impossibilité, cependant, n'existera plus, si, dans la construction des futurs navires de guerre, on pense aussi bien aux conditions agressives et défensives du bâtiment, qu'à celles d'abri pour les combattants, et, par conséquent, puisque cet abri ne pourra jamais parvenir à l'invulnérabilité, aux exigences du service de santé en combat. Et cela est d'autant plus juste qu'on sait l'influence qu'un tel service peut avoir dans la suite et le résultat final de l'action; d'autant plus facile que, pour satisfaire à ses exigences, tout se réduira, en somme, après un peu d'attention et de bonne volonté, à quelques mètres carrés de surface et quelques tonnes de fer en plus.

Il est vrai que l'espace et le poids sont les éléments les plus précieux et les plus marchandés en construction navale; mais, aux cessions indispensables qu'on fera de ces éléments au service de santé, nous ne voyons pas qu'on puisse opposer de raisons plus fortes que celles plaidant les avantages qui en résulteront, des avantages, il faut le dire, sur lesquels on ne doit compter, ni par hasard, ni par miracle, dès lors qu'on refuse les moyens de les rendre réalisables. D'ailleurs, on ne réclame pas des compartiments privés pour le service de santé pendant toute l'existence d'un navire de guerre, ce qu'on demande c'est qu'on puisse disposer, dans chaque étage du bâtiment, au-dessus du caisson blindé, de logements adaptables, durant le combat, aux fonctions des postes de premiers secors.

Or, depuis que dans les navires modernes l'espace compris entre l'artillerie placée en abord, est toujours occupé, dans les ponts inférieurs des œuvres mortes, et souvent dans le pont supérieur, par des logements, des carrés, des ateliers, etc., rien ne s'oppose à ce qu'on cherche, parmi ces compartiments, les plus capables de devenir utiles au service de santé en combat, et, tout en respectant les qualités de leurs fonctions ordinaires, qu'on leur donne les caractéristiques d'un poste de premiers secours. Si l'espace intermédiaire à l'artillerie n'a pas besoin, pour les services autres que celui de santé, d'être ainsi utilisé, comme cela peut arriver dans le pont supérieur, deux cas se présenteront selon que les postes de combat qu'on y trouvera seront tous abrités ou non abrités par des tourelles ou blockhaus n'ayant de communications avec l'extérieur que dans la batterie.

Dans le premier cas, on n'aura pas besoin de postes de premiers secours sur le pont principal, parce que les blessés de ce pont, alors très rares, pourront gagner la batterie en se servant du passage ordinaire du personnel des tourelles ou des blockhaus. Il suffira pour cela qu'il n'y ait pas eu, dans la construction, trop d'avarice pour les diamètres de ces passages et pour la surface totale de chaque tourelle ou blockhaus, de façon à y permettre la permanence de deux brancardiers et d'un brancard convenable à l'utilisation de ces passages.

Dans l'autre cas, il sera nécessaire de disposer d'un ou de plusieurs compartiments protégés sur le pont principal, pour qu'on les utilise, pendant le combat, comme postes de premiers secours, et en temps de paix, n'importe comment. La plus convenable situation à donner à chacun de ces compartiments restera sous la dépendance de la distribution de l'artillerie. On comprend, cependant, qu'il sera très avantageux que ces compartiments blindés soient situés le plus près possibles des tourelles extrêmes d'avant, arrière, et des blockhaus correspondants du commandement, si ces tourelles et ces blockhaus communiquent directement avec l'extérieur. D'où l'indication que les compartiments destinés aux postes de premiers secours doivent circonscrire, dans ce cas, l'espace compris entre le support de chacune de ces tourelles et celui du blockhaus du commandement plus rapproché.

Vraiment, ainsi, sur des convenances économiques relatives à la solidité de l'installation et à la protection d'une partie des supports, nous aurons un moyen très simple d'obtenir une communication directe et protégée entre les postes de premiers secours du pont principal et les tourelles et les blockhaus de l'étage immédiatement supérieur qui n'ont pas de communication avec la batterie.

Étant donc admise la possibilité de l'existence, sur les navires de guerre, de ces compartiments plus ou moins cuirassés, selon leur exposition au feu de l'ennemi (postes principaux), et d'un agrandissement dans les passages ordinaires et dans la surface générale des tourelles et des blockhaus (postes secondaires), il est évident que la permanence des premiers secours dans les combats maritimes sera résolue avec la plus grande sûreté et protection pour les blessés, et le plus petit danger pour le personnel de santé.

Mais il ne faut pas seulement la protection pour faire de chacun de ces compartiments un véritable poste de premiers secours. Il faut que de leur intérieur on puisse communiquer avec tous les points de l'aire d'où on aura à recevoir, chercher ou envoyer des blessés, et se correspondre par la vue ou par des signes électriques ou acoustiques avec tous les postes de combat appartenant à cette aire; qu'ils aient l'espace correspondant à la nature et à la moyenne probable des secours à réaliser simultanément; qu'ils disposent de communications rapides avec l'hôpital de combat; et que, par leur forme et disposition judicieuses, ils se trouvent dans le cas de remplir toutes les caractéristiques antérieures, tout en concourant à ce que le service de santé soit réalisé avec le plus petit nombre possible de postes de premiers secours sur chaque pont.

Ces indications une fois posées, au talent des constructeurs plus qu'à l'imagination des médecins appartient l'étude du plan pour les rendre pratiques, sans rien perdre des conditions nautiques et combattantes du navire. En ce qui concerne la surface qu'on doit donner à chacun des postes principaux, faute d'éléments rigoureux pour en faire le calcul, il est évident qu'il vaut mieux pécher par excès que par défaut, puisqu'il y aura des blessés dont les premiers secours peuvent devenir relativement prolongés, et d'autres qu'on ne pourra pas faire descendre à l'hôpital de combat immédiatement après ces secours.

II — *L'hôpital de combat* doit être installé à l'abri de la cuirasse, dans le faux-pont, étant, lui-même, un compartiment étanche le plus antérieur et le plus grand, parmi les compartiments d'égale nature qui cloisonnent le caisson blindé. Situé plus haut, il ne disposerait pas d'autant de défense et de tranquillité; plus bas, sans rien gagner en protection, malgré les meilleurs efforts, il serait obligé de se rétrécir ou de se décomposer en deux corps, au moins, à cause des machines et des chaudières, il perdrait beaucoup au point de vue hygiénique et rendrait bien plus difficiles l'arrivée, la permanence et l'évacuation des blessés, c'est-à-dire, il deviendrait inutilisable.

Destiné à recevoir les invalidés, et où devront être pratiquées les opérations d'urgence immédiate, l'hôpital de combat doit naturellement être composé de deux parties différentes, bien que facilement communicants. L'une, la plus grande, destinée à recevoir les blessés mis hors de combat, l'autre, exclusivement utilisée comme salle d'opérations avec ses indispensables annexes. La première ne sera plus qu'un poste d'équipage, qui pourra être utilisé, en temps de paix, comme les postes de premiers secours, pour garder des objets ou loger des personnes qui pendant le combat ne devront pas à y trouver; la seconde aura besoin d'une forme, d'une disposition et d'un mobilier particuliers et spéciaux aux fins auxquelles on la destine, et elle ne pourra être utilisée, en dehors de ses fonctions particulières, que comme dépôt de pansements et d'instruments de chirurgie.

Il est évident qu'on doit tâcher de maintenir une température modérée et assurer une ventilation, un éclairage et un état hygrométrique convenables dans chacune des deux parties de cet hôpital, principalement dans la seconde, où, d'ailleurs, on devra prodiguer tous les soins dûs à une salle d'opération, — ce qui ne dépassera ni les limites du possible ni celles du nécessaire.

Que ces exigences soient de réalisation possible, nous en avons — l'indice, dans les nombreux moyens de revêtement contre la chaleur et contre l'humidité, de chauffage, d'aération et d'éclairage à la disposition du génie maritime moderne, — la preuve, dans l'exemple, bien digne d'être suivi, de l'hôpital de combat du croiseur russe «Cezerwisch». Qu'elles soient nécessaires, nous en avons l'évidence dans les services qu'une telle salle d'opérations pourra rendre dans le cas de gros dégât de toutes les parties non protégées du bâtiment et où il sera impossible d'aller chercher, immédiatement après le combat, un port ami ou neutre, ou de communiquer avec un bâtiment-hôpital ou un autre navire moins éprouvé que le nôtre.

Ces exigences sont, donc, non seulement possibles et nécessaires, mais encore indispensables. Et l'on comprend comment, une fois bien mises en pratique, elles pourront permettre d'accepter qu'à bord de chaque navire de guerre, au lieu de deux salles d'opérations, l'une de combat, l'autre pour le temps de paix, nous n'en ayons qu'une seule située sur le faux-pont—pourvu que les infirmeries pour le service de santé ordinaire ne l'accompagne jamais, dans ce cas.

Les soins, plus ou moins volontaires, que les constructeurs apporteront à une salle d'opérations du faux-pont n'iront jamais jusqu'à satisfaire les justes prétentions d'une infirmerie ordinaire de bord qui, après tout, par la permanence de son utilisation, ne devra jamais être placée dans un pont inférieur du bâtiment. Or, malgré le but spécial de la construction des cuirassés et des croiseurs, heureusement, la plupart de ces machines de guerre seront démodées et mises de côté avant qu'elles n'arrivent à ce but; et, évidemment, il n'est pas juste qu'on leur procure, pendant leur pacifique existence, encore un moyen d'inutiliser plus de vies qu'ils ne le feraient dans un combat.

Cependant, il se présente un cas, peut-être rare, mais qu'il ne faut pas oublier. Celui de l'existence forcée, à bord, en temps de guerre, de quelque malade en traitement, lequel aura besoin d'un abri protégé et particulier pendant l'action, puisqu'il ne peut pas rester sans protection dans l'infirmerie ordinaire, et soit à cause de son état, soit à cause de son infection, il ne devra pas être mêlé avec les blessés. Il faut, donc, qu'on dispose de deux petites infirmeries — simples compartiments isolés — dans le faux-pont, et destinées à abriter, pendant l'action, l'une, les malades atteints de maladies infectieuses, l'autre, ceux qui, par la gravité de leur état, seraient trop gênés par la présence des blessés.

III — Le moyen naturellement indiqué pour le passage des blessés depuis les postes de premiers secours, situés dans les ponts des œuvres mortes du bâtiment, jusqu'à l'hôpital de combat, abrité dans le caisson blindé, est celui qu'on emploie dans les monte-charges vulgaires à bord des navires de guerre.

Pour y arriver, il faut que le plancher de chaque poste de premiers secours, selon sa grandeur, soit garni d'une ou plusieurs ouvertures de surfaces réglées par la section transversale maxima d'un blessé

monté sur le brancard de transport, et que des ouvertures égales,
en nombre et en dimensions, soient pratiquées, selon la projection
verticale des premières, sur chaque plafond et chaque plancher
qui se présentent jusqu'à l'intérieur du faux pont.

Inutilisés en temps de paix, par de couvercles appropriés,
chacun de ces systèmes d'ouverture donnera passage pendant le
combat à un appareil ascenseur, type monte-charges, dont le
cable sera interrompu, dans deux points diamétralement opposés
de son contour total, par deux cadres rectangulaires dont les
grands côtés, pourvus de petites roues, glisseront le long de deux
poteaux gorges et fixés verticalement.

Le côté inférieur de chacun de ces cadres sera pourvu d'un
petit palier, comblant l'espace compris entre le cadre même et le
contour interne, en face, et libre des ouvertures par où le cadre
aura à passer.

Sur ce palier, utilisable pour le transport du personnel de
santé et des blessés capables de marcher, il y aura deux trous
pour recevoir les deux poignées inférieures du brancard, qu'on
fixera, supérieurement, par deux petites languettes en ressort,
dont le cadre sera également pourvu.

Si la position parfaitement verticale est trouvée non convenable pour les blessés, on pourra faire la fixation du brancard,
non au cadre même que maintient la continuité du cable de l'appareil, mais sur un autre, intérieur et parallèle au premier, fixé
latéralement à celui-ci, en ciseaux, selon leur ligne moyenne. Les
deux cadres pourront, alors, former, quand on voudra, deux angles diamétralement opposés, d'ouverture déterminée et conservée
par des crocs plus ou moins longs, partant du cadre extérieur et
accrochables au cadre intérieur, ou par un autre moyen quelconque, plus capable de s'opposer à la trépidation du brancard dans le
fonctionnement de l'appareil.

Les mouvements, toujours doux, à donner à ces *porte-blessés*
pourront être communiqués, comme pour les monte-charges, par
la vapeur ou par l'électricité, pourvu qu'on dispose également d'un
mécanisme manuel, toujours prêt à entrer en action en cas d'avaries dans les chambières, dans les machines ou dans les dynamos.
Dans tous les cas ces mouvements ne seront jamais communiqués
qu'en conséquence d'avertissements transmis et confirmés, ce qui
impose l'existence d'une correspondance électrique, sonore ou
lumineuse, toujours doublée d'un porte-voix ordinaire, entre l'hôpital de combat et les postes de premiers secours.

Par ce moyen direct, simple et transitoire de communication entre les postes principaux de premiers secours et le faux-pont, on peut se passer de la commodité, tant de fois demandée, tout autant de fois oubliée, des panneaux correspondants—en les utilisant, tout de même, si on les trouve dans le trajet d'un porte-blessés, et sans qu'on soit forcé d'inutiliser ou gêner, en temps de paix, aucun des logements dont le plancher et le plafond seront traversés par cet appareil pendant le combat. D'ailleurs, puisque l'ouverture supérieure de chaque porte-blessés est abritée par la même protection que celle donnée aux blessés, il n'y a plus de danger que les éclats d'obus arrivent dans les compartiments subjacents. Il en est de même à propos de l'eau de mer, grâce aux surbaux dont on ne doit pas oublier de garnir aussi bien les issues des postes de premiers secours que les ouvertures de passage des porte-blessés.

Pour le transport des blessés des tourelles, des blockhaus, et aussi des hunes, par l'intérieur de leurs supports respectifs, soit pour la batterie, soit pour les postes principaux de premiers secours immédiatements subjacents, les porte-blessés pourront être simples au lieu d'être doubles. Alors, ainsi que pour ceux de communication avec les postes de combat des œuvres vives, ils ne seront plus qu'un système de poteaux, gorgés, sur les gorges desquels les grands côtés du cadre, pourvus de petites roues, glisseront sans basculer. Si un de ces porte-blessés doit utiliser quelque passage ordinaire, ces poteaux deviendront quelque chose de pareil aux rampes de l'échelle de ce passage, mais, évidemment, le personnel passera du côté opposé à celui utilisé pour le transport des blessés.

IV—Le brancard que nous proposons pour le transport des blessés dans les combats maritimes, puisque nous le désirons également applicable à n'importe quel transfert de malades ou de blessés, ne devra être qu'une simple adaptation d'un brancard ordinaire aux exigences spéciales de bord.

Ce brancard est un rectangle de toile à voile ayant, tout au plus, 1ᵐ,90 de long sur 0ᵐ,70 de large, et dont les côtés sont cousus en coulisse, et tendus par quatre bambous AB, CD, A'E' et B'D' qui, après avoir passé par l'intérieur de ces coulisses, s'entrecroisent, les deux premiers sur les deux seconds, à angle droit, et y sont fixés par une pièce métallique M, à l'aide de petits orifices concordants dont les bambous sont percés selon la verticale moyenne de leur croisement (v. fig. pag. 221).

Cette pièce métalique, M, est composée de deux parties articulées en m. La supérieure m', rétrécie dans la partie destinée à passer par les orifices des bambous, est terminée en vis à laquelle on peut adapter un écrou m''. L'inférieure, conformée en pied de support, peut se maintenir dans le prolongement de la première, ou former avec elle un angle droit, par l'effet d'un ressort convenable, ou alors, par l'effet d'une clavette, m''', à l'aide de deux orifices dont cette partie est pourvue, susceptibles, chacun, d'être mis en concordance avec un autre orifice pratiqué sur la première, m'.

Dans le rectangle ABCD, on trouve:

a) Une coulisse E pour maintenir, à plusieurs hauteurs, une bande EE', qui porte une boutonnière e par où l'on peut faire passer la partie eE' — de façon à ceindre la tête du blessé à transporter, et la fixer au moyen des boucles e_1, e_2 et e'_1, e'_2, par les bandelettes à œillets E E'_1, E E'_2 et E E'_1, E E'_2, articulées, respectivement, aux extrémités de la bande EE'.

b) Deux bandes symétriques, à œillets, GG_1 qui (après qu'elles ont passé ou non sur la première ou sur la première et la secondes des coulisses g et g) sont fixables, en brassière, au moyen des boucles correspondantes g — de façon à maintenir le blessé contre le brancard par les aisselles.

c) Une coupure parabolique I'I, dont le plan est susceptible d'être conservé au même niveau que toutes les autres parties du rectangle ABCD, ou plus ou moins hors de ce niveau, par en bas, au moyen de deux bandes symétriques, à œillets I, qui passent de bas en haut, par les boutonnières i, et sont fixables, à plus ou moins de distance de leurs extrémités, dans les boucles correspondantes i.

d) Un petit siège de bicyclette H, lié à sa base à la partie moyenne de la coupure I'I, et terminé par deux bandes à œillets HH_1, qui peuvent conserver le siège en contact avec la surface inférieure du fond du brancard, quand elles sont fixés par les boucles H_1, ou, alors, perpendiculairement au plan de ce même fond, quand elles sont fixées par les boucles h_1.

e) Deux bandes symétriques, à œillets KK_1 qui (après qu'elles ont passé ou non sur la première, ou sur la première et la seconde des coulisses k et k') sont fixables, en brassière, au moyen des boucles correspondantes k_1 de façon à maintenir les pieds du blessé contre le brancard.

Avec une pareille disposition, nous aurons un brancard dans le cas:

—d'être maintenu, tout armé et prêt sur le plancher ou sur n'importe quelle surface plane ou concave;

—d'être conservé, horizontalement, un peu loin du plancher par ses pieds;

—d'être susceptible de toutes les inclinaisons depuis 0° jusqu'à 90° — sans déplacement d'un blessé de n'importe quelle taille — quand, avant d'avoir rabattu les pieds du brancard, autre des moyens de fixation E, G et K, on se sera servi, préalablement, de la fixation donnée par le siège H, à l'aide des bandes Hh et HHh, et de leurs boucles respectives h et h_1.

D'où:

1) La plus grande facilité dans le transfert d'un blessé du point où on le trouve après l'accident, au brancard, et du brancard à une autre surface, ainsi que la commodité de pouvoir garder le blessé, toujours sur le brancard, dans son hamac ordinaire en suspension.

2) La possibilité de la permanence du blessé, immobilisé s'il le faut, sur le brancard qui l'a reçu, pendant qu'on attend l'opportunité de son transfert à la table d'opération ou à un lit.

3) L'avantage de faire passer le brancard, sans déplacement ni gêne pour le blessé, depuis les points les plus hauts jusqu'aux plus bas du bâtiment, soit dans les porte-blessés dont nous avons parlé ou dans d'autres improvisés avec des matériaux d'usage vulgaire à bord, soit en civière par deux brancardiers, à travers toutes les issues, panneaux, couloirs ou coudes de couloirs du navire.

La suspension du brancard aux épaules pourra être obtenue moyennant quatre brassières constituées chacune par une forte sangle de toile à voile, dont les extrémités seront: l'une, pourvue d'œillets, l'autre conformée en anneau et portant une boucle. Pour mettre ces brassières en position, au moment d'armer le brancard, on passera chacune d'elles, par son anneau, dans chacune des parties des plus petits bambous destinée à être comprise entre la toile qui enveloppe le petit bambou même, et le grand bambou qui est à côté de lui; et, le brancard une fois armé, on attachera l'extrémité libre de chaque brassière, par un de ses œillets, dans la boucle de la brassière de l'autre côté. On aura obtenu, ainsi, dans les extrémités du brancard, un système de bretelles croisées, qu'on pourra raccourcir ou allonger à volonté, et que les brancardiers mettront aux épaules, le croisement sur le dos, pour ne pas gêner la respiration.

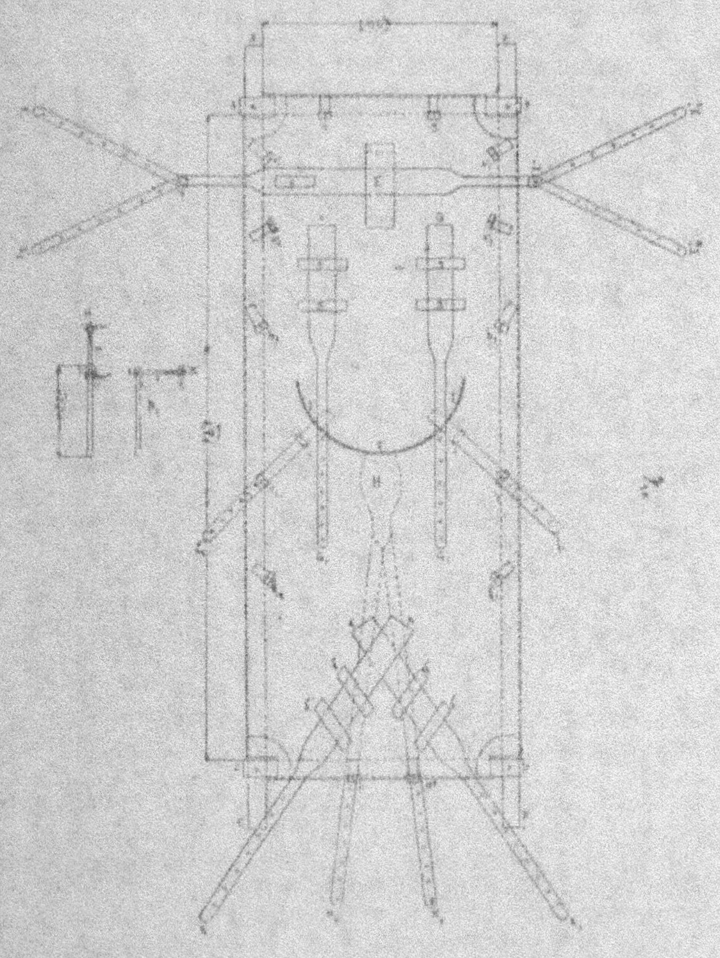

D'où:

4) La possibilité aux brancardiers d'avoir les bras libres, pour s'appuyer en cas de roulis ou de tangage, et en montant ou en descendant les escaliers, soit dans l'intérieur du bâtiment, soit dans les transbordements.

5) Une correction facile de la différence de taille des brancardiers dans le transport horizontal, ainsi que de la différence de niveau dans les pentes.

Enfin, en démanchant les pieds de ce brancard et en gardant chacun d'eux passé sur la coulisse la plus voisine, et en dégainant les deux petits bambous pour les déposer sur le fond de la toile, parallèlement aux bambous latéraux:

6) Le brancard peut être emballé méthodiquement, et lié par ses quatre brassières de suspension, sous un petit volume.

Le modèle de ce brancard a été construit, et essayé — sans la plus petite plainte de la part des marins qui ont fait le rôle de blessés, — à bord du croiseur portugais *Vasco da Gama*. Ayant les pieds et les boucles en fer, la charpente du siège de bicyclette en bois, les œillets en laiton, de grossières bandes et trop de plaques inutiles de toile à voile — ce modèle pèse, à peu près, 18 kilogrammes. C'est trop, et on dira justement qu'un pareil brancard, passable pour servir dans un porte-blessés, rend difficile le transport à la main et aux épaules, à bord, malgré les petites distances qu'on aura à parcourir, et devient tout à fait inapplicable pour les grandes distances qu'on aura à vaincre dans les débarquements. Mais il faut reconnaître qu'une fois construit par des ouvriers de profession, sans les indécisions d'une première tentative, et, surtout, avec des matériaux moins lourds — ce brancard se présentera sous un poids avantageusement plus petit, et deviendra tout à fait maniable, à bord, et tellement commode dans les débarquements, qu'on pourra lui ajouter le poids d'une tente et d'un grand bambou servant à porter le brancard en suspension, soit par ses brassières-bretelles, soit déposé sur un hamac ordinaire.

Il est naturel que le siège de bicyclette, ses bandes, et les brassières axillaires et celles des pieds, peuvent inspirer l'idée que ce brancard ne sera pas applicable en cas de lésions, principalement osseuses, des régions employées dans l'appui et la fixation du blessé. Mais on voit qu'en plusieurs de ces cas, ce sera le blessé lui-même qui pourra résoudre la difficulté du transport oblique ou vertical, n'ayant besoin d'aucune ou seulement de quelques unes des fixations offertes par le brancard. Dans les autres cas, même quand le blessé est inanimé et que toutes les causes embarrassantes se présentent, on comprend comment, au moyen des pansements protecteurs, des gouttières et des appareils de fracture convenablement appliqués, on pourra fixer le blessé sur le brancard en conditions au moins égales à celles qu'on pourra lui procurer par un autre quelconque, et, surtout, par les plus ingénieux moyens de fortune.

Le temps nécessaire pour armer ce brancard n'est pas non plus une cause pour le mettre de côté, en temps de paix, pour un accident, parce que ce temps-là, jamais trop long, sera toujours en raison inverse de l'adresse préalablement acquise par le personnel qui doit en faire usage; en temps de guerre, grâce à cette instruction préalable, et parce qu'il est possible que tous les brancards soient déjà armés et méthodiquement distribués, à bord, immédiatement avant le commencement du combat. En ce qui concerne le temps indispensable pour la fixation d'un blessé dans le brancard, cela dépend aussi de l'adresse et de la méthode qu'on doit demander à la pratique, sans compter que tous les blessés n'auront pas besoin de tous les moyens de fixation donnés par le brancard.

Il ne faut pas voir, également, une objection sérieuse dans l'espace occupé, sur un même navire, par tous les brancards nécessaires, emballés ou armés, en temps de guerre, car, même en supposant que tous les blessés en aient besoin chacun d'un, la somme totale de ces brancards ne sera pas relativement trop grande. En effet, b étant le pourcentage de blessés dans les combats maritimes pour un navire de E hommes d'équipage, cette somme sera représentée par

$$B = E \times b,$$

qui, pour $E = 700$ et $b = 13,80$ comme cela a eu lieu à bord du «Matsushima» dans le combat du Yalu en 1894, nous donne, à peu près, $B = 97$. Or, dans un navire qui comporte 700 hommes, il ne sera pas difficile de conditionner au fond des bastingages et suspendre horizontalement aux plafonds des couloirs et des postes d'équipage 97 de ces brancards, dont chacun, comme nous avons vu, est susceptible d'être réduit sous un volume petit et commode.

Quant au rangement de tous ces brancards armés, en postes de combat, en en distribuant un par chaque poste secondaire, trois, au moins, par chaque poste principal de premier secours, et en fixant un autre dans chaque cadre des porte-blessés — ceux qui nous resteront ne seront pas tellement nombreux qu'on ne puisse les mettre, tout armés, dans l'hôpital de combat, la plupart suspendus en hamac, les autres déposés sur le plancher. Car, avant tout, ce sont les dimensions de cet hôpital qui doivent être soumises à la condition de recevoir la somme probable des blessés d'un combat, et jamais cette somme, à ces dimensions-là.

V — D'une manière générale, le personnel indispensable pour assurer le service de santé dans les combats maritimes, dans chaque navire de guerre disposant des moyens antérieurement décrits, peut être estimé en:

— Un médecin par chaque poste principal de premiers secours et un pour l'hôpital de combat;

— Un infirmier et un aide-infirmier par chaque porte-blessés partant d'un poste principal de premiers secours, et deux infirmiers et quatre aides-infirmiers pour l'hôpital de combat;

— Quatre brancardiers par chaque porte-blessés partant des postes principaux de premiers secours, trois par chaque porte-blessés terminant dans ces postes, dans la batterie et dans l'hôpital de combat, deux par chaque poste secondaire de premiers secours.

Ainsi, supposons que le médecin, les infirmiers et aide-infirmiers de l'hôpital de combat soient suffisants pour substituer quelque médecin, infirmier ou aide-infirmier qui seront inutilisés dans les postes de premiers secours, et supposons pour les brancardiers, probablement mis hors de combat, le même pourcentage p que pour les autres combattants. Pour chaque navire de guerre ayant:

— n postes principaux de premiers secours,
— n' porte-blessés partant de ces postes,
— n'' postes secondaires de premiers secours,

nous voyons qu'il doit y avoir

$$n + 1 \quad \text{médecins,}$$
$$n' + 2 \quad \text{infirmiers,}$$
$$n'' + 4 \quad \text{aides-infirmiers,}$$
$$7 n' + 5 n'' + \frac{m}{100} \quad \text{brancardiers,}$$

en représentant par m le multiple de 100 le plus proche du produit $(7 n' + 5 n'') p$.

Si élevés qu'on puisse supposer, au premier abord, les chiffres représentés par les formules antérieures, il est bien facile de reconnaître qu'ils se réduiront, dans la plupart des cas, à des quantités relativement petites, et d'autant plus petites que la protection donnée aux combattants sera plus grande, et que les soins qu'on aura apportés, dans la construction, envers les exigences du service de santé en combat, seront plus justes. Et on comprend, d'après la distribution que nous avons proposée pour le personnel représenté par ces formules, que ces chiffres correspondent au personnel suffisant pour le fonctionnement régulier de ce service. La question est que les brancardiers soient capables de bien remplir les obligations qui leur incombent, et qu'autant qu'eux-mêmes et tous les autres membres du personnel de santé puissent disposer en qualité, quantité et disposition convenable, de tous les éléments nécessaires aux secours qu'ils auront à prêter.

Les brancardiers doivent:

— Être suffisamment instruits en tout ce qui concerne les moyens de transport à employer dans leur bâtiment, pour arriver, avec rapidité et sûreté, soit à armer, mettre en fonction et désarmer les porte-blessés et les brancards, soit à les raccommoder ou remplacer, quand on en aura besoin, par les moyens de réserve ou de fortune qu'ils pourront trouver à leur disposition.

— Avoir les notions nécessaires pour l'application des premiers secours occlusifs et hémostatiques.

— Savoir, selon le cas, relever un blessé et le transporter à bras au brancard et l'y fixer, ainsi que faire son transfert du brancard à une autre surface.

— Être pratiques dans le transport des blessés dans le brancard, à bord et à terre, soit horizontalement, à travers les portes, couloirs et coudes de couloirs qu'on peut trouver dans le trajet; soit obliquement, montant ou descendant des escaliers ou des pentes; soit verticalement, de haut en bas ou de bas en haut, moyennant l'emploi des porte-blessés existants ou improvisés dans le moment.

En outre, tout à fait connaisseurs de leurs postes de combat, ainsi que de l'aire de leurs secours, ils ne devront avoir la moindre hésitation ni sur le point où leurs services sont réclamés, soit par l'observation directe, soit par des signes d'avance combinés, ni sur le chemin à prendre pour aller les prêter et pour retourner au poste de premiers secours où le blessé doit être reçu. Enfin, toujours méthodiques, sans précipitation ni bruit, bien que diligents et soigneux, ils ne devront jamais oublier la plus grande commodité et convenance pour les blessés, sans toutefois apporter la plus petite gêne aux autres services du combat, ni outrepasser les limites de leurs légitimes interventions.

Quant aux éléments exigés par les secours de santé dans un combat maritime—outre tous ceux qui sont donnés à une salle d'opération bien installée et qui doivent exister dans l'hôpital de combat —, chaque brancardier sera porteur d'un sac de pansements tout préparés, assortis, et d'instruments vulgaires d'hémostase provisoire, et dans chaque poste principal de premiers secours, en quantité indiquée par la nature et le nombre probable de secours à prêter dans ce poste, il doit y avoir:

—Les instruments nécessaires pour les premiers secours provisoires d'urgence immédiate;

—Plusieurs collections de pansements tout préparés;

—Des gouttières pour fractures des membres et du tronc;

—Du coton pour le matelassage;

—Des solutions curatives et anodinantes pour les brûlures et d'autres produits thérapeutiques de première urgence;

—Des bandages hémostatiques et contentifs.

Les instruments de chirurgie, enveloppés dans du coton ou dans un autre moyen de protection, ainsi que les pansements tout préparés devront être gardés dans des boîtes métalliques de stérilisation, susceptibles d'être suspendues au plafond ou aux murs du poste, et convenablement numérotées, afin que la simple énonciation d'un numéro soit suffisante à la recherche et à l'immédiate présentation de l'objet désiré. Aussi bien dans la possibilité d'un incendie qu'également pour la facilité de la recherche, de semblables dispositions devront être prises pour le coton de matelassage, ainsi que pour les bandages et les flacons des solutions thérapeutiques. Quant aux gouttières, seulement pour qu'elles n'occupent pas un espace autrement utilisable, on les suspendra au plafond ou aux murs du poste.

VI—Dans l'imminence d'une action navale, les logements destinés à servir de postes de premiers secours et d'hôpital de combat devront être débarrassés de tous les objets non utilisables pour le service de santé, et garnis des meubles particuliers à ce service.

Les porte-blessés seront installés et essayés, les brancards armés et mis en place; et, une fois satisfaites toutes les règles de désinfection et de stérilisation, les boîtes de pansements et d'ustensiles de médecine et de chirurgie seront méthodiquement disposées dans les postes et dans la salle d'opérations.

A la sonnerie du branle-bas de combat, les médecins, infirmiers et aides-infirmiers, ainsi que les brancardiers prendront leurs places. Tout de suite, les brancardiers, du poste principal plus voisin de l'infirmerie procéderont au transfert des malades pour l'hôpital de combat, où ces malades seront envoyés aux endroits convenant à leur état, et où seront également reçus tous les autres individus exemptés de service pour maladie.

L'action une fois commencée, pendant que les hommes atteints de blessures ne les empêchant pas de marcher, chercheront, par eux-mêmes, les postes de secours qui leur ont été préalablement indiqués, les brancardiers de chaque poste se mettront en vigilance pour que chaque blessé, non capable de marcher, soit le plus promptement et opportunément secouru par les deux brancardiers qui doivent le faire, lesquels, après avoir appliqué le premier pansement indispensable au blessé, se chargeront de le relever, de le transporter à bras, et de le déposer sur un brancard de leur poste de secours.

Si le premier poste à recevoir un blessé est un poste secondaire, et si la lésion ne permet pas à celui qui la porte un immédiat retour à ses fonctions, le blessé sera envoyé, sans délai, au poste principal (de premier secours ou hôpital de combat) en communication directe avec le poste qui l'a reçu: debout sur le palier du porte-blessés, s'il peut marcher; s'il ne peut pas se tenir debout, immobilisé sur le brancard qui l'a reçu et qui aura remplacé le brancard vide qui existait sur le porte-blessés.

Une fois arrivé à un poste principal, dans la première hypothèse, le blessé lui-même quittera le palier du porte-blessés — lequel retournera au poste de départ, avec le même brancard qu'il portait; dans la seconde hypothèse, deux brancardiers prendront le brancard dans lequel le blessé se trouve immobilisé et le cadre du porte-blessés retournera au poste de départ — également avec un brancard vide qu'un troisième brancardier y aura mis en remplacement de celui qui vient d'être pris.

Dans les deux hypothèses le blessé sera présenté au médecin du poste qui, après l'avoir observé et secouru de nouveau ou mieux, s'il le faut, indiquera l'endroit où le blessé doit aller se loger, ou être porté, dans ce dernier cas, dans le même brancard où il est.

Semblablement, on procédera, alors depuis le commencement

sous la vue d'un médecin, si le premier poste qui reçoit le blessé des bras des brancardiers, est un poste principal de premiers secours. Et dans tous les cas, et dans toutes les hypothèses, jamais un porte-blessés ou un poste de secours ne cessera de posséder, — toujours, pendant l'action et pendant qu'il y aura des brancards disponibles — des brancards dont ils doivent disposer; jamais un blessé ne quittera le brancard qui l'a reçu immédiatement après son relevage, excepté en cas de mort, parce qu'alors le brancard sera déchargé dans l'endroit préalablement destiné, dans chaque pont, aux cadavres.

Ainsi, s'il nous faut une évacuation de blessés déjà existants dans l'hôpital de combat, on réalisera cette évacuation avec une relative facilité, moyennant les porte-blessés des postes principaux de premiers secours, du pont principal ou de la batterie, selon le cas, puisque aucun des hommes dans l'impossibilité de marcher n'aura quitté son brancard, et que les autres blessés (ainsi qu'à la fin le personnel de santé, dans l'évacuation totale) monteront par les voies ordinaires de communication, alors grandes ouvertes.

Si le premier poste à recevoir le blessé ne dispose pas du matériel nécessaire ou du personnel apte ou suffisant pour l'administration des premiers secours dont il a besoin, l'indispensable réquisition sera faite au poste le mieux fourni avec lequel le premier communique directement, et par ce même moyen de communication on enverra, sans délai, le matériel ou le personnel demandés. Si les premiers secours prêtés à un blessé ont besoin d'être suivis d'une plus complète intervention immédiate, ne pouvant pas être réalisée par le médecin de l'hôpital de combat tout seul, le médecin qui a donné ces premiers secours, spontanément ou sur la demande de son confrère, partira après le blessé pour cet hôpital, et l'infirmier du poste temporairement sans médecin, en cas d'urgence, demandera le médecin du poste principal de premiers secours le plus voisin.

Finalement, la communication de tous les postes principaux de premiers secours avec leurs postes secondaires et avec l'hôpital de combat moyennant les porte-blessés, toujours doublés de moyens de transmission d'ordres et d'avertissements, permet la prompte concentration de tout le personnel ou matériel de santé nécessaire dans un endroit quelconque du bâtiment.

THÈME I — ÉTIOLOGIE, PROPHYLAXIE ET TRAITEMENT DE LA FIÈVRE HEMOGLOBINURIQUE DES PAYS CHAUDS

(The prevention and treatment of tropical hæmoglobinuria)

Par M. le Dr. ROBERT UNWIN MOFFAT (Uganda)

Senior Medical Officer

One great fallacy lies at the root of all theories in regard to the treatment of this disease. Too often it is forgotten that in the great majority of cases it is a condition, whatever its cause and pathology, which tends to a spontaneous cure. According to my experience there are three clinical types of the disease which occur roughly in the following proportion.

Type one comprises about 50 % of all cases met with, and includes all those which tend to recovery whatever is done, and it might be said, even in spite of the treatment adopted.

Type two comprises about 35 % of all cases met with, and includes those which recover as a result of proper care, nursing and treatment; by the latter is meant symptomatic treatment such as the administration of quinine when malarial parasites are found, the exhibition of cardiac stimulants when required, and other treatment based on general principles.

Type three comprises the remaining 15 % of all cases and includes such as will run to a fatal issue however they may be treated. These are the cases in which all the bodily functions appear to be disorganized and the administration of remedies is of no avail.

Now if this clinical classification be correct it is easy to understand how readily any given remedy may establish for itself a fictitious reputation.

An observer by a happy chance may meet with a series of 50, 60, or 70 cases which would have recovered even if they had been left alone to nature, but because some special line of treatment has been adopted it is too rashly assumed that the successful result is an example of cause and effect. No special remedy or line of treatment is required for the great majority of cases such as are included under the first and second types.

Acting on ordinary principles the physician may reasonably expect such to go on to recovery.

What is required is a remedy for that happily smaller number of cases, in which all the bodily functions seem to be in abeyance or perverted. In such no mouth-given remedy is of the slightest avail and my own impression is that in these cases the conditions are such that no earthly power can prevent the inevitable and fatal result.

From time to time different observers have extolled the merits of different remedies, some of which have been said to be actual specifics.

Some years ago a medical man, who practised for a short time in this country, gained a great reputation for the successful treatment of this disease. He had had experience both on the west and east coasts of Africa and he claimed to have saved every case treated with his own particular remedy, which was gallic acid. Another medical man holding a high government appointment in West Africa informed me that he had had great success in the treatment of haemoglobinuria with boracic acid.

Dr. O'Sullivan-Beare[1] drew the attention of the profession to the Cassia Beareana which he described as a native remedy for blackwater fever.

Lately Dr. Hearsey (P. M. O. British Central Africa) has published[2] an account of a series of cases successfully treated with a mixture containing Liq. Hydrarg. perchlor. and Sodii-bicarb.

Of these remedies quoted the writer has only experimented with the last. He was never able to convince himself of any rational reason why gallic or boracic acids could by any chance have any effect on the course of the disease, and in regard to Cassia Beareana the epithet «a native remedy for blackwater fever» raised some doubt as to whether in this instance blackwater fever had not been confused with haematuria: the latter, arising from various causes, is exceedingly common among natives, while the former is most rare. Such being the case it is curious that a remedy known to the natives should exist for it.

The treatment advocated by Dr. Hearsey may possibly have a beneficial effect in cases of mild or medium severity, but certainly on the last occasion in which it was tried by me it failed to avert a fatal issue.

The above views may be regarded as to a certain extent pessimistic in that they assume that a certain proportion of cases of Tropical haemoglobinuria must of necessity prove fatal.

If they are well founded the question of prevention becomes

of paramount importance. In this connection some reference should perhaps be made to the theory of quinine causation.

It is possible, and in view of certain published cases it would appear probable that there do exist individuals in whom the administration of quinine will at once produce haemoglobinuria. Such cases must however be extremely rare, and not a single instance of it has come under the notice of the writer during his fifteen years experience, and during that time many hundreds of cases of malaria have passed through his hands.

It may be safely asserted that 99 °/o of the cases of tropical haemoglobinuria have no connection whatever with the administration of quinine.

What then are the measures at our disposal for the prevention of the disease? The writer is of opinion that tropical haemoglobinuria is a malarial complication, and if so all measures directed against the latter must necessarily include the former.

When however malarial infection has taken place, haemoglobinuria ought never to occur, if it was remembered that in its tropical form malaria is a serious disease and that it should be treated accordingly. This may sound like a truism, and yet how many of the laity (or even of the medical profession itself) are there, who look upon an ordinary attack of malaria in this light. The very fact that so often tropical malaria shows itself under the guise of a transient and easily cured disease puts us off our guard, and its terrible potentialities are forgotten.

This is especially the case among members of the laity who live in malaria surroundings. Familiarity with the disease robs it of its terrors and it is a common custom for a patient to treat himself without calling in medical aid. In a certain proportion of cases no evil results follow, but too often precious time is lost and the Doctor is only called when serious complications have supervened. For this reason sufficient stress cannot be laid on the fact that tropical malaria is to be regarded as a serious disease which at any time may take on malignant features, and of these haemoglobinuria is perhaps the most dangerous.

In order to avoid its occurrence the antecedent malaria must be treated with the most scrupulous care.

At the very first sign of an approching malarial attack the patient should be put to bed, and he should not be allowed to leave it until at least 24 hours have elapsed *without the slightest rise of temperature.*

This latter is of primary importance, for it will often be found that a slight rise of a degree, or more, may be noted after the attack has apparently spent itself, and at a time when the patient will profess himself as perfectly well and in his own opinion fit for his ordinary duties.

In the writers opinion tropical haemoglobinuria is produced by exposure to a chill during a certain stage of a malarial attack, and that stage is when the temperature is hardly if at all above normal. For this reason no patient who has the slightest sign of an impending malarial attack should be anywhere put in his bed. If this simple rule was followed it is more than probable that tropical haemoglobinuria would be unknown.

In support of this statement it may be mentioned that the writer has never seen haemoglobinuria develop in a patient who was at the time under treatment at his own hands, and yet every single case of malaria which has come under his charge has been treated with quinine.

In every single instance in which he has been called to treat haemoglobinuria the condition has been established before he was summoned, and the previous history of each one has shown that the rule laid down above has been neglected.

In regard to the treatment of a haemoglobinuric attack there is not much to be said.

The first question that has to be decided is whether or not quinine should be given. If malarial parasites are found the indication is clear.

As a matter of fact an attack of haemoglobinuria appears as a rule to exterminate all the malarial parasites, so that in most cases quinine is not required. This extermination is however not always complete, for there is no doubt that parasites are at times found during an attack of haemoglobinuria.

It should be remembered that a most exhaustive search is necessary before it can be confidently asserted that no parasites are present.

I myself prefer to give XX grains of quinine hypodermically at the very onset, not to cure the haemoglobinuria but to make sure of clearing out any few remaining parasites which may be lingering in the system.

A patient suffering from haemoglobinuria is not in a position to withstand an added malarial attack and if such occurs and he receives no quinine he will most surely die.

The actual treatment of the haemoglobinuria must be based on general principles. We know that there is a large quantity of free haemoglobin circulating in the blood and the main channel by which nature endeavoures to get rid of it is through the kidneys. We should therefore aid the process by insisting upon copious drinking of bland diluents; if the vomiting is excessive, large enemata should be given. By keeping the kidneys well flushed we prevent the possible blocking of the tubules and the onset of an incurable suppression.

If the temperature is high and much suffering is caused thereby, phenacetine may be given but too copious diaphoresis is to be avoided, as tending to concentrate the urine. I have tried almost every ordinary remedy for the relief of the vomiting, but in the really malignant cases nothing seems to do any good, and in my mind there is little doubt that the condition is a cerebral one.

Small doses of morphia given hypodermically have sometimes appeared to have a slight beneficial effect. In the latter stages of the disease the heart muscle becomes affected and the organ shows signs of dilatation. Hypodermic injections of strychnine are valuable at this crisis and if the stomac will retain them stimulants may be given.

When suppression of urine occurs recovery is practically impossible. In addition to the usual remedies for this condition I have tried saline injections both into the cellular tissues and also direct into a vein without any beneficial result.

Note. — The term Tropical Malaria is used as synonymus with the so called Malignant Tertian or the Aestivo-autumnal type of the Italian school.

References :

(1) A native remedy for Blackwater fever, by Dr. R. O'Sullivan-Beare. Lancet, February 1st, 1905.

(2) Paper read at the Tropical section of the annual meeting of the British Medical Association at Leicester, July 1905.

rencontrer sa technique spéciale, et après la démonstration due à Bruce de la constance de ce flagellé dans le liquide céphalo-rachidien des somnolents, de la transmission de la trypanosomiasis humaine aux animaux, et de l'identité des résultats obtenus par cet auteur en inoculant les produits infectés provenant des cas de maladie du sommeil, et d'autres ayant seulement les symptômes de la fièvre de Gambie, il était nécessaire d'étudier la valeur relative des trypanosomes et microrganismes dans la genèse des symptômes et lésions histo-pathologiques propres de l'hypnose.

Pour atteindre ce but, il fallait en premier lieu continuer la vérification de la constance de l'infection par les trypanosomes dans tous les cas de maladie du sommeil, provenant des différentes régions de l'Afrique où cette endémie existe, c'est-à-dire démontrer la coïncidence de la distribution géographique de ce protozoaire et de l'hypnose. Simultanément, eu égard à la grande probabilité de la transmission de cette trypanosomiasis, exclusivement par les mouches hématophages appartenant au genre glossina, il fallait voir si dans les localités où la maladie se dissémine, on rencontre toujours des mouches de ce genre, et au contraire dans les endroits où les cas importés restent sporadiques, sans transmission successive, cet agent de propagation n'existe pas.

En deuxième lieu, étant, pour ainsi dire, complètement démontrée l'identité des trypanosomes qui causent la fièvre de Gambie et la maladie du sommeil, il fallait voir si celle-là n'était que la première phase de la seconde, et si l'apparition des symptômes nerveux graves (somnolence, tremblements musculaires, myasthénie, etc.) dépendrait seulement du protozoaire, ou si l'infection postérieure par les diplostreptocoques, facilitée par le premier parasite, serait réellement la cause déterminante de cette phase finale de l'évolution morbide.

Pour expliquer par le trypanosome seul toute la succession des faits, Castellani et Bruce, les premiers, ont émis l'hypothèse que la pénétration de ce parasite dans le liquide céphalo-rachidien était la cause des lésions graves des centres nerveux et consécutivement des symptômes propres de la maladie du sommeil; fondant leur manière de voir sur le fait que la recherche des flagellés dans le liquide céphalo-rachidien des cas de fièvre de Gambie était négative, quoique ces malades aient toujours les trypanosomes dans le sang. Assurément, il fallait continuer ces recherches et voir si on ne trouverait pas d'exceptions, c'est-à-dire s'il y avait toujours coïncidence entre l'apparition des trypanosomes dans l'espace sous-arachnoïdien et l'existence des symptômes nerveux caractéristiques de l'hypnose.

Cette hypothèse était si acceptable, que dans une appréciation sur le rapport de Gray et Greig faite dans le *British Medical Journal*, juillet 1905, on lit:

«Again it is difficult to understand why the trypanosomes, so abundant in the lymphatic glands all over the body in the early stages of the disease, should not also then be in the lymphatics of the brain.»

Chez quelques-uns de nos malades, les trypanosomes existaient déjà dans le liquide céphalo-rachidien sans qu'ils eussent simultanément des symptômes nerveux importants.

Comme les infiltrations périvasculaires des centres nerveux décrites premièrement par Mott et vérifiées après par d'autres observateurs, constituent des lésions constantes chez les sujets morts d'hypnose, on comprend bien que ce serait une démonstration importante pour considérer le trypanosome comme la cause unique de la maladie du sommeil, celle d'obtenir par l'inoculation de ce seul parasite la reproduction chez les animaux des mêmes altérations histologiques. Dans les premiers travaux exécutés dans ce sens par Bruce, Brumpt et Wurtz, Walker Mott, ces auteurs n'ont pas réussi à obtenir chez les animaux morts à la suite de l'inoculation du trypanosome gambiense les lésions histologiques typiques. Les expériences de Brumpt et Wurtz furent nombreuses et faites sur diverses espèces animales, et des résultats négatifs obtenus, ils concluent que la maladie provoquée chez les animaux est une simple septicémie avec production d'une toxine, laquelle agit de manière diverse dans les différentes espèces zoologiques, sans produire en tout cas les lésions qu'on rencontre toujours chez les cadavres d'individus morts d'hypnose.

Mott dans une leçon sur le liquide céphalo-rachidien dans les différentes maladies du système nerveux, faite à l'université Victoria de Manchester, et publiée dans le *British Medical Journal*, 10 décembre 1904, et aussi dans une note préliminaire sur l'anatomie pathologique des centres nerveux de l'homme et des animaux infectés par les trypanosomes, publiée dans les *Proceedings of the Royal Society*, a dit n'avoir jusqu'alors obtenu chez les animaux victimes du trypanosome gambiense les infiltrations périvasculaires constantes dans la maladie du sommeil.

Dans un rapport que j'ai présenté en mars 1904, publié dans les n.ᵒˢ 20 à 22 de la *Medicina Contemporanea*, de la même année, attendue la longue évolution de la maladie du sommeil chez l'homme et l'existence très fréquente dans les malades de deux germes pathogènes auxquels successivement avait été attribué le rôle de cause déterminante de la léthargie africaine, j'ai émis l'hypothèse qu'il faudrait obtenir aussi chez les animaux une maladie de lente évolution et vérifier si par les inoculations successives de trypanosomes et streptocoques il serait plus facile de provoquer les infiltrations périvasculaires des centres nerveux, qui jusqu'à cette époque n'avaient pas encore été produites expérimentalement. Ce fut dans ce sens que j'ai orienté mes travaux, dont les résultats négatifs déjà publiés (*Archivos d'Hygiene e Pathologia exoticas*, vol. 1º, Fasc. 1º) seront exposés brièvement dans ce rapport.

Dernièrement, Harvey, chez un macacus rhesus, inoculé avec le liquide céphalo-rachidien d'un cas de maladie du sommeil, a obtenu une trypanosomiasis à longue évolution, 18 mois, et vérifié dans le système nerveux l'existence des infiltrations périvasculaires typiques, sans qu'il y eût simultanément infection par d'autres microrganismes. Ce cas, qui fut le premier, est réellement d'un grand intérêt scientifique.

Comme le désideratum le plus important, dans une maladie si meurtrière, serait de trouver une substance capable de jouer vis-à-vis du trypanosome gambiense le même rôle que la quinine pour le parasite du paludisme, il était indiqué de faire des essais thérapeutiques sur des animaux infectés d'avance. Les plus importantes recherches de ce genre sont dues à Ehrlich, Shiga, Laveran, Wolferstan Thomas. Profitant des résultats obtenus par ces auteurs, il était nécessaire d'employer chez les malades les médicaments reconnus plus efficaces; c'est ce qu'ont fait Gray et Greig et que j'ai exécuté aussi chez quelques-uns des individus soumis à mes soins.

Par ce moyen on pourrait indirectement apporter un argument de plus pour la démonstration du rôle étiologique du trypanosome en effet, si on pouvait arriver à détruire les flagellés chez les malades atteints d'hypnose et si, comme conséquence, on obtenait la guérison, il s'en suivrait comme très vraisemblable la conclusion que le flagellé seul serait la cause des symptômes morbides et partant des lésions. Sauf, il est vrai, l'hypothèse encore considérée comme possible par Sir Patrick Manson (*Lectures on Tropical Diseases* delivered at Cooper Medical College, 1905) qu'il y ait un autre agent étiologique pas encore découvert,

contre lequel le médicament fut aussi efficace; cette hypothèse
est possible par le fait qu'on n'a pas réussi jusqu'à présent
à isoler et cultiver le trypanosome de Dutton et que par cela
on inocule aux animaux les produits (liquide céphalo-rachidien,
sang) extraits des malades, où il peut à la rigueur se trouver encore
d'autres germes actuellement méconnus.

Ce fut donc dans ces lignes générales que toutes les investigations furent dirigées, et des travaux exécutés on peut pré-
sumer comme de la plus haute probabilité que le trypanosome
gambiense est la seule cause de la maladie du sommeil, mais
cette conclusion n'est pas encore absolument sûre. Le fait le
plus important pour cette démonstration est, sans doute, le résultat obtenu par Harvey dans le cas expérimental, où il a réussi
à démontrer l'existence des lésions histologiques typiques, sans
concurrence, à ce qu'il semble, d'autres germes.

Je vais exposer maintenant les faits que j'ai pu vérifier
par mes investigations chez les malades observés depuis le mois
de décembre 1903 jusqu'au mois de février 1906, et par quelques expériences sur les animaux. Les observations cliniques,
faites jusqu'à la fin de mai 1905, sont déjà publiées dans les
Archivos d'Hygiene e Pathologia exóticas, Vol. I, Fasc. I*, et
je me bornerai seulement à décrire les conclusions.

Le nombre total des cas étudiés par moi est de 56. Dans ce
nombre il y en a 3 qui ne souffraient pas de maladie du sommeil
et 1 qui en voyage de l'île du Prince pour Lisbonne est mort la
veille de son arrivée et dont je n'ai pas pu faire l'observation
clinique. Chez tous les autres malades j'ai réussi à démontrer
l'existence du trypanosome de Dutton, et, des 40 sur lesquels
il m'a été possible de pratiquer la ponction lombaire, tous avaient
ce flagellé dans le liquide céphalo-rachidien. J'ai suivi pour le
rencontrer la technique découverte par Castellani.

Des 38 dont l'observation clinique a pu être suivie jusqu'à
la mort, j'ai autopsié 36 et, chez tous, l'examen des coupes des
centres nerveux a révélé l'existence des infiltrations leucocytaires
autour des vaisseaux, venant ainsi démontrer l'exactitude du
diagnostic de maladie du sommeil fait pendant la vie.

Par cet exposé on voit que la présence du trypanosome
gambiense a été vérifiée dans chaque cas de maladie du sommeil que j'ai observé, par conséquent dans une proportion de
100%.

Comme ces malades provenaient de diverses régions des

colonies portugaises de la côte occidentale d'Afrique, où l'hypnose
règne endémiquement, j'ai pu prouver ainsi pour ces localités
l'existence de la trypanosomiasis humaine et contribuer à la
démonstration de la coïncidence de la distribution géographique
du trypanosome gambiense et de la maladie du sommeil.

Ces régions sont Golungo Alto, Zenza do Golungo, Zenza do
Bombe, Porto do Zenza, Libollo, Dondo, Massangano, Ambaca,
N'Dala-Tando, Muxima, Cazengo, Cassoneca, Quissama, Cufalcabi,
Candinga, Bailundo, Cacolo-Camoisa, Muquissegula, Ilha do Prin-
cipe, Novo Redondo.

Je peux dire aussi que, dans la plupart de ces localités,
se trouvent des mouches du genre glossina, espèces palpalis,
longipalpis et une autre, probablement la Wellmani, dont l'étude
a été faite par Corrêa Mendes, Aguiar et par moi. Nous avons
réuni à l'Ecole de Médecine tropicale de Lisbonne des exemplaires
de mouches de ces diverses régions dont quelques-uns nous
ont été envoyés par nos collègues Damas Mora, Gabriel Ribeiro
et Guilherme Vieira.

Par ce que nous avons pu vérifier jusqu'à présent, il nous
semble que les palpalis sont plus fréquentes dans les colonies
de Nord, Principe, Lucalla, Cacongo, rive gauche du Zaïre, et
une espèce de coloration moins sombre se rencontre fréquemment
dans les régions plus méridionales, Canhoca, Dondo, Massangano, rives du Quanza.

Mes recherches bactériologiques ont été exécutées intra-
vitam et post-mortem. Les ensemencements ont été faits dans les
milieux de culture suivants: bouillon avec liquide ascitique, milieu
de Kiefer, bouillon de Martin, gélose de Martin et gélose simple.

Pendant la vie, j'ai cherché les diplostreptocoques dans le
liquide céphalo-rachidien de beaucoup de malades, en employant
toujours des quantités de liquide supérieures à 1 cc et portant la
dose une fois à 10 cc. Dans le sang et les ganglions lymphatiques
mes recherches ont été en nombre beaucoup plus restreint.

Chez 34 malades, quelques-uns ponctionnés plus d'une fois,
et dont le liquide sous-arachnoïdien a été ensemencé dans les
milieux cités, seulement un, relatif au cas VII, opéré la veille de
la mort, a donné lieu au développement de diplostreptocoques;
tous les autres ont été négatifs. J'ai pratiqué simultanément
la recherche des microbes dans les préparations faites avec le
sédiment obtenu par la centrifugation du liquide, et cette investigation m'a donné aussi les mêmes résultats, c'est-à-dire quand

les cultures ont été négatives, l'examen direct du sédiment le fut
aussi.

Dans les autopsies j'ai cherché les streptocoques dans l'exsudat sous-arachnoïdien du cerveau, le liquide ventriculaire, le sang
du cœur et quelques fois dans le liquide obtenu par ponction
lombaire. J'ai pratiqué 35 autopsies d'individus morts d'hypnose
et j'ai réussi à démontrer dans 18 l'existence d'infection par des
diplostreptocoques, en les isolant par cultures dans 16 cas et
en les ayant seulement vus dans les examens microscopiques
directs des produits cadavériques chez les cas XXXI, individu
de race blanche, et LXV de la série des observations de la mission
portugaise.

La proportion est par conséquent de 51,4 %.

En vertu des résultats obtenus je peux formuler deux hypothèses: ou les diplostreptocoques apparaissent dans le liquide
céphalo-rachidien seulement dans quelques cas et près de la
mort, ou bien s'ils y existent déjà quelque temps avant le dénouement fatal, leur nombre doit être assez petit pour échapper
facilement à l'observation directe et ensemencés dans une quantité si petite, ils se développent difficilement dans les milieux arti-
ficiels. Ce qui me semble cependant hors de doute, c'est que les
trypanosomes envahissent l'espace sous-arachnoïdien longtemps
avant qu'on puisse y démontrer l'existence de bactéries.

J'ai inoculé des animaux avec le liquide céphalo-rachidien
et le sang de malades ayant des trypanosomes, et dans lesquels
les cultures n'ont pas révélé l'existence de diplocoques. Quelques-uns de ces animaux furent injectés dans le canal rachidien,
d'autres dans le péritoine, la majorité sous la peau. La description détaillée de ces expériences a été faite dans les *Archivos
d'Hygiene e Pathologia exoticas*, Vol. I, Fasc. I.

A ce groupe appartiennent 11 singes, 7 cercopithèques et 3 cynocéphales. Des premiers, 5 ont contracté la trypanosomiasis et
2 n'ont jamais montré de flagellés dans le sang. De ceux qui ont
subi l'infection, un seulement reste encore vivant et représente
un cas de guérison spontanée; les autres, dont la maladie a eu
une durée de 15 jours à 9 mois et demi, n'ont pas présenté dans
les centres nerveux les infiltrations périvasculaires typiques. Les
cynocéphales se sont montrés réfractaires.

Furent aussi inoculés 22 rats tachetés, 8 blancs et 14 souris.
Chez les animaux de ces espèces, j'ai vu la maladie avoir en moyenne une durée de trois mois; les trypanosomes ont été ren-

contrés généralement dans le sang un mois après l'inoculation et augmentèrent ensuite en nombre de façon à ce que près de la mort ils y étaient très nombreux. Sont encore vivants 7 rats tachetés et 8 blancs; chez quelques-uns des autres dont j'ai fait l'examen microscopique des centres nerveux, je n'ai pas trouvé les lésions propres de la maladie du sommeil.

Deux singes cercopithéques furent inoculés avec des diplostreptocoques après avoir d'abord été infectés par le trypanosoma gambiense. Le premier a reçu sous la peau du dos 1,2 cc de liquide céphalo-rachidien d'un malade et a présenté des flagellés dans le sang un mois après l'inoculation. Cinq mois et demi après et ayant encore de trypanosomes je lui ai introduit dans l'espace sous-arachnoïdien par ponction lombaire quelques gouttes d'une culture de diplostreptocoques isolés d'un cas de maladie du sommeil et dont la virulence pour les lapins était faible. Ce singe est mort en 24 heures; à l'autopsie j'ai vérifié l'existence de congestion des méninges cérébrales et rachidiennes avec quelques petites pétéchies le long du bord supérieur des hémisphères cérébraux; il n'y avait pas d'infiltrations lymphocytaires autour des vaisseaux des centres nerveux, et dans la lumière de ces vaisseaux j'ai vu des diplostreptocoques.

Un autre cercopithecus, dont la trypanosomiase a duré près de 4 mois, et qui a été inoculé trois fois avec des streptocoques, est mort infecté par les deux parasites sans avoir présenté non plus les lésions histologiques propres de la maladie du sommeil.

Les expériences sur les lapins furent aussi négatives.

En résumé, je n'ai pas pu provoquer chez les animaux, sur lesquels j'ai fait mes expériences, les altérations histopathologiques constantes chez les malades victimes de l'hypnose.

Les malades que j'ai soignés jusqu'à la fin de mai 1905 furent traités sans résultat favorable par le cacodylate de soude, l'arrhénal, l'iode et le collargol. Après cette époque, connaissant les travaux de Ehrlich et Shiga sur le trypanroth, de Laveran qui a employé avec profit sur les animaux le trypanroth associé à l'arsénite de soude, et de Wolferstan Thomas qui a obtenu des résultats très favorables en substituant l'arsénite de soude par l'atoxyl dont la toxicité est beaucoup moindre, j'ai essayé sur douze malades ces divers traitements, me paraissant plus utilisable celui proposé par Wolferstan Thomas.

À deux malades seulement j'ai prescrit l'arsénite de soude associé au trypanroth. La première substance était employée en injection hypodermique à la dose de 0,5cc d'une solution au centième, répétée deux jours de suite, ou 1cc d'une seule fois; 48 heures après, je pratiquai une injection intramusculaire de trypanroth à 4% et dont la dose a varié de 3cc à 10cc. Comme simultanément je traitai par l'atoxyl d'autres malades dont l'état morbide s'améliorait consécutivement et au contraire chez ceux soumis à l'arsenite de soude la maladie s'aggravait. J'ai abandonné celui-ci et je me suis limité seulement à l'usage du remède proposé par Wolferstan Thomas. Le trypanroth, même employé en injection intramusculaire, a donné lieu à de l'irritation locale, accompagnée d'œdème et de douleurs parfois assez accentuées, motifs pour lesquels je n'ai pas continué son application.

L'atoxyl, étant 40 fois moins toxique que la liqueur de Fowler, et ayant été employé chez les macacus rhesus, du poids de 2400 gr, à la dose de 1cc à 1,5cc, j'ai commencé par injecter hypodermiquement à mes malades 2cc d'une solution au dixième, quantité que j'ai pu augmenter sans inconvénient jusqu'à 10cc et 15cc. Cette dernière dose a provoqué chez quelques-uns des douleurs à l'épigastre et des vomissements, symptômes qui se sont amendés et ont disparu dans les 48 heures suivantes. Après avoir reconnu, chez les premiers traités, que je pouvais employer l'atoxyl dans ces proportions, j'ai commencé le traitement des autres par les injections de 10cc et peu après de 15cc, répétées avec 8 à 10 jours d'intervalle.

Par cette pratique j'ai constaté une amélioration chez les malades qui n'étaient pas encore dans une période très avancée de la maladie. J'ai vu les accès de fièvre disparaître, la somnolence diminuer beaucoup et l'énergie musculaire augmenter corrélativement avec une nutrition plus active.

Chez tous ces douze malades j'ai rencontré, avant de commencer le traitement, les trypanosomes dans le liquide céphalorachidien. Deux sont morts peu de temps après avoir été admis à l'hôpital, le premier ayant à peine reçu deux injections de 2cc et 4cc d'atoxyl, et l'autre deux injections de 15cc; chez eux je n'ai pas répété l'opération de Quincke.

Les autres dix m'ont servi pour apprécier l'action nuisible de l'atoxyl sur les trypanosomes. Le cas XXIX, après trois mois de traitement, 10 injections d'atoxyl, avait encore le trypanosome dans le liquide céphalo-rachidien; le même fut démontré pour le cas XXXVII qui a reçu dans l'espace d'un mois et demi 5 injections et pour le XXXVI, traité pendant un mois par l'arsénite, le trypanroth et ensuite par l'atoxyl. Chez le XXXIV une ponction ganglionnaire, faite presque deux mois après le commencement du traitement, n'a pas révélé de trypanosomes, qui, au contraire, existaient encore dans le liquide céphalo-rachidien, examiné un mois plus tard, l'application de l'atoxyl ayant été cependant interrompue durant un mois.

Sur cinq j'ai fait cette vérification simultanément dans le liquide céphalo-rachidien et dans le sang, et pour un d'eux aussi dans le suc ganglionnaire. Ces malades étaient déjà en traitement par l'atoxyl aux doses de 5 cc à 15 cc pendant un laps de temps de deux mois et demi à quatre mois et demi; je leur ai fait alors la ponction lombaire et trouvé chez tous des trypanosomes dans le liquide céphalo-rachidien qui fut inoculé aussi à des rats dans le péritoine. Le même jour de la ponction lombaire j'ai extrait à tous quelques centimètres cubes de sang d'une des veines du pli du coude; ce sang, reçu sur le citrate de soude pour empêcher la coagulation, fut centrifugé, et avec la zone du dépôt située immédiatement au-dessus de la couche des hématies j'ai fait des préparations qui furent observées soit sans coloration soit colorées par la méthode de Leishman; je n'y ai pas trouvé de trypanosomes. Avec le sang des malades j'ai inoculé des rats dans le péritoine. De ces animaux tous ceux qui furent inoculés avec le sang n'ont pas encore présenté de flagellés; des autres qui ont été injectés avec le liquide céphalo-rachidien, il y a déjà deux, relatifs aux cas XXXIII et XXXIX, dans lesquels j'ai rencontré des trypanosomes, les trois autres m'ont donné, jusqu'à présent, des résultats négatifs.

Au malade XXXIII fut extrait aussi le jour même de la ponction lombaire un des ganglions engorgés du côté gauche du cou, qui fut coupé en trois morceaux: un fragment pour l'examen histologique; un autre pour faire des frottis sur lames, préparations qui furent colorées par la méthode de Leishman et dans lesquels je n'ai pas trouvé de trypanosomes; le troisième morceau fut trituré aseptiquement et le produit de trituration dilué dans la solution de chlorure de sodium à 9 ‰ fut injecté à un rat blanc dans le péritoine; cet animal inoculé le 28 novembre dernier n'a pas encore montré de flagellés dans le sang.

Chez ces cinq individus et aussi chez le cas XXIX j'ai essayé la perméabilité des méninges. Pour cela je leur ai fait prendre quelques jours de suite avant la ponction lombaire de l'iodure

de potassium et de la teinture d'iode; le jour de la ponction j'ai
cherché l'iode dans l'urine où il existait en quantité notable, et
au contraire cette substance ne se rencontrait dans le liquide
céphalo-rachidien chez aucun d'eux.

En face des résultats obtenus il est logique de formuler
l'hypothèse que l'atoxyl à cause probablement de l'imperméabilité des méninges, ne peut pas exercer son action parasti-
cide sur les trypanosomes qui ont déjà envahi l'espace sous-
arachnoïdien. L'amélioration notée chez les malades traités par
ce médicament est due probablement à l'action tonique de l'ar-
sénic et à la diminution des parasites existant dans le sang
et la lymphe, spécialement celle des ganglions engorgés. Mais
on voit bien que la guérison ne pourra pas être réalisée par
l'atoxyl employé seulement en injection hypodermique chez les
malades ayant les flagellés dans l'espace sous-arachnoïdien, et
je dois dire que dans tous les 52 cas que j'ai observés les
parasites s'y trouvaient déjà. Je pense même que la presque
totalité des malades qui cherchent le médecin parce qu'ils se
croient atteints de maladie du sommeil sont dans le même cas,
la ponction lombaire révélera chez tous des trypanosomes dans
le liquide céphalo-rachidien.

Des malades traités par l'atoxyl et dont le traitement a pu
être fait pendant plus d'un mois, sont morts, ayant eu une amélioration de durée plus ou moins longue, le XXIX trois mois et
huit jours après le commencement des injections, le XXXIII
après cinq mois, le XXXIV après trois mois, le XXXVII après
un mois et demi, et le XXXVIII après sept mois. Le numéro
des injections faites a varié de 9 à 21.

Chez la malade XXXVI qui était déjà dans un état très
grave, comme il est décrit dans l'histoire clinique respective,
j'ai pratiqué le 28 août 1905 une ponction lombaire donnant issue
à 40cc de liquide et j'ai introduit immédiatement après dans l'espace sous-arachnoïdien par la même aiguille 2,5cc d'une solution
au dixième d'atoxyl dans du serum artificiel. Je n'ai remarqué
aucun signe démonstratif d'une action irritative et douloureuse
immédiate du médicament. Elle a encore vécu presque trois jours,
la mort ayant eu lieu le 31 août, à 3 heures et 30 minutes.
Comme phénomènes pathologiques pas communs dans les autres
cas, j'ai seulement constaté une congestion très intense des conjonctives oculaires et de la rétention d'urines qui dûrent être extraites au moyen d'une sonde.

Dans deux cas j'ai essayé le traitement simultané par l'atoxyl en injection hypodermique et une solution de lysol introduite dans le canal rachidien suivant la technique employée par Carlos França dans la méningite cérébro-spinale épidémique. L'un d'eux, la malade XXXVIII dont l'état était déjà très grave, ne présenta consécutivement aucune amélioration, l'autre, le XLIII, traité par l'atoxyl hypodermiquement, a reçu dans le canal, après ponction lombaire, 9 cc d'une solution de lysol à 1 ‰; son état s'est amélioré et dans les derniers examens du suc ganglionnaire et du liquide céphalo-rachidien ne furent pas trouvés de trypanosomes que, au contraire, j'avais rencontré précédemment.

Des faits observés je déduis les conclusions suivantes:

1º Dans tous les cas où par les symptômes morbides j'ai fait le diagnostic de maladie du sommeil, j'ai toujours trouvé le trypanosome gambiense. Ces observations furent au nombre de 52 depuis le mois de décembre 1903 jusqu'à la fin de février 1906.

2º Chez les 40 malades sur lesquels j'ai fait la ponction lombaire l'examen du liquide céphalo-rachidien m'a toujours décélé l'existence du susdit flagellé. Les recherches pratiquées dans le sang m'ont donné des résultats moins favorables et inférieurs à ceux obtenus par la ponction des ganglions engorgés.

3º Chez quelques malades à l'existence des trypanosomes dans le liquide céphalo-rachidien ne correspondaient pas encore des symptômes nerveux importants (cas VIII, X, XXII, XXVIII, XXIX publiés dans les *Archivos d'Hygiene e Pathologia exotica*, Vol. I, Fasc 1ᵉ, et XXXIX de ce rapport).

4º La recherche des diplostreptocoques dans le liquide céphalo-rachidien, faite intra vitam, m'a donné presque constamment, à l'exception d'un seul cas, des résultats négatifs. Dans 36 autopsies la proportion des cas positifs fut de 51,4 ‰. Les examens faits à la fois dans le liquide céphalo-rachidien et dans le sang.

5º De animaux injectés avec le liquide céphalo-rachidien seul dans lequel l'examen des préparations directes et les cultures n'avaient démontré que le trypanosome; d'autres animaux inoculés uniquement avec les diplostreptocoques isolés de cas de maladie du sommeil; et finalement un troisième groupe infecté d'abord avec le trypanosome gambiense et ensuite avec les diplostreptocoques, n'ont pas montré dans les centres nerveux les infiltrations périvasculaires si constantes dans les malades morts d'hypnose. Ce résultat négatif a eu lieu même dans ceux qui ont présenté une maladie de lente évolution, jusqu'à 9 mois.

6° Par le traitement au moyen de l'atoxyl en solution au dixième, en injections hypodermiques aux doses de 10 cc à 15 cc tous les huit jours pendant des mois, on arrive à améliorer considérablement les malades, mais je ne crois pas qu'on puisse par ce moyen seul obtenir la guérison. Le nombre des trypanosomes diminue dans le sang et dans le suc ganglionnaire; on peut même n'en trouver aucun à l'examen des préparations directes et l'inoculation aux animaux reste sans résultat. Cependant les flagellés persistent dans le liquide céphalo-rachidien à cause probablement de la conservation dans cette maladie de l'imperméabilité des méninges pour les médicaments, ce que j'ai démontré pour l'iode;

7° Dans l'état auquel les malades atteints de trypanosomiase sont habituellement soumis à l'observation clinique, les trypanosomes existent déjà dans le liquide céphalo-rachidien et dans ces circonstances, l'imperméabilité des méninges persistant, les médicaments pour être efficaces devront être simultanément administrés par injection hypodermique et introduits dans l'espace sous-arachnoïdien, immédiatement après une ponction lombaire. J'ai essayé une seule fois l'atoxyl par cette voie, mais comme je n'ai osé l'employer que dans une malade déjà dans un état extraordinairement grave je n'ai obtenu aucun résultat. Maintenant je fais des essais avec la solution de lysol à 1 °⁄₀.

<h2 style="text-align:center">OBSERVATIONS CLINIQUES</h2>

Cas XXIX. Ce malade a été admis dans le mois de septembre 1904 à l'hôpital Maria Pia de Loanda, d'où il est parti pour Lisbonne. Son histoire clinique se trouve décrite jusqu'à la fin du mois de mai 1905 dans les *Archivos d'Hygiene e Pathologia exoticas*, Vol I, Fasc. I°.

Après cette date, le 5-VI-05, il a été pris de délire un peu agité, parlant beaucoup, se supposant être la victime de la malveillance des autres malades; ce délire n'était pas fébrile; la température axillaire ne dépassait point 37°. Le lendemain j'ai pratiqué la ponction lombaire et obtenu 20 cc de liquide; en suivant la technique de Castellani j'ai trouvé dans le sédiment quelques trypanosomes. Avec ce liquide fut inoculé, à la racine de la queue, un rat tacheté qui est mort, victime de la trypanosomiase, le 4-IX-05 et une souris grise qui a résisté à l'infection. Dans le même jour de la ponction lombaire j'ai aussi exécuté l'examen du sang du malade et je n'ai trouvé ni des flagellés ni des sporozoaires du paludisme. Le 7-IX le délire est devenu plus violent, le malade prétendait frapper les personnes qui le surveillaient, de façon qu'il fut nécessaire de le maintenir par le corset. J'ai institué le traitement par le bromure de potassium. Les jours suivants l'agitation nerveuse a diminué progressivement, le délire cessa le 10-IX, l'hypothermie se manifestant alors, la température à l'aisselle ayant baissé le matin à 33,8°. J'ai cessé la médication bromurée, et prescrit les bains chauds à 30°, deux fois par jour, et comme traitement pharmacologique le vin de kola avec l'extrait de quinquina et teinture de noix vomique. Le 12 et le 13 les températures se sont élevées à 35,2° et 37,5°; le 14 nouvel abaissement à 34° arrivant le 15 au soir jusqu'à 33°. A partir de ce jour l'hypothermie a diminué d'intensité, de façon qu'après le 18 les températures montèrent aux environs de 37°. Le 24 j'ai cessé l'usage des bains chauds.

Après cette crise de délire et d'hypothermie le malade a changé de caractère, il est devenu mélancolique, parlant peu et tombant quelquefois en somnolence pendant le jour. Dans le mois de juillet il a présenté des accès de fièvre vespérale depuis le 6 jusqu'au 17, la température la plus élevée ayant été de 38,4° le 10 au soir.

Le 15-VIII j'ai commencé le traitement par l'atoxyl, employant une solution aqueuse à 10 %, à la dose de 8 cc en injection hypodermique; cette intervention fut répétée le 23 VIII, 1, 10 et 19-IX à la dose de 10 cc et le 26 IX, 7, 17, 26 X, et 9 XI j'ai élevé la quantité d'atoxyl à 15 cc par jour.

Le 1-IX se manifesta de nouveau l'hypothermie, la température axillaire étant de 34,7° le matin et 34° le soir, motif pour lequel j'ai recommencé le traitement par les bains chauds. Après cette date et durant ce mois et le suivant la température ne s'est plus élevée au-dessus de 36,8°, oscillant généralement entre 35 et 36°, s'abaissant quelquefois à 34° et une fois seulement à 32° le 29-IX au soir. L'état du malade s'aggravait, l'asthénie musculaire s'accentuant de plus en plus. Le 2-XI il ne pouvait pas se maintenir debout ni marcher sans être aidé; il s'inclinait alors sur le côté gauche. Quelques tremblements musculaires. Il est mort le 24 XI vers 4 heures 30 minutes, ayant présenté les trois derniers jours un abaissement notable de la température, la veille de la mort au soir le thermomètre n'accusait plus que 25° à l'aisselle, il était délirant et avec d'intenses tremblements musculaires.

Le 14 XI/05, après dix injections d'atoxyl j'ai exécuté une nouvelle ponction lombaire, ayant obtenu 13 cc de liquide transparent, où il y avait peu de trypanosomes. Les ensemencements de ce liquide en milieu de Kiefer sont restés stériles. J'ai inoculé dans le péritoine un rat tacheté, avec le sédiment de la centrifugation de 10 cc du liquide de ponction; cet animal est encore vivant et n'a pas présenté, jusqu'à présent, de trypanosomes. Le malade prenait depuis le 9 XI un gramme d'iodure de potassium et 50 gouttes de teinture d'iode par jour, je n'ai pas trouvé l'iode dans le liquide céphalo-rachidien; dans les urines émises le même jour de la ponction lombaire l'iode existait en quantité notable.

Autopsie le 24-XI 05 à 15 heures 30 minutes, onze heures après la mort. Il n'y avait pas de lésions de décubitus. Rigidité cadavérique plus accentuée dans les membres supérieurs. J'ai pratiqué la ponction lombaire sur le cadavre, donnant issue à une forte quantité de liquide limpide. Méninges congestionnées, et plaques d'épaississement dans l'arachnoïde, abondant exsudat sous-arachnoïdien. Adhérences des deux feuillets du péricarde, pas très intense, et petites pétéchies à la surface externe du poumon gauche, et quelques-unes aussi dans le poumon droit. Rate du poids 440 gr., de consistance normale, mais présentant tant dans la surface comme à la coupe de nombreux nodules de couleur jaunâtre, ayant les dimensions de têtes d'épingles.

J'ai fait des cultures avec le liquide de ponction lombaire, l'exsudat sous-arachnoïdien, le liquide ventriculaire, le sang du cœur et le suc du foie, qui n'ont pas donné lieu au développement de diplostreptocoques, mais à des bacilles dans celles relatives au sang du cœur.

Je n'ai pas rencontré de trypanosomes dans le sédiment du liquide obtenu par ponction lombaire, et les frottis d'un ganglion du côté droit du cou et de la rate. Avec le liquide de la ponction fut inoculé hypodermiquement un rat tacheté qui n'a pas, jusqu'à présent, présenté de trypanosomes dans le sang.

Dans les coupes du lobule paracentral droit et de bulbe il y avait des infiltrations périvasculaires typiques et des bacilles, plus nombreux dans le bulbe, bactéries qui étaient éparses dans le tissu nerveux.

Cas XXXII. Ce malade est mort en voyage de l'île du Prince pour Lisbonne, la veille de son arrivée, le 6.VII.05 à 19 heures. Je l'ai autopsié le 7.VII.05 à 16 heures. Il avait d'extenses lésions de décubitus. Pas de rigidité cadavérique, commencement de putréfaction. Congestion des méninges, abondant exsudat sous-arachnoïdien trouble, lésions communes de l'arachnoïde sur les hémisphères cérébraux et le vermis supérieur. Liquide des ventricules aussi trouble. Fortes adhérences pleurales, mais sans autres lésions dans les poumons. Je n'ai pas réussi à trouver des trypanosomes dans l'exsudat sous-arachnoïdien, le liquide ventriculaire après centrifugation, le sang du cœur et le frottis d'un ganglion lymphatique du cou. Dans les coupes du protubérance droit et du bulbe j'ai rencontré les infiltrations périvasculaires autour des vaisseaux.

Cas XXXIII. Quiolo, nègre, adulte, habitait l'île du Prince, et était employé dans les cases de la Société d'Agriculture coloniale. Arrivé à Lisbonne le 7.VII.05, il fut admis le même jour à l'hôpital colonial. Encore dans un état régulier de nutrition (il pesait 52 kg 500), il se plaignait de prurit cutané et présentait dans les membres et le tronc des papules excoriées par le grattage. Étaient augmentés de volume les ganglions lymphatiques sushyoïdiens médians, sous-maxillaires cervicaux postérieurs gauches, axillaires et inguino-cruraux. Réflexes superficiels et tendineux normaux. Quelques secousses et tremblements musculaires dans les membres. Il marche bien, en inclinant cependant le tronc sur le côté gauche. Somnolence peu accentuée. Il présentait des accès fébriles le soir, qui ont été plus marqués après le 23.VII, température maxima 38.7°.

J'ai fait la première ponction lombaire le 14.VII.05, qui a produit 35 cc de liquide; dans le résidu de la centrifugation il y avait quelques trypanosomes, et les cultures faites en milieu ascitique n'ont pas donné lieu au développement de streptocoques. Furent inoculés une souris blanche et un rat tacheté qui ont succombé à la trypanosomiase, le dernier ayant eu une maladie de six mois et huit jours.

Le 17.V j'ai examiné le sang du malade, méthode de Ross-Ruge, et je n'ai pas trouvé de trypanosomes.

Le traitement par l'atoxyl fut commencé le 6.VIII, une injection hypodermique de 5 cc d'une solution au dixième, suivie le 7.VIII d'une injection intramusculaire de 5 cc de la solution centésimale de trypaneuh. Les injections d'atoxyl furent répétées le 16.VIII à la dose de 8 cc et augmentées à 10 cc le 25.VIII, 2, 10, 19, 28.IX, 8 et 17.X. Après la troisième injection les températures du soir diminuèrent, la courbe thermique se maintenant pendant un mois et demi entre 36° et 37°, les autres symptômes nerveux ont aussi diminué d'intensité. Comme le malade était déjà plus de deux mois sous l'influence de l'atoxyl, j'avais l'intention d'interrompre l'usage de ce médicament, cependant dix jours après la dernière injection, les températures vespérales augmentèrent de nouveau, et par ce motive j'ai continué les injections élevant la dose à 15 cc. dans les jours 31-X, 9 et 19-XI, mais l'état du malade, cette fois, ne s'est pas amélioré.

Le 28-XI je lui ai fait l'extraction d'un ganglion engorgé du côté gauche du cou, et aussi la ponction lombaire et la ponction de la veine médiane-céphalique droite. Le ganglion fut sectionné en 3 fragments, un pour l'examen histologique, un autre pour faire des frottis sur lames, dans lesquelles après coloration par la méthode de Leishman je n'ai pas trouvé de trypanosomes; un troisième morceau fut trituré aseptiquement et le produit de trituration, dilué dans la solution de chlorure de sodium à $3°/_{oo}$ fut inoculé dans le péritoine d'un rat blanc, qui est encore vivant, n'ayant pas présenté des flagellés dans le sang.

La ponction lombaire a produit 15,5 cc de liquide qui contenait quelques trypanosomes; une partie du liquide, le résidu de la centrifugation de 10 cc fut inoculé dans le péritoine d'un rat blanc qui est encore vivant, mais qui avait déjà le 11-I-06 quelques trypanosomes dans le sang, et beaucoup le 22-III-06.

Les 20 cc obtenus par la ponction de la veine du pli du coude furent reçus dans les tubes avec une solution de citrate de soude pour empêcher la coagulation, et centrifugés. Avec la zone du dépôt, située immédiatement au dessus de la couche des hématies, j'ai fait des préparations qui n'ont pas révélé l'existence de trypanosomes; fut aussi inoculé dans le péritoine d'un rat tacheté qui jusqu'à présent n'a pas de flagellés dans le sang.

La plaie consécutive à l'extirpation du ganglion lymphatique s'est cicatrisée facilement par première intention. Les manifestations fébriles continuèrent, ayant atteint le 7-XII au soir 39,4°. Le lendemain j'ai fait une nouvelle injection hypodermique d'atoxyl à la dose de 10 cc; après 48 heures la température est descendue à 36,2°, se conservant jusqu'au 26-XII avec les maximas vespérales aux environs de 37°. Le traitement par l'atoxyl fut répété le 16-XII au mêmes doses.

Le malade, quoique plus affaibli, pouvait encore marcher sans être soutenu, mangeait avec appétit, et parlait avec les autres malades n'ayant pas de somnolence accentuée; rien ne faisait supposer que la mort se suivrait rapidement. Le matin de 2-I-06 il a a présenté des attaques convulsives intenses, il resta sans connaissance; la température axillaire s'éleva jusqu'à 40,9° et la mort a eu lieu ce jour même à 14 heures.

Autopsie deux heures après la mort. Pas de lésions de décubitus ni de rigidité cadavérique; température à l'aisselle 34,9°. J'ai pratiqué la ponction lombaire donnant issue à 25 cc de liquide limpide. Dans les méninges et le cerveau l'aspect commun dans les cas de maladie du sommeil. Poumons sans rien d'anormal, le droit ayant 4 lobules et le gauche 3. Rate du poids de 160 gr. Ganglions lymphatiques du mésentère augmentés de volume. Dans l'intestin ankylostomes et ascaris.

Dans les préparations faites avec l'exsudat sous-arachnoïdien et le sédiment obtenu par centrifugation du liquide de la ponction lombaire je n'ai pas trouvé de trypanosomes. Les ensemencements faits avec le liquide céphalo-rachidien, l'exsudat sous-arachnoïdien, le sang du cœur et le suc de la rate sont restés stériles. Dans les coupes du lobule paracentral droit et du bulbe il y avait des infiltrations leucocytaires autour des vaisseaux.

Cas XXXIV. Fernando, nègre, âgé de dix ans, né à l'île du Prince, d'où il est parti directement pour Lisbonne. Arrivé à l'Hôpital colonial le 7-VII-05. Il était déjà un peu maigre, poids 25 kg 700. Peau saine, sans prurit. Étaient augmentés de volume les ganglions lymphatiques sus-hyoïdiens médians, cervicaux antérieurs et, surtout, les cervicaux postérieurs. Les réflexes superficiels étaient plus accentués que normalement, les rotuliens sans altération. Quelques secousses musculaires et tremblements dans les membres. Il s'endormait facilement, mais se levait maintes fois du lit et marchait aisément. Il parlait bien le portugais, régulièrement intelligent. Il répondait promptement aux questions qui lui étaient posées.

Par l'examen du sang, méthode de Ross-Ruge, exécuté le 10-VII, j'ai trouvé quelques trypanosomes et des embryons de filaire perstans. Le 12 du même mois j'ai pratiqué la ponction lombaire et trouvé aussi quelques flagellés. Du 9 au 20-VII il y eut des manifestations fébriles vespérales qui ont atteint le 15-VII 39,3. Depuis cette période jusqu'au 2-VIII inclusivement, la courbe thermique s'est maintenue aux environs de 37°, presque toujours au-dessous; ce jour et le suivant je lui ai fait une injection hypodermique de 0,5 cc d'une solution aqueuse d'arsénite de soude au centième et le 5-VIII traitement par le trypanroth, 5 cc d'une solution à 1 %, injectée profondément dans la fesse droite. Dans la région où cette dernière injection a été faite, il est survenu le lendemain de la rougeur et un peu d'empâtement douloureux, accidents qui s'amendèrent progressivement par l'usage de pansements humides chauds d'eau boriquée. Après ce traitement il y a eu une série d'accès qui se prolongèrent jusqu'au 16-VIII. Le 17 j'ai commencé les injections d'atoxyl, solution au dixième, à la dose de 5 cc répétées le 25-VIII, 2, 10 et 19-IX, portées à 10 cc le 28-IX, 8 et 17-X.

Après six injections j'ai pratiqué, le 6-X, la ponction d'un des ganglions cervicaux droits augmentés de volume; avec le suc obtenu j'ai fait des préparations colorées par la méthode de Leishman, dans lesquelles je n'ai pas rencontré des trypanosomes, mais seulement un embryon de filaire perstans.

Le malade se portait évidemment mieux; il se conservait presque toute la journée éveillé, sans tremblements, ayant l'apparence d'un individu normal; la température s'est conservée presque constamment normale, au-dessous de 37°, ayant atteint seulement le soir du 10-X et le matin du 11, 37,6°. En face de cette amélioration et comme le malade était depuis le 5-VIII sous l'action des arsénicaux, j'ai interrompu le traitement.

À partir du 6-XI la maladie s'est aggravée, la somnolence, les tremblements musculaires sont revenus et les manifestations fébriles après le 13 s'accentuèrent; on remarqua alors des accès vespéraux, la température montant un peu au-dessus de 38°. J'ai pratiqué le 15-XI une nouvelle injection d'atoxyl au dixième, élevant la dose à 15 cc. Son état s'aggrava quand même. Le 21 du même mois hyperthermie, le thermomètre indiquant le matin à l'aisselle 42°. Forte somnolence; le malade ne peut se lever ni se tenir debout; tremblements plus intenses; déglutition difficile. Urines un peu albumineuses, le sédiment ayant quelques cylindres hyalins. Ce même jour j'ai pratiqué une ponction lombaire, en retirant 16,5 cc de liquide, qui contenait quelques trypanosomes; les ensemencements faits dans les milieux aseptiques n'ont pas donné de cultures; avec le sédiment de 7 cc j'ai inoculé un rat tacheté qui est mort de trypanosomiasis le 15-III-06.

Comme traitement: bains chauds, injections hypodermiques d'huile camphrée et de sulfate de spartéine.

Le 22 dyspnée, respiration accélérée. Son obscur à la percussion à la partie supérieure du poumon droit, l'auscultation révélant respiration soufflante et quelques râles humides; vibrations thoraciques augmentées; pas d'expectoration. Le malade était en somnolence continuelle, se réveillant difficilement quand on le secouait et ne répondant pas aux questions qui lui étaient posées.

Le 27 il a été atteint de convulsions qui se répétèrent plusieurs fois dans la journée; la température est descendue le soir à 28° dans l'aisselle.

Mort le 28-XI-05 vers 17 heures 30 minutes.

Autopsie le 29-XI à 15 heures. Rigor mortis; pas de signes de putréfaction ni de lésions de décubitus. Dans les méninges les lésions habituelles de cette maladie. Peu d'exsudat sous-arachnoïdien, liquide ventriculaire légèrement trouble. Le poumon droit était adhérent par sa face externe à la paroi thoracique et par sa face inférieure au diaphragme; tout le lobe supérieur était hépatisé et il y avait encore un autre foyer pneumonique, gros comme une noix, à la partie postérieure du lobe inférieur près de la fente interlobaire. A gauche, les adhérences étaient moins étendues; il existait aussi des lésions de pneumonie dans le lobe supérieur près de la fente interlobaire et à la partie postérieure de la base du lobe inférieur. Rate pesant seulement 70 gr. Le rein droit présentait à sa surface un sillon transversal qui lui donnait l'aspect bilobé; au niveau de ce sillon la capsule se trouvait adhérente; poids 80 gr. Dans le rein gauche rien d'anormal macroscopiquement. Ganglions mésentériques augmentés de volume.

Dans les préparations faites avec l'exsudat sous-arachnoïdien et le liquide ventriculaire centrifugé il y avait beaucoup de trypanosomes. Je n'y ai pas rencontré de bactéries; dans celles du foyer plus grand d'hépatisation du poumon droit, où je m'attendais à trouver des pneumocoques ou diplostreptocoques, il existait seulement de nombreux bacilles se colorant plus intensément aux extrémités et dont la morphologie, la disposition en diplobacilles et petites chaînettes, et les caractères de colorabilité étaient semblables à ceux du bacille d'Yersin.

Dans les préparations faites avec le sang du cœur je n'ai vu ni des trypanosomes ni des microbes. Dans toutes les coupes du système nerveux (lobule paracentral gauche, précuneus gauche, et bulbe) on constatait des infiltrations leucocytaires accentuées dans les méninges et autour des vaisseaux, et en outre de nombreux bacilles identiques à ceux décrits dans les traits du poumon, microbes qui n'étaient pas inclus dans les vaisseaux mais disséminés dans l'épaisseur du tissu nerveux.

Les ensemencements faits avec l'exsudat sous-arachnoïdien et le liquide ventriculaire sont presque tous restés stériles; dans le bouillon acide seulement il s'est développé une culture du bacille déjà décrit et peu de chaînettes de streptocoques.

Le bacille se développe facilement à 37° dans le bouillon simple et mélangé à du liquide ascitique, donnant un trouble uniforme en 24 heures et les jours suivants un dépôt au fond et un voile à la surface; il coagule le lait après 48 heures; fermente activement le bouillon saccharose et moins le glucose et lactose; il coagule du deuxième au troisième jour le milieu de Barsikow glucosé et plus lentement le lactosé, peptonise lentement la gélatine et se développe bien dans la gélose et le milieu de Kiefer où il donne des cultures épaisses.

Un rat inoculé à la racine de la queue avec une forte dose de culture en bouillon (un quart de centimètre cube est mort 48 heures après. Cet animal a révélé à l'autopsie seulement la rate un peu augmentée de volume, pas de lésions apparentes dans l'endroit de l'inoculation, ni hypertrophie des ganglions lymphatiques. Les ensemencements faits avec le sang du cœur et le suc de la rate ont donné lieu à des cultures du même bacille.

On a remis à l'infection un rat inoculé sur la conjonctive oculaire, deux lapins inoculés dans le tissu cellulaire de la cuisse, respectivement avec un dixième et un centième d'anse, un pigeon dans les muscles du thorax avec une dose et quatre cobayes par friction sur la peau du dos récemment rasée.

Comme on voit, les réactions culturelles et les résultats des inoculations diffèrent de ceux du bacille de Yersin. Du reste, l'évolution de la maladie, décrite dans l'histoire clinique, ne ressemble en rien à un cas de peste pneumonique, et le malade étant hospitalisé depuis le 7-VII, sans qu'il y ait eu ni à l'hôpital ni à la ville aucun cas de peste, les chances de contagion seraient pourtant difficiles à comprendre. Dix autres nègres de la même salle sont encore vivants quatre et ceux qui sont morts après n'ont rien présenté de semblable.

Cas XXXV. Matheus Soares, venu de l'île du Prince, où il était employé dans les roças de la Société de l'Agriculture coloniale, est arrivé à Lisbonne le 7-VII-05 et entra à l'hôpital colonial le même jour. Nègre adulte, de taille au-dessus de la moyenne, en état de nutrition régulier. Comme lésions cutanées il présentait seulement une plaie contuse à la face interne de la jambe gauche, au niveau du tiers moyen. Les ganglions lymphatiques cervicaux postérieurs droits et inguino-cruraux gauches étaient un peu augmentés de volume. Des réflexes superficiels les plantaires étaient diminués, les crémastériques et abdominaux abolis; conservés sans altération appréciable ceux des lèvres et des conjonctives. Les réflexes rotuliens se trouvaient diminués des deux côtés. Il y avait un certain degré d'hypertonicité musculaire dans les membres qui rendait un peu difficiles les mouvements passifs. Le malade ne pouvait déjà pas se tenir debout, il restait toujours couché, presque constamment en somnolence, de façon qu'il était nécessaire de le réveiller pour lui faire prendre sa nourriture. Les sens de la vue et de l'ouïe persistaient, mais il était difficile d'obtenir quelques mots comme réponse aux questions qui lui étaient posées; il ne prononçait des mots qu'à voix basse. Tremblements musculaires intenses. Quelques râles de bronchite épars dans les deux poumons. Dans les urines des traces d'albumine. J'ai pratiqué la ponction lombaire le 8-VII-05 ayant retiré 27 cc de liquide, dans lequel j'ai rencontré quelques trypanosomes. L'inoculation faite avec ce liquide à une souris blanche a été suivie de succès. L'examen du sang obtenu par piqûre d'un doigt et étalé en lames suivant la méthode de Ross-Ruge n'a point démontré l'existence de ce protozoaire.

Depuis son entrée à l'hôpital jusqu'au 12-VII je lui ai prescrit de l'huile camphrée en injections hypodermiques. Le 15 j'ai commencé le traitement par l'atoxyl à la dose de 2 cc d'une solution à 10 0/0 en injection hypodermique, suivie le lendemain d'une injection intra-musculaire de 1 cc de trypanroth à 1 0/0. Le 20 nouvelle application d'atoxyl à la dose de 1 cc et 24 heures après 2 cc de la solution de trypanroth. L'état du malade s'est aggravé de plus en plus et le décès a eu lieu le 25-VII-05 à 3 heures, la température axillaire ayant été la veille au soir de 40,2.

Autopsie pratiquée à 15 heures 30 minutes du même jour. Pas de maigreur accentuée. La plaie contuse de la jambe déjà cicatrisée. Rigidité cadavérique, pas de signes de putréfaction. Méninges congestionnées. Beaucoup d'exsudat sous-arachnoïdien; cette membrane était épaissie par places, principalement le long du bord supérieur des hémisphères cérébraux. Consistance du cerveau un peu diminuée. Liquide ventriculaire trouble. Plaques de péricardite viscérale sur la face antérieure du ventricule droit. Pas d'adhérences pleurales, poumons un peu congestionnés dans les bases. Rate de consistance un peu augmentée, non diffluente, pesant

450 gr., avec lésions de périsplénite, l'un d'aspect normal, avec sa capsule épaissie par places et ayant un poids de 1450 gr.

Dans les préparations, faites avec le sédiment du liquide ventriculaire et avec l'exsudat sous-arachnoïdien, j'ai rencontré avec fréquence de grandes cellules ayant dans leur protoplasme des lymphocytes, quelquefois assez nombreux; j'ai déjà décrit ces cellules dans le cas LXV, observation publiée dans les *Archivos d'Hygiene e Pathologia exotica*, Vol. I, Fasc. 1º, et représenté une d'elles dans la Fig. 9 de la Planche I du même journal. Aussi bien dans ces préparations que dans celles exécutées avec le sang du cœur je n'ai trouvé ni des trypanosomes ni des microbes.

Dans les coupes du lobule paracentral droit il y avait des infiltrations leucocytaires périvasculaires et méningées caractéristiques; ces lésions, contrairement à ce qui est habituel, n'existaient pas dans les préparations histologiques du tiers moyen du bulbe. J'ai rencontré, surtout dans le bulbe, des bacilles; je n'ai pas vu de diplostreptocoques.

Cas XXXVI. Eulalia, négresse adulte, encore jeune, habitait depuis plus d'un an l'île du Prince, employée ainsi dans les mêmes ropas que le précédent. Arrivée à Lisbonne le 7-VII-05, et admise ce jour même à l'hôpital colonial. Son état de nutrition était encore satisfaisant; elle pesait 55 kg. Pas de lésions cutanées. Je n'ai pas trouvé dans cette malade de ganglions lymphatiques sensiblement augmentés de volume. Sensibilité générale et réflexes normaux; elle pouvait très bien se tenir debout et marcher. La somnolence était déjà assez manifeste, la malade s'endormait facilement toutes les fois qu'elle ne causait pas avec ses camarades; ce fut assurément ce symptôme qui a décidé ses patrons à l'envoyer à Lisbonne.

Le 13-VII-05 je lui ai fait la première ponction lombaire, ayant extrait 29 cc de liquide céphalo-rachidien. Les ensemencements faits dans les milieux nutritifs liquides et solides, contenant du sérum ascitique, sont restés stériles. Le sédiment, résultat de la centrifugation du liquide, a démontré dans les préparations fraîches et dans celles colorées par la méthode de Leishman des trypanosomes; une souris blanche, inoculée par injection sous-cutanée, a présenté une trypanosomiase consécutive à laquelle elle a succombé.

A partir du lendemain il s'est montré des accès de fièvre vespérale, la température baissant le matin presque toujours à la normale. La malade se plaignait de céphalalgie intense. L'examen du sang ayant démontré des parasites du paludisme, espèce vivax, j'ai prescrit le chlorhydrate de quinine. Les manifestations fébriles ont diminué d'intensité, mais ne sont pas complètement disparues.

Le 26-VII j'ai commencé le traitement par l'arséniate de soude et le trypanroth. La malade a reçu hypodermiquement 0,5 cc d'une solution à 1 %, répétée le lendemain à la même dose; le 28 fut pratiquée une injection intramusculaire à la fesse gauche avec 8 cc de trypanroth, solution aqueuse à 4 %. L'intervention par l'arséniate ne fut suivie d'aucun accident local; le trypanroth, au contraire, a provoqué de la tuméfaction avec empâtement de la région qui était douloureuse à la pression, et causant une certaine gêne des mouvements du membre correspondant. Le 2-VIII se manifesta de l'œdème de la jambe et du pied gauches. Faiblesse musculaire accentuée dans ce membre rendant impossible la station debout et la marche; tremblements musculaires et somnolence aggravés. Le 8-VIII injection hypodermique de 1 cc de la solution d'arsénite de soude au centième, suivie le 10 d'une autre intramusculaire de trypanroth dans la fesse droite, à la dose de 10 cc d'une solution centésimale.

Son état s'est aggravé progressivement. Le 12 elle avait déjà de la difficulté à avaler les aliments solides, la mastication étant aussi très difficile. Le 15 son état était très grave; pouls fréquent, faible et irrégulier; le visage couvert de sueurs; elle voit encore et semble entendre lorsqu'on l'appelle, car elle dirige les yeux vers ce côté; elle ne parle plus. Somnolence presque continuelle. Conjonctive oculaire droite congestionnée. Stomatite avec salivation exagérée. L'auscultation de l'appareil respiratoire n'a pas révélé de bruits anormaux. Pas de lésions de décubitus. Injections hypodermiques de 10 cc de la solution d'atoxyl au dixième, de sulfate de spartéine et d'huile camphrée. Désinfection de la bouche.

Ponction lombaire le 16.VIII, donnant 11 cc de liquide qui est sorti avec assez de tension. Ce liquide a présenté des trypanosomes et n'a pas donné de cultures microbiennes. L'examen du sang n'a pas démontré l'existence de flagellés ni de pneumocoques du paludisme. La malade prenait de l'iodure de potassium et de la teinture d'iode depuis le 4 de ce mois; l'iode a été trouvé dans les urines mais pas dans le liquide céphalo-rachidien.

Le 20 se manifestèrent des secousses dans les muscles extenseurs de la cuisse et de la jambe droites; ces contractions se répétaient plusieurs fois par séries plus ou moins nombreuses. Commencement de décubitus à la fesse droite, région sacrée et dans le côté droit du dos un peu au-dessous de l'angle inférieur de l'omoplate.

Le 28 considérant la malade complètement perdue et le dénouement fatal assez proche, j'ai pratiqué une nouvelle ponction lombaire qui a donné 10 cc de liquide, dans lequel j'ai trouvé beaucoup de trypanosomes, et j'ai introduit dans l'espace sous-arachnoïdien, par la même aiguille, 2,5 cc d'une solution au dixième d'atoxyl dans du sérum artificiel. Nonobstant l'état très grave de la malade, je n'ai remarqué aucun signe démonstratif d'une action irritative et douloureuse immédiate du médicament. Elle a encore vécu jusqu'au dernier jour de ce mois, la mort ayant eu lieu à 3 heures 30 minutes; comme phénomènes pathologiques pas communs dans les autres cas, j'ai seulement constaté une congestion très intense des conjonctives oculaires et de la rétention d'urine qui durent être extraites au moyen d'une sonde.

L'autopsie a eu lieu le même jour 31.VIII.05 à 15 heures. Dans les méninges cérébrales existaient les lésions maintes fois décrites; exsudat sous-arachnoïdien peu abondant. Consistance du cerveau un peu diminuée. Liquide ventriculaire troublé. Congestion intense des méninges rachidiennes au niveau de la région lombaire et du tiers inférieur de la dorsale. Dans le péricarde viscéral il y avait des plaques d'épaississement. Pas d'altérations pleurales et de lésions pulmonaires. Rate pesant 100 gr. ayant l'aspect habituel dans cette maladie.

Dans les préparations faites avec le sédiment du liquide ventriculaire centrifugé et de l'exsudat sous-arachnoïdien je n'ai pas trouvé des trypanosomes ni des bactéries; les milieux inoculés avec ces produits sont restés stériles. Le sédiment du liquide ventriculaire contenait beaucoup de ces grandes cellules décrites dans d'autres cas. Les coupes du cerveau, du bulbe et de la moelle présentaient les infiltrations intravasculaires et périvasculaires typiques; dans les méninges de la région lombaire et dorsale de la moelle l'invasion leucocytaire était très accentuée.

Dans une des préparations du lobule paraventral gauche j'ai vu dans la lumière d'un vaisseau coupé transversalement quelques bacilles; je n'ai pas rencontré de diplocoques.

Cas XXXVII. Cabari, femme de race noire, d'âge assez avancé, certainement ayant passé la quarantaine, est venue de la même région que les malades précédents et fut admise en même temps qu'eux à l'hôpital colonial de Lisbonne, le 7-VII-05. Maigre, pesant seulement 30 kg 500. Prurit cutané, éruption de gale. Hernie ombilicale assez volumineuse. Beaucoup de ganglions lymphatiques du cou engorgés, étant aussi augmentés de volume les axillaires, les épitrochléens droits, et les inguino-cruraux des deux côtés. Réflexes plantaires superficiels et abdominaux diminués. Somnolence accentuée; malgré cela la malade se levait encore spontanément du lit pour aller satisfaire ses besoins, la marche était cependant difficile, l'énergie musculaire étant très diminuée. Quelques tremblements dans les membres et la langue. Elle parlait peu, s'exprimant seulement par des monosyllabes. Température le soir entre 38° et 39°.

Le 15-VII injection hypodermique de 2 cc de la solution d'atoxyl à 10 % et le lendemain 1 cc de trypanroth à 1 % introduit dans les muscles de la fesse. Les accès de fièvre ont diminué progressivement et la température était de 35,4° le 20 au matin. Ce même jour, nouvelle intervention par l'atoxyl à la dose de 4 cc et le lendemain 2 cc de trypanroth. Neuf jours après, le 8-VIII, injection de 8 cc d'atoxyl et 24 heures après 8 cc de trypanroth. Durant ce temps la malade s'est évidemment améliorée, marchant avec plus de facilité, et restant presque toute la journée assise sans se coucher dans son lit. Somnolence moins intense. Cette amélioration cependant ne fut pas de longue durée, nonobstant la répétition du traitement par l'atoxyl le 18 à la dose de 10 cc. Le 21 il se manifesta de l'œdème aux pieds et partie inférieure des jambes. J'ai trouvé 0,5 gr d'albumine par litre, le sédiment contenait du pus, mais pas de cylindres. Traitement par la théobromine et lactose, régime lacté.

La malade s'aggrava rapidement et se montrèrent des lésions de décubitus à la fesse droite. A partir du 1-IX difficulté pour avaler, de façon qu'il était difficile de la nourrir; elle était constamment en somnolence. Mort le 6-IX-05 à 5 heures.

Je lui ai fait, avant de commencer le traitement par l'atoxyl, une ponction lombaire le 10-VII et enlevé 28 cc de liquide qui avait beaucoup de trypanosomes; inoculations suivies de succès chez un rat tacheté et une souris blanche. La recherche des trypanosomes dans le sang de la malade, extrait le 11-VII, a donné aussi un résultat positif. Le 4-IX-05, après 5 injections de la solution d'atoxyl au dixième, employée en dose ascendante depuis 2 cc jusqu'à 10 cc, et trois injections intramusculaires de trypanroth de 2 cc, 4 cc et 8 cc, j'ai répété l'opération de Quincke, en retirant aussi 38 cc de liquide où il y avait encore des trypanosomes.

Autopsie le 15-IX-05 à 17 heures. Dans les méninges il y avait les lésions communes, cependant peu marquées. Dans le péricarde, épanchement séreux peu abondant. Poumons sans adhérences ni autres lésions. Rate pesant 220 gr. Ganglions mésentériques augmentés de volume. Quelques ankylostomes et des ascarides dans l'intestin grêle.

Dans les préparations faites avec le sédiment du liquide ventriculaire centrifugé et l'exsudat sous-arachnoïdien, j'ai rencontré beaucoup de cellules grandes, ayant englobés dans leur protoplasme des lymphocytes quelquefois très nombreux; je n'ai vu ni des trypanosomes ni des bactéries. Dans le sang du cœur il n'y avait pas non plus de trypanosomes.

Dans les coupes du lobule paracentral gauche, du bulbe et de la moelle épinière, on remarquait d'intenses infiltrations dans les méninges et périvasculaires. Bacilles nombreux épars dans les tissus du bulbe et quelques-uns dans les prépara-

tions des autres régions des centres nerveux; je n'ai pas rencontré de diplocoques.

Cas XXXVIII. Joaquina, négresse, âgée de 11 ans, est venue de Novo Redondo et fut admise à l'hôpital colonial le 11-VII-05. Elle résidait à Lisbonne, il y
avait plus d'un an, chez ses patrons, qui l'ont envoyée à l'hôpital parce qu'ils
avaient noté depuis quelque temps qu'elle présentait les symptômes de la maladie du sommeil. Dans un état de nutrition encore régulier, elle avait le poids de
23 kg 580. Le symptôme dominant chez cette malade était alors une somnolence
très accentuée, elle s'endormait même debout, de façon qu'il était nécessaire de la
soutenir sans quoi elle tomberait; il y avait aussi quelques tremblements musculaires dans les membres et les paupières. Pas d'engorgements ganglionnaires. La
température axillaire montait le soir aux environs de 38°.

Le 11-VII j'ai fait l'examen du sang obtenu par piqûre d'un doigt et étalé selon la méthode de Ross-Hugo, coloration par le Leishman; je n'ai rencontré ni des
trypanosomes ni des sporozoaires du paludisme. Le 12-VII j'ai exécuté la ponction
lombaire retirant 22,5 cc de liquide céphalo-rachidien avec de rares trypanosomes.

La première injection d'atoxyl a été faite le 15, à la dose de 2 cc, de la solution
au dixième; après 48 heures injection intramusculaire de trypanroth, 2 cc de la
solution au centième. Les 21 et 31-VII j'ai répété l'atoxyl à la dose de 4 cc et les
22-VII et 2-VIII la solution de trypanroth aux doses de 2 cc et 5 cc. Dans les régions
où ces dernières injections furent pratiquées il s'ensuivit de la tuméfaction et de la
douleur, accidents qui dans les jours suivants sont disparus sans avoir d'autres
conséquences.

La somnolence a diminué évidemment et les températures se sont maintenues au dessous de 37°.

Le 11-VIII j'ai augmenté la dose de l'atoxyl à 6 cc, répétant le lendemain l'intervention par le trypanroth, 5 cc; cette substance a donné une autre fois les mêmes accidents et par ce motif j'ai cessé son usage, limitant la thérapeutique seulement à l'atoxyl, dont j'ai fait des injections de 5 cc les 22-VIII, 1, 10, 19 et 28-IX,
8-X. Pendant cette période la malade s'est beaucoup améliorée, marchant avec facilité et étant éveillée presque toute la journée; ont persisté cependant les tremblements musculaires aux paupières et dans les membres.

A partir de cette date les accès de fièvre se manifestèrent de nouveau, atteignant le 17-X 38,4°; j'ai augmenté alors la dose de la solution d'atoxyl à 10 cc. La
température a baissé, mais les autres symptômes au contraire se sont aggravés:
somnolence plus intense et tremblements musculaires plus accentués. J'ai répété le
traitement par l'atoxyl le 31-X et 9-XI aux doses de 15 cc; il s'ensuivit des douleurs
à l'épigastre et des vomissements, motifs pour lesquels j'ai une autre fois, le 19-XI,
réduit la quantité injectée à 10 cc.

L'asthénie musculaire s'est accentuée, rendant très difficile la station debout;
les tremblements musculaires sont devenus encore plus intenses et augmentant
d'amplitude pendant l'exécution des actes demandant l'emploi d'une certaine force,
comme porter à la bouche un verre d'eau. Les températures ont baissé, le thermomètre marquant le 21-XI à l'aisselle 34°. Comme la malade était déjà depuis plus
de 4 mois en traitement par l'atoxyl, j'ai cessé l'usage de ce médicament.

Le 6-XII j'ai pratiqué une nouvelle ponction lombaire obtenant 18 cc de liquide avec quelques trypanosomes; fut inoculé un rat blanc dans le péritoine qui

jusqu'à présent n'a pas présenté de flagellés dans le sang. La malade prenait depuis le 1-XII de l'iodure de potassium et de la teinture d'iode; dans le liquide céphalo-rachidien je n'ai pas trouvé l'iode qui existait, au contraire, dans les urines émises le même jour de la ponction.

Le même jour j'ai extrait de la veine médiane céphalique gauche dix centimètres cubes de sang, et en suivant la technique déjà décrite dans d'autres cas, je n'ai pas trouvé de trypanosomes. J'ai aussi inoculé dans le péritoine un rat blanc qui n'a pas encore révélé de flagellés dans le sang.

L'état de la malade a continué à s'aggraver; elle ne pouvait plus se tenir debout, presque constamment en somnolence, températures toujours au-dessous de 36,5°, arrivant quelquefois à 34°. Le 10-XII j'ai recommencé le traitement par l'atoxyl à la dose de 10 cc. qui fut répétée le 20-XII, 9, 17 et 25-I-06 et 3 et 13-II.

Comme les trypanosomes persistaient dans le liquide céphalo-rachidien, probablement en vertu de l'imperméabilité des méninges, j'ai pratiqué une autre fois la ponction lombaire le 6-II, retirant 12 cc de liquide, et ensuite par la même aiguille furent introduits quatre centimètres cubes d'une solution de lysol à 1 %. Nouvelle intervention le 13 du même mois, obtenant 16 cc du liquide céphalo-rachidien et injectant 9 cc de la solution de lysol. Dans le liquide de la première ponction j'ai encore trouvé quelques trypanosomes, dans celui de la seconde je ne les ai plus vus. Il n'y a pas eu d'accidents consécutifs, mais l'état ne s'améliora en rien, la température axillaire tomba le 15-II à 29,5° et 28°, et le 16 à 28° et 27°. Morte le 17-II-06 à 1 heure.

L'autopsie fut pratiquée le même jour à 15 heures 30 minutes. Il y avait une congestion intense des méninges, et beaucoup d'exsudat sous-arachnoïdien trouble, aspect qui avait aussi le liquide ventriculaire. Dans les préparations directes de l'exsudat et du liquide ventriculaire centrifugé il y avait des diplostreptocoques qui se développèrent aussi dans les milieux de culture; le sang du cœur a donné également des résultats positifs. Je n'ai pas rencontré de trypanosomes. Dans les coupes du lobule paracentral gauche j'ai trouvé les infiltrations leucocytaires autour des vaisseaux.

Cas XXXIX. B., nègre de 14 ans, naturel de Benguella, mais ayant vécu longtemps à l'île du Prince, dans les roças Bellemonte. Il était à Lisbonne déjà depuis deux ans, chez ses patrons; dernièrement ils ont noté que le malade dormait plus que d'habitude, tombant même en somnolence durant le jour quand il exerçait les services desquels il était chargé. Il fut admis à l'hôpital colonial le 20-IX-05. Dans l'examen du sang pratiqué ce jour même je n'ai pas trouvé de flagellés; par la ponction lombaire exécutée le 21-IX j'ai retiré 19,5 cc de liquide, qui dans le résidu de centrifugation avait de rares trypanosomes; fut inoculé un rat tacheté avec le sédiment de 10 cc, et qui est mort de trypanosomiasis le 17-II-06.

Le malade présentait un bon état de nutrition, poids 59,8 kg. Peau saine, sans prurit. Un peu augmentés les ganglions cervicaux postérieurs gauches et un sus-claviculaire droit. Pas d'autres manifestations nerveuses sauf la somnolence, de laquelle, du reste, il s'est amélioré rapidement.

Il a reçu la première injection d'atoxyl le 25-IX, à la dose de 10 cc de la solution au dixième, augmentée après à 15 cc les jours 4, 13, 21 et 31-X, 9 et 19-XI. Quelques heures après les injections et pendant le jour suivant il se plaignait de douleurs à l'épigastre et avait des vomissements. Le 2.XII il a commencé l'usage d'une potion d'iodure de potassium, un gramme par jour, et 20 gouttes de teinture d'iode. Une autre injection d'atoxyl le 4 et le 12 ponction lombaire donnant issue à 31,5 cc de liquide céphalo-rachidien dans lequel j'ai rencontré de rares trypanosomes; avec le résidu de centrifugation de 12 cc fut inoculé un rat tacheté, dans le péritoine, lequel n'a pas présenté jusqu'à présent des flagellés dans le sang. Le liquide ne contenait pas d'iode qui fut trouvé dans l'urine émise le même jour. A la même date j'ai extrait de la veine médiane céphalique droite 12 cc de sang, dans lequel par la technique déjà décrite je n'ai pas trouvé de trypanosomes. L'inoculation chez un rat blanc n'est pas encore suivie de succès.

Depuis cette intervention jusqu'à la fin de février le malade a reçu dix injections d'atoxyl, chacune de 10 cc. Il est bien, son poids s'est augmenté, le 18.I.06 il pesait 44 kg; la somnolence n'a pas continué, seulement il a présenté comme phénomène morbide de rares élévations vespérales de température qui n'ont pas atteint 38°.

Cas XI. Maria Jorge, négresse, adulte, encore jeune. Elle est née à l'île de St.Thomas, ses parents étaient naturels d'Angola. Encore très petite, elle est partie pour l'île du Prince avec ses parents qui furent employés dans la roça Ogue Croz, où ils ont été victimes de la maladie du sommeil. La malade, après ces événements, fut employée dans la roça Praia Inhame, où elle a vécu jusqu'à son départ pour Lisbonne. Elle dit que sa maladie a commencé quelques mois avant par de la céphalalgie frontale, fièvre, somnolence et fatigue cérébrale.

Elle est arrivée à Lisbonne le 22.IX.05 et fut admise ce jour même à l'hôpital colonial. Peau saine sans prurit. Augmentés un peu de volume les ganglions lymphatiques suprahyoïdiens gauches, cervicaux postérieurs des deux côtés, supraclaviculaires droits et axillaires. Pas de tremblements, ni de somnolence ou autres symptômes nerveux. Elle n'est pas très maigre et pèse 52 kg 700. Températures les premiers jours entre 37,4° et 37,8°.

Le 24.IX j'ai fait l'examen du sang obtenu par piqûre d'un doigt et je n'ai pas trouvé de trypanosomes. La ponction d'un des ganglions cervicaux postérieurs droits, faite le même jour, a donné un résultat positif.

La première injection d'atoxyl fut faite le 25.IX à la dose de 10 cc de la solution au dixième, portée à 15 cc les 4, 13, 21 et 30.X, 9 et 19.XI; j'ai interrompu le traitement pendant 15 jours, l'instituant de nouveau le 4.XII, mais diminuant la dose à 10 cc. La malade s'est améliorée, sa nutrition est devenue plus active, augmentant de poids, elle avait, le 4.XII, 55 kg 650. Seulement le 5.X la température a été nettement fébrile, 38,4° le soir. Les premiers jours de décembre s'est rétablie la menstruation, et c'est la première fois que j'ai observé ce fait dans les négresses atteintes de maladie du sommeil, dont l'aménorrhée est persistante.

Le 16.XII, après huit injections d'atoxyl, j'ai pratiqué la ponction lombaire, en retirant 20 cc de liquide céphalo-rachidien, dans lequel j'ai rencontré peu de trypanosomes; avec le résidu de la centrifugation de 10 cc de ce liquide fut inoculé dans le péritoine un rat blanc, qui n'a pas encore présenté de flagellés dans le sang. La malade était, depuis quelques jours, dans l'usage d'une potion d'iodure de potassium, un gramme par jour, et aussi de la teinture d'iode, 20 gouttes par jour; le liquide céphalo-rachidien n'a pas donné la réaction de l'iode, qui, au contraire, fut vérifiée dans l'urine émise le même jour de la ponction.

Le 16.XII j'ai aussi extrait, par ponction de la veine médiane céphalique droite, quelques centimètres cubes de sang, dans lequel je n'ai pas trouvé de trypanosomes, employant pour les découvrir la technique déjà décrite, fut inoculé dans le péritoine un autre rat blanc, qui n'a pas non plus révélé de flagellés dans le sang.

Durant le mois de décembre elle a reçu une autre injection d'atoxyl le 26; à partir du 9-1-06 le traitement est recommencé régulièrement, les injections étant faites avec huit jours d'intervalle et toujours à la dose de 10 cc; nonobstant cette thérapeutique, le thermomètre a marqué 38° à l'aisselle le 24 et 27 février, raison pour laquelle la dose du remède a été de nouveau élevée à 15 cc. La malade, à part les manifestations fébriles citées, n'a rien plus montré d'anormal, et son poids était, le 18-11-06, de 58 kg 500.

Cas XLI. Augusto, nègre, adulte, âgé de 16 ans, est né à l'île du Prince, dans la roça Nova Estrella, où il a toujours vécu. Son père et sa mère sont morts de la maladie du sommeil, quand il était encore petit.

Il dit que sa maladie a commencé il y a quatre mois par de la céphalalgie avec fièvre, s'endormant alors facilement pendant le jour quand il était seul, sans avoir personne avec qui il pût s'entretenir. A la même époque il a souffert de conjonctivite dans les deux yeux. Dans la région de l'île du Prince, où il vivait, il y avait beaucoup de mouches tsé-tsé qui l'ont piqué maintes fois.

Il est arrivé à Lisbonne à la fin du mois de septembre 1906 et fut admis à l'hôpital colonial le 4 X de la même année. De stature médiane, il pesait 47 kg 700. Dans la peau des membres et du tronc on notait des papules excoriées par le grattage et de petites cicatrices provenant de lésions identiques plus anciennes. Les ganglions cervicaux postérieurs étaient un peu engorgés et aussi les axillaires et inguino-cruraux. Quelques tremblements dans les membres et la langue. Il pouvait parfaitement se tenir debout et marcher. Parlant bien le portugais il répondait facilement aux questions qui lui étaient posées. Ne souffrait pas de céphalalgies et ne présentait pas de somnolence exagérée. La température a été quelquefois fébrile le soir, le maximum fut de 38,1° le 13 X. L'examen du sang fait le 5 X n'a pas révélé de trypanosomes. Ponction lombaire le 10-1X donnait issue à 33 cc de liquide, dans lequel j'ai trouvé quelques trypanosomes; les cultures faites en milieux ascitiques n'ont pas donné lieu au développement de streptocoques.

Le traitement par la solution d'atoxyl au dixième a été commencé le 12 à la dose de 15 cc en injection hypodermique et répété le 21 et 31 X, 9 et 19 XI à la même dose. Le 4 XII j'ai diminué la quantité de solution injectée à 10 cc et depuis ce jour jusqu'à la fin de février je lui ai fait dix injections aussi de 10 cc.

Le 22-XII-06 nouvelle ponction lombaire, ayant retiré 15 cc de liquide avec de rares trypanosomes. J'ai inoculé dans le péritoine un rat tacheté avec le résidu de la centrifugation de 11 cc, cette inoculation n'a pas, jusqu'à présent, donné de trypanosomes dans le sang. Comme pour les autres cas j'ai fait aussi l'essai de la perméabilité des méninges; le liquide céphalo-rachidien ne contenait pas d'iode, qui était abondant dans les urines.

Le même jour, 22 XII, j'ai extrait par ponction de la veine médiane céphalique droite 8 cc de sang dans lequel, après centrifugation, je n'ai pas trouvé de trypanosomes; fut inoculé dans le péritoine un rat blanc qui n'a pas encore présenté de flagellés dans le sang.

Le malade se porte mieux, son poids était le 18-1-06 de 50 kg 600, présente encore quelques tremblements musculaires, et les températures se sont maintenues presque constamment normales, présentant de rares fois quelques dixièmes au-dessus de 37°.

Cas XLII. Cambo, nègre, adulte, arrivé de l'île du Prince le 9-I-06 et admis ce jour même à l'hôpital colonial. Il est assez amaigri, n'a pas de lésions de décubitus; dans la peau éruption de gale. Le foie et la rate sont un peu augmentés de volume, l'estomac est distendu par des gaz, il a de la diarrhée. Sont augmentés de volume les ganglions lymphatiques cervicaux postérieurs des deux côtés, les supra-hyoïdiens droits, et les inguino-cruraux.

Les réflexes photomoteurs sont normaux; les crémastériens et abdominaux abolis; les planti-cruraux exagérés; les plantidigitaux diminués mais en flexion; rotuliens et olécraniens diminués; supinateurs et radiaux abolis. L'asthénie musculaire est déjà accentuée; pour manger il faut qu'on lui mette les aliments dans la bouche; ne peut pas se tenir debout ni même assis sans être soutenu; pendant la marche, qui est seulement possible quand il est aidé par deux personnes, le tronc reste en arrière pendant que les membres inférieurs avancent; les pieds se lèvent peu au-dessus du sol et les genoux se maintiennent en adduction exagérée; cette attitude n'est pas due à sa faiblesse musculaire parce que, quand il ne veut pas se soumettre à l'observation clinique, il peut encore résister de façon à ce qu'il est nécessaire employer une certaine force pour le dominer. Tremblements segmentaires des membres inférieurs quand il est levé, et des doigts des mains même dans la position couchée; quelques tremblements fibrillaires dans les membres et la langue et les muscles du visage. Somnolence très intense. Dans les selles beaucoup d'œufs d'ankylostome duodénal.

Examen du sang obtenu par piqûre d'un doigt le 10-I-06, ponction lombaire et ponction ganglionnaire le 15-I-06; tous ces examens démontrèrent l'existence de trypanosomes. La température a eu une marche irrégulière, parfois des accès fébriles le soir, un peu au-dessus de 38° et d'autres jours de l'hypothermie, le thermomètre descendant jusqu'à 33°. Il a reçu deux injections d'atoxyl, 15 cc de la solution au dixième, les 16 et 24-I. La mort a eu lieu le 30-I-06 à 20 heures 15 minutes.

Autopsie le 31-I-06 à 15 heures 30 minutes. Dans les méninges existaient les lésions habituelles. Les cultures du sang du cœur, de l'exsudat sous-arachnoïdien et du liquide ventriculaire ont donné des diplostreptocoques et des bacilles. Dans les coupes du lobule paracentral gauche et du bulbe il y avait d'intenses infiltrations périvasculaires.

Cas XLIII. José Mendes, nègre, adulte, très robuste, naturel de la Guinée, d'où il est allé dans l'île du Prince. Arrivé à Lisbonne le 9-I-06 et admis le même jour à l'hôpital colonial.

De musculature bien développée, il n'est pas amaigri. Sur la peau du tronc et des membres éruption de gale. Augmentés de volume les ganglions suprahyoïdiens, médians et latéraux, les cervicaux postérieurs gauches, sus-claviculaires et inguinocruraux des deux côtés. Les réflexes abdominaux étaient normaux, les crémastériens presque nuls à droite et diminués à gauche, plantaires difficiles à provoquer parce que la peau de la plante des pieds est très épaisse. Les rotuliens étaient un peu augmentés, ceux des tendons d'Achille normaux; les olécraniens et supinateurs un peu augmentés, les radiaux normaux. Il pouvait parfaitement se tenir debout et marcher; signe de Romberg négatif, le sens des attitudes segmentaires parfaitement conservé. Quelques tremblements musculaires dans la lèvre supérieure,

L'examen du sang obtenu par piqûre d'un doigt fut fait le 12-I-90 sans qu'on ait rencontré de trypanosomes. Ponction lombaire le 2-II et ponction ganglionnaire le même jour avec résultat positif.

Depuis son entrée à l'hôpital jusqu'au 2-II il a eu de répétés accès fébriles; le soir les températures s'élèvent parfois jusqu'à 39°. La somnolence a augmenté, les tremblements se sont montrés dans les membres et la marche et station debout sont devenues un peu difficiles. Le jour suivant il a reçu la première injection d'atoxyl à la dose de 10 cc et le 11-II la seconde à la dose de 15 cc. Pendant ce laps de temps la fièvre n'est pas revenue. Le 12-II nouvelle ponction lombaire obtenant 16 cc de liquide avec de rares trypanosomes, et furent injectés dans l'espace sous-arachnoïdien par la même aiguille 9 cc de la solution de lysol à 1 °/₀. Le jour suivant le malade se plaignit de douleurs à la tête et dans la région lombaire, la température s'est élevée de nouveau à 38° le soir, et le 16-II à 37,8°. Les douleurs ne persistèrent plus que trois jours.

Nouvelles injections d'atoxyl, aux doses de 15 cc, le 19, 20-II, 6, 15, 22 et 30-II.

Ponction lombaire le 13-III donnant issue à 21 cc de liquide, dans lequel n'ont pas été trouvés de trypanosomes; fut inoculé dans le tissu cellulaire du dos au rat tacheté avec le produit de centrifugation de 11 cc: il n'a pas encore présenté de flagellés dans le sang.

Le malade s'est évidemment amélioré, n'a pas de tremblements ni de somnolence, et seulement de rares élévations de température qui ne se sont pas élevées à plus de 37,8°.

THÈME 9 — NAVIRES-HÔPITAUX ET LEUR FONCTIONNEMENT EN TEMPS DE GUERRE

(On Hospital Ships)

Par M. le Dr. S. OISHI, Staff Surgeon, Tokyo

I — THE CONSTRUCTION, EQUIPMENT, AND ADAPTATION FOR THEIR PURPOSES, OF THE HOSPITAL SHIPS USED IN THE JAPANESE NAVY DURING THE LATE RUSSO-JAPANESE WAR.

Hospital ships have become an indispensable factor in naval service during war-time. And it is not merely necessary that there should be Hospital ships; it is equally necessary that these ships should be properly equipped and the medical service on board them properly organized, for any defect in equipment or organization cannot fail to lead to most disastrous results. Without Hospital ships properly managed the severely wounded would have but little hope of recovery, the unserious cases have little chance of ease or comfort, epidemics on war vessels and transports would speedily become unmanageable and the fighting capabilities of the best naval force be speedily brought to ruin. These considerations have led me to choose the Japanese Hospital ships as the subject of my paper. I am well aware of the incompleteness of my information, and of the tentative character of the suggestions I have to offer and I crave the indulgence of my hearers for all imperfections.

All of our Hospital ships are converted mail steamers taken into our services just before, or soon after, the commencement of the late war. They were converted hastily, and in as short a time as possible, so that it was an unavoidable necessity that they should be defective in many respects. We experienced great inconveniences in nursing the sick and wounded, in performing operations, in dressing wounds. It is far more difficult to organize Hospitals at sea than on land, and therefore, good though our Hospital organization was, we must confess that we have not yet attained to the organization of a really first class Hospital ship. It is however one of duties of peace to improve upon the lessons learned in times of war, and thus the task is laid upon our naval medical service to profit by our past experiences and to organize Hospital ships which shall in every scientific detail be abreast with the progress of our times.

It may be said that a Hospital ship has six fundamental functions to perform:

1. They belong to a fighting Squadron, just as military Field Hospital belong to a fighting army corps. It is their duty to work in harmony with the whole squadron, and to keep in constant touch with the operations of the war. At the conclusion of an engagement they must be on the scene of action, ready to take in the patients who have already received first-aid dressing on board the fighting ships. Rapidity and quickness of management must be their first characteristic point.

2. Their next function is to transport the sick and wounded to the base Hospital.

3. On the outbreak of contagious or infectious diseases the Hospital ships receive patients from the ships of war or transports and isolate them with a view to preventing the further spread of the infection or contagion. It is their work to disinfect clothes, bedding, blankets, implements, etc.

4. They carry a stock of chemicals, medicines, surgical instruments, etc., etc., sufficient to supply the needs of the ships in the Squadron or of specially commissioned or chartered vessels.

5. On application from the other ships of the Squadron, they must be ready to bacteriological, pathological, or physico-chemical investigations, and for this purpose must be fitted with laboratories and carry a staff of experts.

6. They receive corpses from other vessels.

A very little consideration of the subject will show that these functions cannot all be discharged by one and the same vessel, so as to meet all the exigencies of an active campaign. The medical service of a fleet in action requires for its satisfactory performance at least three grades of Hospital ships.

I. A grade far superior in organization to the field Hospital in the army.

II. One corresponding to the existing field Hospitals, with the special function of carrying the sick and wounded from the scene of battle to the Base Hospital.

III. Isolation Hospital ships to receive infectious or contagious, or even doubtful cases, and thus guard against the spread of epidemics.

II — THE PLAN OF THE «KOBE MARU».

Three floating Hospitals have been sent in all, on the outbreak of hostilities, to accompany the fighting Squadrons, that is to say, during the China-Japan war, the *Kobe Maru*, and during the late war with Russia, the same *Kobe Maru*, and the *Saikyo Maru*, two vessels in reality, though one has been sent twice.

These vessels (which have given thorough satisfaction to our people) are sister ships, identical in tonnage, speed, equipment and shape. A few minor improvements were made on the *Saikyo Maru*, which was organized a little later than the other, but the differences between the two are so slight that I will select the *Kobe Maru* for description.

The *Kobe Maru* was intended for an ordinary passenger steamer, and was constructed at Lanark in Scotland, in 1888.

She is 320 ft. long, 40 ft. 3 in. width, 18 ft. in freeboard, with a draught of 22 ft. and a sea-bord of 13 ft. Her tonnage is 2,901 tons, and she has 4,000 real horse power. When first constructed she steamed 17 knots, her present speed being from 12 to 13 only. She has three decks, with good ventilation, electric lighting, and steam heat.

Upper deck. On the upper deck, forwards, there are, on the starboard side, bath-rooms, W.C.'s and lamp-rooms; on the port side, immediately opposite, a lavatory, a butcher's shop, and more lamp-rooms. Next come companions leading to the stoker's folksle and the steerage passengers' cabins, and a hatch. Immediately aft of the foremast, and running right down through the main and lower decks, is the main hatchway, 13 ft. 3 in length by 10 ft. in width, and immediately aft of this is the captain's cabin.

The next come to the entrance leading to the second class saloon, aft of which are the boilers and engine-rooms. Aft of the engine-rooms is another entrance 3.7 ft. long by 7.8 ft. wide, and leading to the first class saloon which occupies the after part of the main deck.

The officers' rooms, and bath-rooms are situated on either side of the Boiler-room, while the rooms of the engineers are placed a little aft of them, on either side of the engine-room. The Doctor's room is aft of them all, on the starboard side.

Then comes another entrance to the first class saloon, leading to the main deck, with wide staircases of elaborate design. Aft of this entrance is the social hall, through which the main mast passes, and we then come to five cabins for first class passengers on either side of the ship, with a large smoking-room on the port side. A W.C. and bath-room, on starboard and port side respectively.

Over the captain's cabin and aft of it is a hurricane deck which once served as a promenade-deck for first class passengers, and is a admirably suited for patients who wish to take the air.

Main deck. On this deck, beginning from the bows, we have first, the folksle, with accommodation for seamen on the starboard and stokers on the port side. Then the steerage, with accommodation for steerage passengers, W.C. on starboard and store-cupboards on port side. Then, in succession, the second class saloon, the boiler-room, the engine-room, on either side of which are six cabins for second class passengers, pantries, kitchens, W.C., bath-rooms, cabins for officers, cooks, and waiters. Then the stairs leading to the upper deck, and used only by first class passengers. The whole after part of this deck is occupied by first class saloon and cabins, with W.C. and bath-rooms right aft.

Lower deck. The lower deck is very spacious and runs fore and aft throughout the whole length of the ship, with the boiler and engine-room dividing it into two like a compartment. It is used for storage, the fore part being just under the steerage, and second class saloon, while the after portion extends itself under the first class saloon and cabins. The two portions of this deck cover a very extensive space.

Hold. Everything below the lower deck is designed as a hold for the storage of cargo and of coal. Below the hold is the double bottom which forms a fresh water tank.

III — THE EQUIPMENT OF THE «KOBE MARU» AS A HOSPITAL SHIP.

In this section I shall describe under each heading the various modifications and alterations made in transforming the *Kobe Maru* from a passenger steamer into a Hospital ship. The time occupied in the transformation and equipment was just two weeks, and the number of patients provided for was 189 the same as in 1893.

Hurricane deck. — 1. A steam-launch, and two rowing boats, on starboard and port sides respectively, were provided, with all necessary appliances.

2. Derricks and other necessary gear for raising and lowering the steam-launches wer attached to the fore part of the main mast. Hempen ropes for hoisting boats were also provided, and taken over a winch on the main deck. Two booms were fixed, one on either side of the mast.

3. Boats-davits were made to swing completely round, and were made to serve for the smooth conveyance of the severer cases. A portion of this deck was also cut, and made to serve as an entrance for the same purpose.

4. A 3-ton fresh-water tank was fitted up above the boiler casing on the starboard side, and a similar 1,5 ton fresh water tank on the port side. The former tank was connected by a pipe with the washing room, whilst the latter was similarly connected with the water sterilizing apparatus, the bacteriological laboratory and the dark room.

Upper deck. — 1. A *mortuary* was arranged by the removal of two first class passengers' baths. A brick-floor was laid down with a drain-pipe leading out to the sea, whilst the entrance was widened to 3 ft., with access by means of a door on hinges. The cubic capacity of the room was 728.

2. *Surgical preparation Room.* The after portion (about three

fourth of the smoking room on the port side was screened off by means of a partition wall, with a door about 3 ft. in width, leading to the operation room. The floor was covered with linoleum, the walls with white zinc paint, and two electric lamps were fitted suspended from the ceiling. Two sterilized water tanks were placed in the right hand corner forward, a steam-pipe for heating purposes passing into one of them.

In the left hand corner aft was a sink and a washstand, with pipe and tap for sterilized water. There was also a standing cupboard for keeping bandage-materials, operation dresses and apparatus, and needful chemicals and drugs. Amongst minor fittings may be noticed a small moveable operation table with elevator attachment for the conveyance of patients to the main deck, and an irrigator suspended from the ceiling.

3. The *operation room* was a temporary adaptation for that purpose of the remaining ⅜th of the smoking room with two adjacent state-rooms thrown in for the purpose. The fittings &c did not differ very much from those of the surgical preparation room described in the previous paragraph. Ground glass was freely used in the ceiling and upper part of the side, and there was abundance of electric light provided so that the room was always well-lighted and commodious. Its cubic capacity was 1,176.

4. *Access to surgical ward.* A very simple elevator was constructed for the purpose, consisting of a wooden box 6,85 ft. in length by 2,9 ft. in width, and suspended by ropes to the beams on the deck overhead. It was easily set in motion for the conveyance of sick and wounded by means of a single pulley hanging from the skylight wall.

5. *Special wash-room with disinfecting apparatus for dressings.* The fore half of the first class passengers' W.C. on the port side was converted into a wash-room, and the other half into a disinfecting apparatus room.

6. *Bacteriological laboratory, polishing and grinding room and dark room.*

One first class passengers' state-room was converted into a laboratory as follows :—

On either side of the entrance were placed tables for bacteriological examination, the windows on either side of the room were lowered about 9 in. so as to admit of more light, ground glass was in all cases replaced by ordinary glass, a third table

was brought in for chemical investigations, and a wash-stand
with water-tap and pipe provided.

Another state-room just opposite the laboratory was selected
as the dark-room. It contained a table to the left, and a sink
with water laid on to the right of the entrance. Also a table
with drawers and electric light with moveable attachment.

Next to the dark-room, forwards, was another state room
which served for polishing and grinding room.

7. *Officers' room and mess.* Four state rooms on the star-
baord and two on the port side were reserved for this purpose,
whilst the old social hall served as their mess-room.

8. *Surgery.* This was the former ships surgery, midships, on
the starboard side, enlarged by the removal of the partition which
separated it from the engineer's room next to it. All necessary
appliances were provided.

9. *Paymaster's office* was placed in the room formely used
by the assistant purser on the port side forward, and the bar-
ber's shop turned into a canteen.

10. *Special place for washing, steam drying room, and
steam disinfecting apparatus.*

On the forward starboard deck, a small wooden shed was
built and its interior divided into fore and aft. The fore part
which was to be used for disinfecting purposes was subdivided
into two sections, disinfected and non-disinfected, and fitted up
with everything necessary for the work, the after part was used
for a drying room. Shelves for urinals were fitted on the outside of the front wall of the room used for non-disinfected articles.

A special place for washing was placed in front of the disinfecting room, and soiled bedding or clothing from the infectious or medical wards etc. were sent here to be cleansed.

11. *Provision store-room, dresser for the patients, crockery.*

A small empty space just behind the second class passengers' staircase was utilized as a store-room, and another space
between the canteen and the deck officers' bath-room was made
into a dresser for crockery.

12. *Washing apparatus.*

A small wooden shed was placed on the forward port side
for this purpose, and steam washing machines, wringing machines, and stretchers were provided. The deck was covered with

leaden plating, the exhausted steam found its way out through a port-hole, and the dirty water was disposed of without sloppiness.

13. *The lavatory and W. C. for officers and medical attendants.*

The lavatory was midships on the port side, and two W. C. were placed in different parts on the forward.

Main deck. — 1. *Surgical ward.* Two good cabins on the aft port side, and six cabins on the starboard side, with a large passengers' dining saloon, were thrown together to form the largest surgical ward. The floor was covered with linoleum, and two dining tables for patients were placed in the middle of the room near the stove. Two tiers of swinging wooden berths, one above the other, were placed length-wise down the room, leaving a passage of 2,5 ft. between them. These beds (painted a light brown) were 6 ft. in length by 2 ft. in width, and about 9,5 inches in depth; they were fastened to strong beams by iron rods, and had an inclination of 20°.

The number of beds in this room was 78, the cubic capacity was 11.728,4, and the total superficial area of the beds, stove, and tables was 10.716,8 cf., averaging 137,4 for each patient.

A cabin behind the large surgical ward was used for sick officers and serious cases. It contained 14 beds and an average cubic capacity of air 416 for each person.

There was a cupboard for patients near the entrance and a bath-room with 8 basins for washing, and a W.C.

2. *X Rays room.* This room was placed on the port side of the main deck aft. It contained a coilstand and a medical examination table.

3. *Insane ward.* All the fittings usual in a second class cabin were removed and a perfectly simple room was used for insane patients. The floor was covered with linoleum and a small trap-door was made in the wall next to the door for the purpose of passing in food. A W. C. was placed near the corner, right of the entrance, and a urinal could be pulled out. The sides of the room were covered all over with canvas, strongly padded with cotton wool.

4. *Medical ward.* The third class passenger's deck was screened off with a thin wooden partition. The walls were covered with zinc-paint, and the floor covered with linoleum. 36 upper and 36

lower berths were placed lengthwise in rows, and 6 electric lamps were suspended.

A gangway was constructed in the after part of the ward for the quick conveyance of patients. The hatches and gratings were covered with boards and hidden from sight. The cubic capacity was 9.936. The remaining total when superficial area was reduced 9.108. An average of 126,5 for each patient.

Three second class cabins near the second class dining room were prepared as a ward to accommodate six serious cases. The second class dining room was set aside for the patients of this medical ward. The bath-room and lavatory were temporarily fitted upon the old ones. Of the W.C.s only one of all the closets belonging to this ward was set aside for the officers and attendants.

For specially severe cases in this ward 30 small wooden hanging tables or trays were made, so that the patients' food could be served to them in a recumbent position.

5. *Chief surgeon's room, surgeon's room, and medical attendants' room.* For these three rooms the accompanying plan will be the best description of them.

Lower deck. — 1. *Infectious ward.* The seamens' quarters extending from starboard to port side were removed, and a temporary ward was constructed. The walls and ceiling were covered with thin boarding, and painted completely with white zinc. The floor was slightly sloped to prevent it from getting wet, and then cemented. Water once used was drained off to sea, and pumped out through a port-hole.

6 berths forward and 3 aft were arranged along the sides, thus making 4 distinct divisions of the ward with spaces between. Berths were painted white, and electric lamps suspended over each division. The upper part of the walls was cut for ventilation. The ward contained in all 18 berths. The cubic capacity was 4.797, with an average of 266,5.

2. *Medical attendant's room.* This room was on the fore part of the lower deck and was also used for storing things. Cupboards for the sailors' kit-bags were placed round the walls containing 200 in all.

Medical organization. — I may here enumerate the medical organization of the naval Hospital ship «Kob Mara»:

Surgeon Inspector or Fleet Surgeon as Chief 1
Fleet Surgeon or Staff Surgeon 1
Assistant Surgeons 5
Pharmacists 2
Paymaster 1
Chief medical Attendant with the rank of Warrant officer 1
Medical Attendants 32
Clerks 2
                                        Total 45

IV — MERITS AND DEFECTS OF THE «KOB MARU» AS HOSPITAL SHIP

1. *Patients' ward.* The patients' ward comprised surgical, medical, infectious and insane wards. Another ward (20 berths in all) for sick officers and severe cases was annexed to both medical and surgical wards. The locality and arrangements of both medical and surgical wards proved quite adequate, but the berths in the annexed ward were always filled with sick officers, and consequently there was no sufficient room for the severe cases. It was necessary to place them with the slightly wounded patients in the other wards, and they often suffered from the merriment of those recovering, who on their side were often much distressed by the groans of their less fortunate comrades, and their sleep often disturbed. The small space between the berths and scarcity of space for necessary fittings was also another defect. The structure and conditions of infectious wards was very good, but the locality was bad. Patients of this description need the utmost care and absolute rest, but as the ward was in the fore part of the ship the patients were much troubled by the motion of the ship. Hemorrhage of the intestines and bad action of the heart are often caused by these means. Insufficiency of light and air was another defect. The insane ward was situated near the ash shoot, and the noise from it was very bad for the inmates of this ward.

2. *Surgical operation and preparation room.* As is well known, a room of this kind should be absolutely quiet and motionless, for a patient's life often hangs on the surety of the operator's hand. The surgeons experienced indescribable difficulties in their work in high seas.

3. *Laboratories.* The limited space was a great defect.

4. *X Rays room.* The same defect was experienced here.

5. *Light and ventilaton* was insufficient.

6. *Speed.* Facility of transportation to the hospital ship is

necessary. The speed of the «Kobe Maru» was 12 knots, that of
the main squadron 15 knots. The necessity of improvement here
is obvious.

7. *Recreation room.* There was not one, the ship having no
space for it.

V — REQUIREMENTS FOR THE CONSTRUCTION OF IDEAL HOSPITAL SHIPS

The difficulty of one hospital ship being required to be adequate for six different functions has already been touched on in
chapter I. The experiences acquired in the late war enable us to
establish the following requirements as the most necessary.

1. First the ship should be of at least five or six thousand tons,
and the speed over 15 knots. We should then have the advantage
of being able to accommodate 500 patients; a complete ward could
then be provided for 15 or 20 severe cases, surgical and medical; the space between the berths could be wider; an infectious
ward could be constructed on the middle part of the upper or
main deck, a system of transverse apartments could be inaugurated; a comparatively quiet room could be allotted as an insane
ward; operation rooms could be placed midships; recreation room,
optical, dental, respiratory room or ward could be located conveniently.

Increase of speed, and steadiness of the vessel are also distinct advantages.

2. With regard to transportation hospital ships, no special
improvement is necessary, if the distance to be conveyed is not
too remote. Our two vessels in the late war, performed their
duty well as far as transportation is concerned, severe cases can
be left behind or transferred to a large ship. In transporting slight
cases, the common hospital ships work very well.

3. Isolation hospital ship. This is a point not to be lightly
passed over; at an outbreak of any epidemic on a war ship, or
specially commissioned ship, this ship is the sole prevention of
the farther spread of the disease.

Lastly, I must mention that, notwithstanding the deficiencies
in our ships, the perfect sanitary conditions efficiently carried
out, have caused a larger percentage of recoveries from wounds
and sickness during the late war than has ever been the experience of any other navy as far as I know.

THÈME II. — **VALEUR DES DONNÉES ANTHROPOMÉTRIQUES POUR L'APPRÉCIATION DE L'APTITUDE PHYSIQUE DU PERSONNEL DESTINÉ AU SERVICE DE LA MARINE DE GUERRE**

(Value of anthropometric data for the judging of physical aptitude of candidates for service in the Royal Navy)

Par M. le DR. SILVA TELLES (Lisbonne)

Professeur à l'École de Médecine Tropicale de Lisbonne

The recent anthropometric investigations effected in nearly all the European countries and in the United States of America created the hope that their immediate application in the selection of candidates for military service would be a logical consequence of the figures obtained. Livi in Italy, Manouvrier and Paul Godin in France, Roberts in England, Boxter in the United States and many others such as Porter, Bowditch, Hrdon and Carlier, as the results of their notable studies would have us believe that such a selection could be made on a mathematical formula which detailed, in a precise synthesis, the physical conditions required in a young man about to be admitted into the military and naval services. Also in Portugal the late professor of the School of Medicine (Lisbon) Dr. J. A. Serrano, in his great treatise on Osteology, attempted to arrive at the formula regarding the respiratoring apparatus.

It is true that all these illustrious anthropologists and anatomists seeking to determine the laws of physical growth gave to the study of zoological anthropology a considerable development; and, from this point of view, their investigations are incontestably of great value. Nobody can now a day ignore the scientific revolution inaugurated by these savants.

In the meantime, without denying in any way the importance attaching to their works, in order to arrive at a secure basis for the resolution of the problem which at this moment interests us, we think it indispensable to be cautious as to the unconditional acceptance of the data collected, seeing that we are considering a concrete question, i. e. — the practicable application of this data on matters affecting the military service.

Our object is to ascertain what is the value of the anthropometrical data for the observation of the physical suitability of candidates for the Naval Service and, for the study of this thesis, the analysis of the following points is required.

I. The value of the methods of observing and gathering anthropometrical records.

II. Results obtained with regard to the principal anthropometrical data.

On the first question, we refer to the opinion of Livi. This well known anthropologist affirms that the laws of physical development can only be accurately determined when the examination of the series of individuals is made at different ages. *Homogenity of the object of study is absolutely necessary.* In all cases that anthropometric characters refer to in globo to groups differing in age, various causes of error accumulate which result in inexact conclusions.

The anthropometric characters vary in accordance with many conditions, of which the two principal are the *ethnic type* and the *differences in nourishment*, and from this we understand that the different phases of physical growth should mainly result from two orders of changes.

From these considerations we arrive at the conclusion admitted by all, viz — that each ethnic group (from the anthropometric point of view) is distinct from all other groups and to this we may add that each *ethnic type* organically arranges itself into two different sub-types: (2) *The class sufficiently nourished*; (1) *The class insufficiently nourished*. In our opinion the works of Niceforo and various other authorities on this subject fully confirm these facts.

Livi's suggestions are accepted by all anthropologists, but it is very difficult, for reasons which are apparent, to follow the method indicated. Godin's searches, though undoubtedly perfect, so far as they go do not completely resolve the problem. The number of his observations are insufficient and all other investigators suffer from the same deficiency.

To have under constant observation many series of individuals at different ages and phases of development, to proceed to their systematic study, determinating in each phase the relative links between the principal anthropometric measures, is the only way in which we may arrive at formulæ approximately exact.

The development phases vary as it is well known in each *ethnic type*. The conclusion at which we might arrive in a country, according to the strictly fair method indicated by Livi, could not be applied in countries of different anthropological types. Moreover where cross breeding has more or less mixed the human types — a common phenomenon in the european countries —, a special series in each case is indispensable. On this account the problem becomes more difficult to formularise and consequently far from being settled.

As to the varieties in the same *ethnic type*, which tend to a difference that is also morally serious, whether we look at the matter from an exclusively anthropological stand point or its social effects, the results obtained by Niceforo caution us against attempting to arrive at any final conclusion.

It appears to us that this is a new aspect of Applied anthropology, which requires the earnest attention of contemporary Science.

Within each *ethnic type* there is growing up a *sub-type* pseudo-degenerate and morally weak, which may acquire a somatological aspect so different from the other sub-type that from an anthropometric point of view it will require to be treated as a separate entity.

From the above it will be seen clearly that the analysis of the value of anthropometric data and their application to military service is a restricted case of the more general question of the scientific signification of these data.

If we could, from the collection of the results of the different investigation made in this branch of Science, arrive at a definite conclusion regarding the various anthropometric data at the different ages in regard to the separate ethnic types and their subdivisions recognised by Niceforo, the special case which serves as the subject of this report would be immediately made clear. We shortly then be able to indicate the average anthropometric measures for the age at which the selection for military service is made.

However the anthropometric data which Science possess does not yet permit us to arrive legitimately at definite conclusions, nor justifies our acceptance of any anthropometric formulæ.

If the analysis of the observation method and the collecting of anthropometrical data constitutes a grave difficulty for the acceptance of such data in the selection of individuals destined for the Navy, the results obtained up to the present with measurements of *height*, *weight* and *pulmonar capacity* by *thoracical perimeters* are also not of a kind to permit that such a selection can be followed with security. As regards *height*, we have not yet the exact diagram relative to its increase. In the same *ethnic type* there are maximums, minimums, and various measurements according to the series. This is a sufficiently too well known subject for us to consider further, —*height being dependent principally on race and nutrition*, whatever method be adopted is but an abstraction and by no means an expression of facts. The ethnic factor occurs with such force that it is justifiable to give it first place amongst the conditions which tend to alter *height. Weight* of all is the most fallible. The elements which aid in its variation are so numerous and so frequent and accidental that it cannot be taken as a differential measurement. The relation between *height* and *weight* has the defect *of being an index between a linear measurement and one of weight*. Even substituting it by the *ponderal index*, which is the relation between heigth and the cubic root of weight, we do not arrive at any profitable conclusion.

Of what value is the *ponderal index* as an Anthropometrical document? According to the researches of the *Anthropometric Committee*, the *ponderal index* is sensibly constant during all the phases of youth, which would suggest that the increases in *height* and of *weight* progress in the same proportion. This is not a fact, disproportion being very frequent. *Height* depends on the condition of nutriment, but is principally a racial feature. With *weight* this is not so, being subject to considerable variations exclusively due to fortuitous circumstances and foreign to ethnic influence. This means that at a determined age, if linear relation between *height* and *weight* are kept identical to the anterior and posterior phases of such age, the real proportion in anthropometrical data does not exist normally, that is, *no equivalent is noted in variations of the linear measurement and the weight measurement*.

Thoracic measurements have an especial significance in preventable cases of pulmonar diseases, but do not yeld data of them most reliable kind for the end we have in view. The late Prof. Serrano in his great work maintains that the formula to determine thoracic capacity *can only be exact if it includes height as well*. The formula which he adopts is $AM = C$, in which A represents *height*, M the *inter-mammary distance* and C *pulmonar capacity*. The Naval Physician Dr. A. d'Oliveira proposes the formula $\dfrac{AP}{4} = C\,H$ in which A represents *height*, and P is the *expiratory mammary perimeter*. Prof. Serrano, recognizing that this formula produced very good results, gave it preference over the one he compiled.

Without criticising the foregoing or other formulae which

have been put forward, it is sufficient for us that, in the most perfect of these, *height* figures as a factor, though exception to the supposed truth of such formulæ are not wanting. We have had occasion to observe this fact in several series of measurements carried out amongst the Navy and youths of from 14 to 17 years of age in a Lisbon asylum. The result was to be presupposed. Thoracic perimeters, although varying with *height* as all other anthropometric data, do not suffer alterations on the same scale as *height*. The latter, as previously stated, is a linear measurement, which same is not observed with the variations of thoracic perimeters. Moreover the *linear increase of height occurs partially*, that is, the various segments of the body growing in an irregular manner provoke this want of correlation between *perimetric measurements* and *height*. Even supposing that all parts should grow equally and in the same proportion, *the equivalent between a measurement in the direction of the transversal axis and another following a longitudinal axis to the body would not be legitimately acceptable*.

All formulæ have an empirical character. They serve in certain circumstances, but do not signify anthropometric data of absolute reliability, or merit, being employed in the concrete subject under discussion. Our conclusions are therefore negative. In the present state of Science, anthropometric data does not constitute a reliable guide to the selection of individuals destined for service in the Navy.

BIBLIOGRAPHY

L. Manouvrier. — Étude sur les rapports anthropométriques en général et sur les principales proportions du corps. Bull. et Mém. de la Société d'Anthrop. de Paris. Tome II, 3e série, 3e fasc.

Paul Godin. — Recherches anthropométriques sur la croissance des diverses parties du corps. 1903, Paris, A. Maloine.

Alfredo Niceforo. — Les classes pauvres. Paris, V. Giard et Brière, 1905.

Roberts. — Manual of Anthropometry.

R. Livi. — Antropometria.

Bowditch. — The growth of children. Boston.

Rabin, Indice d'élancement. Bull. Soc. Anthrop. de Paris, 1880.

J. A. Serrano. — Tratado de Osteologia Humana. 2 vol., Lisboa.

Comptes Rendus des Séances

SÉANCE D'OUVERTURE (20 AVRIL)

Présidence : MM. Antonio de Lancastre, Fernandez-Caro
et Bruyn Kops.

M. Antonio de Lancastre: Messieurs. C'est pour moi un grand honneur d'avoir été choisi par la commission d'organisation du XV Congrès International de Médecine pour souhaiter cordialement, en son nom, la bienvenue à tous les savants qui sont venus à Lisbonne pour prendre part aux travaux de la XVII section.

L'importance vraiment remarquable des travaux de médecine coloniale et navale, qui ont fait une vraie révolution dans le vaste domaine des sciences médicales, lui ont glorieusement conquis une place éminente parmi les autres branches de la médecine.

C'est la première fois que la médecine coloniale et navale prend son autonomie dans les congrès et il suffit de lire le programme des questions que nous nous proposons de traiter pour juger de la grandeur du travail, mais je sais bien que les résultats seront brillants, ayant comme garantie les noms illustres que vous portez et la renommée qui les accompagne.

En terminant, et avant de remettre entre vos mains le pouvoir de choisir le bureau définitif, je vous adresse encore un salut confraternel en vous remerciant d'avance de l'éclat de notoriété que vous apporterez à la discussion.

Election du Bureau.

Sont nommés présidents d'honneur de la section MM. Blanchard, Paris; Fernández-Caro, Madrid; Elste, Wilhelmshaven; Gostav Mann, Oxford; Juliano Moreira, Rio de Janeiro; Bruyn Kops, La Haye; Felice Santini, Rome; John Wise, Washington.

Étiologie, prophylaxie et traitement de la fièvre hémoglobinurique des pays chauds

Par MM. SPIRIDON KANELLIS, Athènes (v. page 6),
ALBERT PLEHN, Berlin (v. page 110)
et ROBERT UNWIN MOFFAT, Uganda (v. page 229).

Navires hôpitaux et leur fonctionnement en temps de guerre

Par MM. P. H. HANDYSIDE, Londres (v. page 21)
et S. OISHI, Tokyo (v. page 260).

La tuberculose dans les marines de guerre

Par M. ANGEL FERNÁNDEZ CARO, Madrid (v. page 75).

La tuberculose dans la marine

Par M. C. AUFFRET, Paris

Depuis 1901, c'est-à-dire depuis dix ans, nous nous occupons de la tuberculose dans la Marine Française (flotte et arsenaux).

Notre premier travail avait porté spécialement sur la propagation de la tuberculose dans le grand arsenal de Brest (étiologie et prophylaxie).

Nous étions arrivé aux conclusions suivantes :

1° La statistique portant sur les 30 dernières années prouve que la mortalité actuelle, comparée à celle d'il y a 30 ans, a subi, toutes choses égales d'ailleurs, une sensible augmentation.

2° La mortalité serait au-dessous de la ligne des moyennes de 18 à 39 ans (sauf écarts partiels au début de la carrière), et au-dessus de cette ligne, de 39 à 50 ans.

3° Elle a généralement atteint, depuis 30 ans, la moitié du nombre des cas de décès par causes internes.

4° Elle est influencée par des causes nombreuses et variées :

a) par les hivers rigoureux, atteignant son maximum dans les deux mois qui suivent le froid le plus vif.

b) par les maladies épidémiques et infectieuses, spécialement par les affections grippales.

Ces deux facteurs contribuent à aggraver la maladie.

5° La mort arrive toujours chez les ouvriers dans l'espace de 1 à 3 années (la moyenne la plus fréquente étant de 1 an 1/2 à 2 ans), à partir du moment où ils sont venus réclamer nos soins.

6° Il y a à côté, dans nos ateliers, deux affections distinctes :

La bronchite professionnelle.

La bronchite tuberculeuse, contagieuse.

Or, les poussières des ateliers contiennent le bacille.

Il en résulte que les moyens prophylactiques offrent plus de sécurité que les moyens thérapeutiques, d'où

a) nécessité de la sévérité dans les admissions et réadmissions;
b) interdiction de l'atelier aux ouvriers tuberculeux.

Si nous avons redit, en les abrégeant, les principales conclusions de notre ancien mémoire sur les ouvriers des arsenaux, c'est que tout en traitant devant le Congrès de Paris de 1905 la tuberculose de la flotte, nous avons été appelé à nous appuyer sur quelques-unes des conclusions de notre précédent mémoire pour étayer celles que nous portions sur «la tuberculose dans la marine» proprement dite et qu'il nous a paru nécessaire de les rappeler ici.

Notre travail de 1901 portait uniquement sur le port de Brest.

Mais nous ne pouvions mieux choisir au point de vue où nous nous placions; car le territoire breton, celui aussi qui fournit le plus de marins à la flotte, est de tous le plus contaminé.

Et nous ne tarderons pas à voir les conclusions, que nous allons en tirer dans l'étude rapide que nous allons vous présenter de la tuberculose dans la flotte. Ces deux travaux se tiennent par plus d'un point.

En 1905, en effet, cinq ans après nos premières recherches, désireux d'ailleurs de fixer les responsabilités qu'avait le Département de la Marine dans la numération élevée des tuberculoses que révèlent les statistiques scrupuleuses que nous avons dans les mains, nous n'avons pas hésité à reprendre à nouveau toute cette question par la base, et nous l'avons fait dans nos cinq ports de guerre.

La tuberculose des marins prend-elle naissance à bord des cuirassés?

Est-elle due à un vice dans les constructions, dans le mode d'aération, dans l'insuffisance de l'hygiène nautique?

Ou bien la tuberculose maritime est-elle importée à bord des navires, et, si cela est, dans quelles proportions?

Enfin dans quelle mesure les professions maritimes proprement dites de *mécaniciens*, de *chauffeurs*, de *gabiers*, de *torpilleurs*, de *sous-marins* y prennent-elles part?

I. Nous prions d'abord de bien observer les deux tableaux, qui, placés en regard l'un de l'autre, nous montrent les rapports de la tuberculose chez les marins et chez les ouvriers dans nos 5 arsenaux:

	Équipages			Ouvriers	
1	Brest	981	1	Brest	946
4	Lorient	298	4	Lorient	485
3	Cherbourg	218	3	Cherbourg	218
2	Toulon	801	2	Toulon	141
5	Rochefort	127	5	Rochefort	74

Le personnel de la flotte étant de 55000 hommes environ, le recrutement se fait en parties à peu près égales par les engagements volontaires et par les inscrits; mais les marins bretons forment la moitié ou les ⅗ du tout.

Par contre, le recrutement des ouvriers des arsenaux est local: il se fait dans le périmètre circonférenciel des villes.

Eh bien! si l'on compare la tuberculose dans nos deux plus grands ports, de Toulon et de Brest, on ne tarde pas à voir que le chiffre des tuberculeux, chez les ouvriers de l'arsenal de Toulon, n'est que de 141 sur 7000 environ avec 35 décès, tandis qu'au port de Brest il est de 946 sur 6000 environ avec 251 décès.

Si au contraire nous comparons le nombre des marins tuberculeux dans les deux mêmes ports, nous constatons avec étonnement que le chiffre des malades est à peu près le même dans les deux; il est de 981 pour le port du Nord et de 801 pour le port de la Méditerranée.

Mais cette proportion est bien plus apparente que réelle quand nous apprenons que le résultat est dû uniquement à la prédominance du recrutement qui émane des ports du Nord, il suffit d'ailleurs de se reporter aux chiffres de la tuberculose chez les ouvriers dans les deux ports pour se rendre compte de cette influence toute locale.

Les côtes du nord de la France, spécialement celles de la Bretagne et de la Normandie, *fournissent à la Marine près des ⅗ de ses équipages* qui donnent une proportion de tuberculeux en rapport avec la fréquence de la tuberculose dans ces régions. *C'est donc de la tuberculose importée.*

Le Département de la Marine n'en est pas responsable.

Dans le travail que nous avions présenté au Congrès de la Tuberculose de Paris, l'année dernière, nous avons insisté sur les effets nocifs d'une contagion trop facile dans des milieux où les règles de l'hygiène sont trop souvent méconnues; où l'on fait de trop grands excès d'alcool, spécialement dans la marine marchande où se recrute en partie notre Marine de guerre; où la rigueur du climat et ses variations rapides et incessantes dans une même journée donnent lieu à toutes les affections des bronches, aux affections qui font tousser.

II. Dans une seconde série de recherches, nous nous sommes appliqué à trouver les tuberculeux qui contractent leur maladie pendant leur séjour à bord, cas dans lesquels la Marine acquiert une part plus ou moins grande de responsabilité qu'il s'agit de définir. Je ne répéterai pas ici les recherches que j'ai présentées au Congrès de 1905; je redirai seulement, parce que c'est fort intéressant et important, que:

Les *réformés* opérées en 1903-1904 de 18 à 25 ans ont été de   126
  »   »   »   »   »   »   » de 25 à 35 »   »   » de   58
  »   »   »   »   »   »   » de 35 ans et au-dessus de   31

En chiffres ronds, il en a été réformé 700 dans les sept premières années de service.

Mais de ces 700, il en sort 323, près de la moitié de la somme globale, qui n'ont jamais appartenu à la marine. Classés dans le groupe des hommes *sans spécialités*, ce sont des malades qui sont tous réformés dans les quinze jours de leur arrivée au corps; il n'ont en réalité appartenu à la Marine que sur le papier, puisqu'ils sont aussitôt rendus à leurs foyers.

C'est le premier ban de la réforme.

Parmi les autres nous avons en

1903		1904	
Mécaniciens	82	Mécaniciens	85
Chauffeurs	62	Chauffeurs	57
Canonniers	18	Canonniers	21
Gabiers	14	Gabiers	6
Timoniers	13	Timoniers	5
Fourriers	10	Fourriers	9
Fusiliers	10	Fusiliers	12
Torpilleurs	10	Torpilleurs	16

Ce sont «les professions à bronchite» qui nous donnent les plus forts chiffres. Les *mécaniciens*, les *chauffeurs* ont tous à la bouche la même phrase: «Nous avons pris, au début, un *chaud et froid*.»

Toujours les professions qui font tousser.

Si la Marine n'est pas responsable des tuberculoses importées, elle a évidemment une part de responsabilité dans les bronchites qui ont une origine professionnelle. Elle doit faire tous ses efforts pour en diminuer le nombre et elle doit par tous les moyens dont elle dispose améliorer l'hygiène du marin. C'est ce que nous avons tenté de faire et nous avons, au Congrès de 1905, énuméré toutes les améliorations qu'a subi le règlement dans ces dernières années. Nous ne croyons pas devoir y revenir encore ici ; mais notre marine doit enfin, comme le fait le Département de la marine en Angleterre, assurer un moyen d'existence à ceux de ses serviteurs qui auront contracté la maladie au service.

Mais c'est tout, car il est évident qu'elle ne doit rien à la maladie qui est importée ; elle ne peut que s'en garer à tout prix.

Lorsque sur 780 tuberculeux réformés en 1903-1904 nous relevons le chiffre de 500 bretons, personne ne saurait se refuser à admettre que, s'il y a là une source grave de contagion, il y a là aussi un terrain héréditairement préparé ; il y a une disposition préétablie, que les mariages locaux contribuent à entretenir et qu'exagèrent encore les causes que nous avons mentionnées : abus des alcools, rigueurs du climat, absence de l'hygiène domestique.

Ce sont ces hommes qui malgré de sévères visites passent entre mailles, sont expédiés dans les autres ports, à bord des vaisseaux, et y sèment la graine.

Ils ne tarderont pas à être eux-mêmes réformés.

C'est le 2e ban de la réforme.

Nous ne saurions avoir la prétention de traiter ici, en quelques mots, ces importantes questions de la contagion et de l'hérédité. Le terrain n'est pas encore assez préparé pour que l'on puisse porter des conclusions définitives.

Nous sommes, pour notre part, un fervent contagionniste, et nous avons apporté à cette doctrine, si modeste que soit notre apport, la somme de nos observations et de nos expériences personnelles.

Mais, le jour où le principe de la contagion a été admis, n'a-t-on pas été trop loin en oubliant, en négligeant tout ce que le passé avait accumulé d'observations en faveur de l'hérédité.

Pour notre part, nous en avons la conviction.

Les statistiques que nous avons faites et que nous avons rapportées ailleurs en faveur de la tuberculose cérébrale infantile, proportionnelle dans tous nos arsenaux au nombre de tuberculoses pulmonaires chez les parents, est déjà un point sérieux qui réclame, il est vrai, de nouvelles recherches, mais qui est lui-même trop important pour ne pas être retenu.

Le jeune âge semble avoir à craindre une influence atavique du côté des méninges.

Pour nous, nous sommes portés à croire que la contagion bacillaire ne produit que des accidents locaux, ce qui expliquerait la puissance réfractaire de certains sujets à la maladie, et la guérison spontanée chez ceux, si nombreux, où l'on trouve à l'autopsie des cicatrices de foyers guéris.

Les contagions donneraient donc surtout des manifestations localisées et guérissables.

L'atavisme, surtout dans des milieux malsains et dans les conditions favorables au développement du bacille, l'atavisme ferait la gravité ou au moins aggraverait le mal.

Voilà la trosième fois que nous soutenons cette doctrine dans les Congrès (1903-1905-1906).

L'avenir décidera ce qu'elle a de vrai.

La tuberculose dans la marine de guerre portugaise

Par M. Moraes Sarmento, Lisbonne.

La morbilité (10,82 p. 1.000 de l'effectif) et la mortalité (1,01) par la tuberculose dans la marine portugaise sont très élevées, un peu plus élevées que celles de l'armée (1901 = 6,23 et 1,03); et bien moins élevée est aussi la morbilité de la partie masculine de la population portugaise dans les mêmes groupes d'âges (1er janvier 1905, 4,14 p. 1000); et je crois que de même les deux sont plus petites dans plusieurs marines d'autres nations, ce que je ne peux pas affirmer parce que les statistiques médicales des différentes nations ne sont pas comparables, les données sur lesquelles elles sont basées n'étant pas égales. Une convention à ce sujet entre les pays qui possèdent une marine de guerre serait sans doute très bien reçue.

La gravité de cette maladie a toujours été grande; mais elle, qui dans la marine de guerre portugaise, pendant les trois dernières périodes quinquennales, avait diminué sensiblement, paraît, dans les derniers cinq ans, avoir une petite tendance à augmenter.

Les causes de cette gravité, qui d'ailleurs est très grande dans toutes les marines, sont la contagion et l'auto-infection, mais je la crois due bien plus à l'auto-infection qu'à la contagion.

Certes, on ne peut pas nier la contagion, quoiqu'on n'ait pas trouvé de bacilles, pas même dans la poussière des lieux occupés à bord par les tuberculeux (Metzko) et qu'un grand nombre de bacilles soit nécessaire pour qu'elle soit possible (Flügge); mais les intérieurs des navires sont si obscurs, si humides, si mal aérés, et l'accumulation des hommes y est si grande qu'il faut confesser que ces intérieurs se trouvent dans les meilleures conditions pour que la contagion s'y fasse soit par la poussière, soit par les gouttelettes projetées par la bouche des tuberculeux. La contagion donc paraît bien moins à redouter qu'on ne le croit vulgairement; il n'en est pas de même de l'auto-infection.

96% des hommes de dix-huit à trente ans sont infectés de tuberculose (Naegeli), et les conditions de vie, à bord des grands navires de guerre même les plus modernes et où l'on se conforme le mieux aux prescriptions hygiéniques, sont les plus propres à éveiller les foyers anciens ou latents de la maladie.

Dans la marine portugaise il y a encore une autre cause d'une très grande importance, et qui peut être lui est propre: en sont les séjours prolongés dans les colonies, toutes très insalubres, séjours qui sont souvent répétés pendant tout le service.

Les marins, donc, trouvent à bord un milieu très dépressif et de très différents métiers et à toute heure beaucoup de péripéties qui peuvent les affaiblir considérablement et les conduire à la bronchite.

Ainsi presque tous les hommes s'y trouvent très sujets à voir brusquement se manifester leur maladie, latente jusqu'alors et qui peut-être serait restée dans cet état, s'ils n'avaient pas quitté les lieux d'où ils sont venus. Les moins résistants, ou bien ceux qui sont le plus exposés aux causes qui peuvent réveiller leur tuberculose latente, s'en vont vite, ou morts ou réformés; les autres restent plus longtemps, mais à la longue et de plus en plus, en pourcentage plus grand, beaucoup d'entre eux sont aussi rayés de la marine, comme les faits le prouvent.

Dans la marine de guerre portugaise, pendant la première année de service, il y a eu 12,09 d'entrées pour la tuberculose pour 1.000 de l'effectif et 1,08 de décès, et, après cette période, 10,20 et 1,10. Comme on peut le voir, cette différence est bien plus petite que celle qui a été observée dans plusieurs autres marines. Cela sera dû, en petite part, à ce qu'on est peut-être en Portugal un peu plus rigoureux, au tirage des recrues, à l'égard des jeunes gens de constitution faible et de tous ceux que l'on soupçonne tuberculeux; mais je crois que c'est dû surtout aux causes des maladies, au service dans les colonies principalement qui, avec le temps, en frappant les hommes, agrandissent peu à peu le nombre des tuberculeux.

Chaque année, en conséquence de tout cela, environ cinq hommes meurent de tuberculose et quarante-cinq sont réformés; et, comme ils ne sont pas admis dans la caserne des invalides de la marine, où ils ne peuvent pas être isolés, tous ces tuberculeux, provenant de toutes les provinces du royaume, y retournent pour mourir bien vite.

De cette façon non seulement l'impôt du sang est funeste à beaucoup de marins, mais souvent aussi il pourra l'être aux villages, peut-être jusqu'alors indemnes, où ils peuvent aller créer des foyers de la maladie.

La plupart de ces hommes sont réformés avec pension; tous ceux qui ont acquis la maladie dans les colonies le sont par la loi, presque tous les autres le sont aussi par la volonté du ministre, qui sait bien que leur malheureuse existence sera très courte et que le service a presque toujours été le seul coupable.

Conclusions

Afin d'atténuer la grande morbilité (10,82 p. 1000 de l'effectif) et la grande mortalité (1,04) par la tuberculose dans la marine de guerre portugaise et d'éviter la propagation de la maladie dans tout le pays par les réformés, il faut:

Ne pas permettre l'enrôlement des jeunes gens de faible constitution et de ceux qui sont atteints de tuberculose cliniquement diagnostiquée, ni de ceux qui sont seulement soupçonnés d'en être atteints, ni des volontaires ni des ex-élèves de l'École de mousses, âgés de moins de 20 ans. On pourrait enrôler ces faibles et ces soupçonnés dans un régiment caserné dans une région choisie pour ses conditions de salubrité, où ils seraient sujets à un régime hygiénique spécial.

Dans les premiers mois de service, faire des examens très rigoureux et fréquents sur les recrues, surtout sur celles qu'on a quelque raison de soupçonner.

Faire rayer de la marine, à quelque moment que ce soit, tous les marins dans ces mêmes circonstances.

Rendre aussi bonnes que possible les conditions hygiéniques des navires et les conditions d'existence des marins à bord.

Réduire, autant que possible, le temps de service dans les pays insalubres.

Faire un sanatorium-asile pour les marins tuberculeux. Je

crois que dans la marine portugaise ce serait même une mesure économique pour l'État.

DISCUSSION

M. BARTHÉLEMY. La marine ne doit admettre aucun tuberculeux; s'il s'en glisse dans ses rangs, elle doit les réformer.

Je ne suis pas partisan des sanatoria pour la marine; elle réforme ses tuberculeux, elle les pensionne s'ils ont pris l'affection au service, mais c'est aux pouvoirs publics, aux villes, aux communes, au domicile de secours, à créer des établissements pour les soins aux tuberculeux. La marine, ne pouvant utiliser les tuberculeux, ne doit pas chercher à les guérir, car ce seront toujours de mauvais serviteurs au point de vue de la santé; elle doit donc les rendre aux pouvoirs civils qui seront chargés de leur assurer des soins.

M. BRUYN KOPS. Les sanatoria ne seraient pas d'un intérêt spécial pour la marine, mais principalement d'un intérêt social général.

M. FERNANDEZ-CARO dit qu'il ne veut pas utiliser les services des soldats ou des marins envoyés aux sanatoria; ce qu'il se propose c'est de tenter la guérison de ceux qui ne le sont pas et qui pourraient l'être si on les abandonnait, et éviter qu'ils portent l'infection chez eux. Quant à la marine, elle ne doit pas rejeter sans ressources ceux qui ont acquis la tuberculose pendant le service.

M. BRUYN KOPS. Le médecin de 1re classe de la marine, M. Lorenz, a composé une statistique des pertes de notre marine par la tuberculose dans les dernières années.

	CONGÉDIÉS, INAPTES AU SERVICE					Décès tuberculose et pneumonies chroniques		Sorties et décès		Effectif
	Tuberculose des poumons	Pneumonie chronique	Tuberculose autres organes	Total			%		%	
1890	22	5	2	29	0,35	3	0,04	32	0,39	8293
1891	18	10	6	34	0,40	5	0,06	39	0,46	8659
1892	10	23	2	35	0,39	8	0,09	43	0,48	8875
1893	14	22	7	43	0,50	7	0,02	50	0,58	8591
1894	20	19	2	41	0,48	2	0,02	43	0,50	8562
1895	10	27	–	37	0,42	7	0,08	44	0,50	8778
1896	6	12	2	20	0,23	8	0,09	28	0,32	8807
1897	12	14	6	32	0,37	8	0,09	40	0,46	8643
1898	20	8	10	38	0,43	5	0,06	43	0,49	8954
1899	17	5	3	25	0,29	5	0,06	30	0,35	8495
1900	10	8	5	23	0,25	6	0,07	29	0,32	8519
1901	15	16	4	35	0,40	1	0,01	36	0,41	8854
1902	18	14	1	33	0,39	2	0,02	35	0,41	8548
1903	18	15	2	35	0,43	1	0,01	36	0,44	8145
1904	16	7	1	24	0,31	3	0,04	27	0,35	7614
1905	11	4	2	17						
Moyenne	14,8	13	3,4	31,2	0,365	4,7	0,055	36	0,42	8548

On a noté comme tuberculose pulmonaire les cas où l'on trouve des bacilles de Koch dans les crachats.

Pour l'année 1902, Lorenz a calculé la morbidité de la tuberculose pour les différentes qualités. Il a trouvé que les gardes-malades furent le plus souvent frappés, puis viennent les sous-officiers. Les chauffeurs sont frappés deux fois plus que les matelots, bien qu'on exige un physique plus robuste pour les premiers. Les ingénieurs viennent en dernier lieu.

En comparant nos chiffres à ceux des autres marines, on voit que la tuberculose n'est ni très fréquente, ni très rare dans notre marine.

Il paraît que les chiffres s'abaissent un peu dans les toutes dernières années, peut-être un effet de conditions plus hygiéniques à bord des navires modernes, spécialement d'une ventilation plus efficace. Des expériences avec l'appareil de Maldane ont montré que, grâce à la ventilation artificielle, l'acide carbonique dans l'atmosphère du poste des équipages ne surpasse pas l'$\frac{1}{1000}$, même dans des conditions peu favorables, et sans qu'on éprouvât des courants d'air gênants, l'espace cubique étant d'environ 3 ^{bm3}, par tête.

Comme prophylaxie, il y a un examen des conditions physiques des aspirants du service très rigoureux. Un individu souffrant de tuberculose ouverte n'est pas toléré à bord, ni dans les casernes. Les effets des conscrits en congé prolongé, emmenés par eux, sont désinfectés à l'étuve avant leur rembarquement. Il est rigoureusement interdit de cracher au dehors des crachoirs.

On a beaucoup discuté le danger de propager la tuberculose par des porte-voix et des gobelets en commun. Pour ma part, je ne crois pas que ce danger soit très grand; chez nous, on n'a pas pris de mesures pour le combattre. En tout cas, l'usage d'un gobelet en commun est quelque peu dégoûtant, peut-être un gobelet en aluminium à forme aplatie, dans une poche spéciale, ne gênerait pas trop. On pourrait boucher les porte-voix au moyen de gros bouchons imprégnés d'une solution antiseptique.

SÉANCE DU 21 AVRIL

(Sections de Médecine coloniale et navale et d'Hygiène et épidémiologie réunies)

Présidence: M. RUBERT BOYCE

Étiologie et prophylaxie de la fièvre jaune

Par MM. FRANCISCO FAJARDO, Rio de Janeiro (v. page 47)
et WILLIAM C. GORGAS, Washington (v. page 61)

DISCUSSION

M. ARISTIDES AGRAMONTE. The demonstration of the doctrine of yellow fever transmission by the bite of mosquitoes needs no greater proof than that given in the stamping out of the recent epidemic at New Orleans.

The superior Board of Health of Cuba has successfully prevented, by the same methods, based upon the same doctrine, not only the spread of yellow fever infection, but also the introduction of new cases. In his report, Dr. Fajardo has attributed greater value than it deserves to the work of Prof. Sanarelli and calls the transmitteur of yellow fever Stegomyia calopus instead of Stegomyia fasciata, Theobald.

M. LEOCÁDIO CHAVES : À l'égard de la cinquième conclusion du rapport du dr. Francisco Fajardo, il faut dire que les études faites dernièrement au Brésil démontrent que le Stegomyia fasciata est un moustique, dont l'activité s'exerce seulement en présence de la lumière. Nous avons en faveur de cette opinion les observations du dr. Emile Goeldi, de Pará, et les études, encore inédites, du dr. Belisario Pena, médecin auxiliaire du service de la prophylaxie de la fièvre jaune à Rio de Janeiro. Par ces études on arrive à la conclusion que l'activité de la femelle du Stegomyia fasciata s'exerce toujours en présence de la lumière et que pendant la nuit on observe cette activité seulement quand, par l'éclairage artificiel de l'ambiant, le moustique se trompe sur la phase lumineuse du jour. Par les observations du dernier des observateurs ci-dessus mentionnés, on arrive aussi à la conclusion que même en présence de la lumière l'activité du moustique dépend des oscillations de la température. À Rio de Janeiro, pendant les époques épidémiques, on observe qu'à cause de cette influence de la température sur l'activité du Stegomyia fasciata, la contamination par la fièvre jaune se produit dans des heures différentes, dépendant de la saison de l'année. Dans les époques caniculaires, précisément celles qui sont épidémiques, l'inoculation ne s'effectue pas durant les heures moyennes du jour, les heures les plus chaudes, parce que l'élévation thermique est alors excessive et abat l'énergie du moustique. C'est dans les heures crépusculaires, celles qui précèdent le lever du soleil et celles qui précèdent l'obscurité de la nuit, que le Stegomyia fasciata devient actif et inoculateur.

Cette considération étant faite, je profite du moment pour communiquer au Congrès que l'on peut considérer déjà éteintes les épidémies de fièvre jaune à Rio de Janeiro. Depuis qu'on y a installé la prophylaxie spécifique, il n'a plus apparu de manifestations épidémiques de cette maladie. Et cela depuis l'année 1903. En considérant ce fait comme une brillante victoire de l'hygiène ainsi qu'un grand bénéfice pour l'humanité, je propose que le Congrès émette un vœu d'applaudissement au dr. Gonçalves Cruz, très compétent directeur du Service Sanitaire au Brésil, pour sa courageuse initiative de faire à Rio de Janeiro l'application de la prophylaxie spécifique de la fièvre jaune basée sur les nouveaux enseignements de la propagation de cette maladie par les moustiques Stegomyia fasciata, et cela avec exclusion des anciens moyens prophylactiques. Je propose aussi un vœu d'applaudissement au dr. William Gorgas pour sa notable et bienfaisante campagne sanitaire contre la fièvre jaune à la Havane, dont est résultée l'extinction de ce terrible fléau.

M. HERBERT BOYCE said that as the result of a long series of the most exact experiments there could be no doubt as to the rôle the Stegomyia fasciata looks in the propagation of yellow fever. The Stegomyia fasciata was the only means of transmitting the virus and it obtained it only from the infected person and not from defects or soiled clothes or mud. The employment of exact prophylaxis had in every instance produced a most striking and successful result.

M. AUSTIN : The action taken by the Government of the United States to control the epidemic of yellow fever which occurred in New Orleans and other cities of the United States was based upon the theory that yellow fever is communicated by the mosquito Stegomyia fasciata and only by this means. The result of the measures taken by the Government were satisfactory and afford proof that the mosquito is the only means of communicating yellow fever.

M. Cortezo rappelle les conditions dans lesquelles s'est développée l'épidémie de fièvre jaune à Madrid en 1878.

Les soldats qui rentraient de Cuba après la première guerre de l'indépendance portaient des sacs contenant du linge sale et des haillons; ces sacs ont été ouverts par eux et une épidémie bornée au quartier de la ville où les soldats logeaient éclata et produisit plus de 70 à 80 cas indubitables diagnostiqués par les médecins qui avaient exercé à Cuba pendant plusieurs années. Sans nier que les moustiques soient les véhicules de la contagion, je me demanderais s'il n'y aurait d'autres moyens de transmission des germes ou si ces germes pourraient être transmis par quelques variétés indigènes de moustiques de l'Europe.

M. Bartyn Kors: A Curaçao, le médecin de la marine de 2ᵉ classe von Trotzenburg a expérimenté avec des liquides moustiquofuges; il a trouvé qu'un mélange de pétrole purifié et de créoline (parties égales) est supérieur au pétrole et que deux gouttes sur cinquante centimètres cubes d'eau tuent les larves et les chrysalides en moins d'une demi-heure; un mélange de pétrole et d'huile thérébentinée est un peu moins actif. Les mélanges sont supérieurs au pétrole puisqu'ils se répandent à la surface en très peu de temps en couche très mince.

M. Agramonte répond à M. Cortezo que ni la transmission de l'infection par les effets ni par les déjections de cas de fièvre jaune ne sont possibles (expériences de la Commission Américaine).

Havana was not rid of yellow fever until work was undertaken based upon the theory of mosquito transmission.

The only method of transmission is by the bite of Stegomyia fasciata.

M. John Wise. While I am in absolute sympathy with the theory of transmission of yellow fever by the Stegomyia fasciata and appreciate at its full value the American Commission, we must believe that as yet this question is «sub judice».

The epidemic at Madrid, the appearance of yellow fever in localities where the Stegomyia is not found, besides much other evidence, must be considered before we can positively decide the etiology of the disease.

M. Cortezo insiste en répondant aux affirmations du dr. Agramonte qu'il n'a pas nié que le Stegomyia fasciata soit le moyen principal de propagation de la fièvre jaune, mais il croit qu'on ne peut pas affirmer qu'il soit le seul agent de propagation, ou il faudrait admettre que les larves de ces moustiques peuvent être apportées dans le linge sale et peuvent trouver des conditions favorables de localité. En tout cas, il faudrait laver et désinfecter le linge.

M. Albarran: Les doutes manifestés par M. Cortezo au sujet de la possibilité qu'il n'existe d'autres voies de transmission de la fièvre jaune que le moustique posent de nouveau devant le Congrès un problème que nous devons considérer comme résolu déjà, du moment où la Commission Américaine du gouvernement des Etats-Unis, en confirmant les découvertes du médecin cubain, le dr. Finlay, est arrivée aux conclusions pratiques qui, posées sévèrement comme moyens hygiéniques, ont donné lieu à l'extinction de la fièvre jaune à Cuba.

La preuve de ces doctrines confirmées expérimentalement et jusqu'à la satiété par la Commission Américaine et par des expériences ultérieures faites en beaucoup de points a obtenu sa sanction pratique par ce qui suit: les malades qui arrivent à Cuba attaqués de fièvre jaune, venant du Mexique ou d'autres points infectés, sont isolés dans l'Hôpital «las Animas» avec toutes les précautions tendant à éviter la piqûre de la Stegomyia fasciata; là ils sont traités par des assislants non immunisés qui peuvent être en contact avec toutes les matières provenant du malade, sans aucune crainte.

On ne peut renchérir sur l'importance de la vérité démontrée sur la transmission de la fièvre jaune, pour les relations internationales, les systèmes de quarantaine, etc.

La découverte du Cubain Finlay et la confirmation et les déductions pratiques de la Commission Américaine, qui se confirment partout, ouvrent de nouveaux grands horizons à l'hygiène publique et à la vie des peuples dans les régions tropicales.

M. FERNÁNDEZ-CARO dit, en réponse à M. Albarran, que la question posée sur la transmission de la fièvre jaune était très importante et qu'il ne pouvait pas admettre que le moustique soit l'unique agent de transport parce qu'on arriverait à la suppression de toute autre mesure de prévention, comme il l'a dit, dans l'hygiène internationale. Il ne nie pas les faits expérimentaux, mais il croit que pour établir des conclusions qui affectent aussi essentiellement la santé des nations il faut avoir une évidence, une exactitude absolue; il cite les différentes épidémies importées en Espagne pendant la première moitié du dernier siècle et il conclut en affirmant que ces études doivent être continuées sans oublier que, sans préjudice de la destruction des moustiques, on doit aussi faire disparaître tous les foyers d'infection.

M. RAMOS: À l'appui des opinions des docteurs Albarran et Agramonte, je viens dire que, dans l'état de S. Paulo (Brésil), où je fais la clinique et où je connais bien le développement de la fièvre jaune, depuis qu'on a appliqué la prophylaxie spécifique, ce grand fléau a presque complètement disparu.

Le port de Santos, ville maritime ravagée plusieurs fois par le vomito negro, est aujourd'hui une ville très saine et les mois de la chaleur, dans lesquels les cas étaient communs et dangereux, se passent actuellement sans la notification de cas de fièvre jaune.

À l'intérieur, dans plusieurs villes où la fièvre a fait des ravages, on n'observe plus à présent aucun cas de cette terrible maladie. Les expériences des larges sondages ont donné des résultats complètement négatifs à l'Hôpital d'isolement de S. Paulo, expériences contrôlées et assistées par plusieurs médecins, parmi lesquels le prof. Ivo Bandi qui était là à cette époque. Le service sanitaire de S. Paulo, dont le directeur, le dr. Emilio Ribas, et ses dignes auxiliaires font exclusivement la prophylaxie par le combat et la destruction du moustique, a montré au Ve Congrès de Rio de Janeiro les énormes avantages recueillis depuis qu'on a institué les nouvelles méthodes. À Rio, on fait la même chose et les résultats sont brillants et, en terminant, j'applique la sentence: «Contre les faits constatés, pas de mots».

M. MAGALHÃES (Rio de Janeiro): Je vous demande la permission de faire quelques considérations à propos de ce que vient de dire M. Caro.

Il n'y a aucune difficulté à expliquer la propagation de la fièvre jaune en Europe par des bateaux à voile après de longues traversées par mer, puisque nous savons que ces navires transportaient dans leur intérieur une grande quantité de moustiques; la présence de ces insectes à bord de navires est un fait avéré, nullement douteux. Le même fait se reproduit par rapport à l'infection paludéenne; la fièvre paludéenne peut se déclarer à bord transmise par le même mécanisme. Accepter la proposition de M. Caro comme preuve contre la théorie animée de la transmission de la fièvre jaune, le même fait serait à appliquer à la théorie animée de la transmission du paludisme. Nous connaissons, tous, les anciens marais flottants des anciens auteurs, les anciens miasmes étaient nos moustiques. Il y a quelque chose d'importance plus générale à accentuer. La science ne peut pas être établie sur des suppositions de possibilités; nous ne pouvons pas abandonner des faits prouvés, des expériences positives faites avec la rigueur scientifique, pour accepter de simples suppositions. Ce serait retourner en arrière, rétrograder, revenir aux systèmes des quarantaines, des mesures exagérées vexant inutilement les passagers, portant de grands préjudices au commerce international.

Je ne nie pas l'importance de toutes mesures hygiéniques parallèles à l'extermination des moustiques pour le combat contre la fièvre jaune, comme pour ce qui concerne toutes les maladies infectieuses. Je pourrais vous citer le cas de la ville de Santos où la construction du port, l'assainissement de la ville ont beaucoup concouru à l'extinction de la fièvre jaune en ce port.

En concluant, je désire, de ma part, affirmer que tous ceux qui s'occupent pratiquement de fièvre jaune ne doutent pas de la réalité de la transmission de cette maladie par les moustiques, ils savent aussi qu'aucun fait n'a encore été enregistré ayant les conditions nécessaires pour faire accepter la transmission de la maladie par un autre moyen. J'insiste: nous ne pouvons pas accepter des suppositions en échange de faits dûment vérifiés et toutes les observations, toutes les expériences faites par les médecins américains à Cuba ont été répétées et vérifiées à S. Paulo par des médecins brésiliens, à Rio par la Commission française de l'Institut Pasteur, toutes concordantes.

En terminant, je dois demander des excuses à M. Caro si j'ai cru devoir opposer mes assertions à quelques idées qu'il m'a paru accepter; je le prie de vouloir bien me croire dans mes expressions de respect et de considération pour ses talents et sa compétence en hygiène internationale.

M. AGRAMONTE répond à M. Fernandez Caro que les moustiques se transfèrent sur des navires; c'est pour cela que se développent des épidémies à grande distance et aussi parce que les Stégomyia acquièrent rapidement droit de cité dans les climats qui leur sont favorables.

Il n'est pas possible qu'ils acquièrent l'infection ailleurs que du sang de l'individu.

Je crois qu'il n'y a pas d'autre moyen d'infection en dehors de celui par le moustique et tant qu'on n'en démontrera pas un autre, nous ne devons pas perdre notre temps en considérations sur l'inconnu.

M. RICARDO JORGE présente quelques remarques à propos de la fièvre jaune, en ce qui concerne le Portugal. Et d'abord, qu'il soit dit en passant que cette maladie a été découverte par un médecin portugais, Rosa, qui l'a observée à Pernambouc à la fin du XVIIe siècle après la prise de la ville par les troupes portugaises; il l'a décrite dans son livre «Constituição pestilencial de Pernambuco». C'est une donnée historique intéressante pour les confrères brésiliens.

Dans ce débat sur la transmission de la fièvre amarylle, on a envisagé aussi les mesures à mettre en pratique contre l'invasion de la maladie. Il s'agit d'une affaire sanitaire très importante pour le Portugal, qui est en rapports suivis avec les ports où elle est encore endémique. On ne doit pas passer sous silence une circonstance particulière; c'est qu'il y a des stégomyia à Lisbonne; il est même le moustique prédominant dans la ville et dans ses environs. On ne l'a pas rencontré en dehors de Lisbonne, mais il doit exister partout, spécialement au sud du pays. Le stégomyia ne pullule en Europe que sur la bande méridionale. On comprend que les pays où le stégomyia est absent se désintéressent de la prophylaxie anti-amarylique. Tel n'est pas notre cas. L'épidémiologie est d'accord avec ces données de la culicologie. La fièvre jaune nous a envahis quelquefois depuis 1724, date de la plus ancienne épidémie connue. Donc il faut nous défendre d'une nouvelle invasion; c'est l'affaire de la santé maritime qui, depuis le règlement du 24 décembre 1901, est entrée chez nous dans une nouvelle phase; nous sommes armés à présent de façon à nous garantir efficacement sans causer ni dérangements sensibles ni dommages au commerce et à la navigation. La destruction des moustiques, le désamoustiquage s'il est permis de le dire, on l'obtient par les procédés connus de sulfuration et spécialement par le gaz Clayton.

Nous avons créé un poste sanitaire bien aménagé, établi sur le quai de débarquement, pour l'observation des passagers qui ne sont soumis à aucune quarantaine, sauf dans le cas d'un navire infecté. Dans ce cas-là, extrêmement rare, les malades sont débarqués au Lazaret, de l'autre côté du Tage, où il y a des infirmeries à fenêtres garnies de moustiquaires.

Notre délai de surveillance ne dépasse pas 7 jours; aujourd'hui on parle d'augmenter ce délai jusqu'à 13 jours, période maximum d'incubation. Cette innovation, je la trouve impossible à mettre en pratique. Du reste, le délai de 7 jours est suffisant, c'est la durée ordinaire de l'incubation, adoptée comme telle dans le fameux exploit de Cuba dont on vient de parler.

Il ne reste qu'un point à éclaircir — la désinfection du linge souillé et des objets considérés comme susceptibles. Eh bien, les expériences démontrent que le stégomyia ne s'infecte pas, bien que nourri avec les excreta des malades. M. Agramonte vient de le dire; toutes les expériences sont concordantes là-dessus, et entre autres celles de Marchoux et Simond dernièrement publiées. Néanmoins n'y aurait-il pas des faits épidémiologiques qui font songer à la possibilité de cette contamination? Ce serait le cas du fait de Madrid; et voilà pourquoi j'ai invité M. Cortezo à raconter cette curieuse épidémie, pas facile à expliquer. Quoiqu'il en soit, M. Agramonte ne s'oppose pas à ce qu'on soumette les bagages à la désinfection; je juge qu'on ne doit pas encore mettre de côté cette vieille pratique.

Une remarque finale: à Lisbonne, depuis 1893, il n'est entré aucun navire suspect ou infecté de fièvre jaune. Depuis 1884, on ne compte que cinq cas de malades trouvés à bord, hommes de l'équipage toujours, incapables déjà d'être nuisibles, ayant dépassé la période dangereuse des 4 premiers jours après l'invasion. Ces faits démontrent qu'il faut faire la défense maritime contre la fièvre jaune, sans toutefois dépasser les limites d'une pratique raisonnable et libérale.

M. AYRES KOPKE. Le Stegomyia fasciata est très fréquent à Lisbonne; à Junqueira, près de l'École de Médecine tropicale, il y en a beaucoup. Dans les laboratoires de cette école j'ai pu conserver dans des récipients contenant de l'eau des œufs de ces insectes, qui ont résisté depuis l'automne dernier jusqu'à présent, et qui ont donné des larves dès que la température commença à s'élever.

Par les derniers travaux de la mission française, il semble que l'agent de la fièvre jaune se transmette d'une génération de stégomyias à la suivante par les œufs, d'une façon semblable à ce qui arrive pour le piroplasme de la fièvre du Texas qui suit son cycle évolutif à travers deux générations successives de moustiques, se développant dans les œufs de ces insectes de la façon si bien étudiée récemment par M. le prof. Koch.

Si le fait rapporté par la Commission française vient à être confirmé, on comprend bien qu'il sera d'une grande importance pour la prophylaxie.

Les cas de fièvre jaune de Madrid décrits par M. Cortezo ne peuvent évidemment être expliqués par le transport, dans les effets des soldats rapatriés de Cuba, de larves de stégomyias; mais les œufs de ces insectes pourraient, dans des linges humides, se maintenir encore capables de donner des larves à Madrid en trouvant des conditions de milieu favorables. Un médecin portugais, M. Nunes de Oliveira, a vérifié que dans l'intérieur des fardeaux de paille venus de Buenos-Ayres, pour S. Vincent, île du Cap Vert, il y avait des œufs d'anophèles qui, placés dans de bonnes conditions, donnèrent encore lieu à des larves de ces moustiques; ces expériences ont été publiées dans les «Archivos d'Hygiene e Pathologia Exoticas», Vol. I, Fasc. 1e.

Dans les cas rapportés par M. le dr. Cortezo, les soldats revenus de Cuba n'avaient plus dans le sang le germe de la fièvre jaune et par conséquent ne pouvaient pas devenir un foyer de contagion; les linges souillés ne sont pas nuisibles comme l'ont très bien démontré les travaux de la Mission Américaine; de façon que, pour essayer une explication du fait épidémiologique en discussion, on peut formuler l'hypothèse que des œufs de stégomyias, infectés à Cuba, ont pu être transportés jusqu'à Madrid et y donner lieu à des larves et à de nouvelles stégomyias, capables de disséminer la fièvre jaune.

Il serait pour moi très important de connaître l'opinion autorisée des collègues présents, sur la possibilité de la transmission de l'agent de la fièvre jaune d'une génération de stégomyias à la suivante par les œufs de ces insectes.

M. AGRAMONTE. L'expérience de la Mission Pasteur n'est pas convaincante parce qu'elle est unique; la question la transmission héréditaire dans le moustique) est de grande importance au point de vue prophylactique.

Dengue

Par M. ARISTIDES AGRAMONTE, La Havane (v. page 107 du volume
de la Section d'Hygiène et épidémiologie).

SÉANCE DU 23 AVRIL

(Matin)

(Sections de Médecine coloniale et navale et de Pathologie générale réunies)

Présidence: M. HANS CHIARI

Trypanoses

Par M. ERICH MARTINI, Berlin (v. pages 21 et 262 du volume
de la Section de Pathologie générale).

Trypanosomiasis humaine [1]

Par MM. DAVID BRUCE et E. D. W. GREIG, Londres (v. page 57)
et AYRES KOPKE, Lisbonne (v. page 233).

---

[1] Pour la discussion sur ce sujet, voir page 377 du volume de la section de Pathologie générale.

Histological observations in sleeping disease and other trypanosome infections

Par M. F. W. Mott, Londres (v. page 266 du volume
de la Section de Pathologie générale)

Histologie de la maladie du sommeil

Par MM. Carlos França et Marck Athias, Lisbonne (v. page 292
du volume de la Section de Pathologie générale).

La maladie du sommeil et la tsé-tsé à Novo Redondo

Par M. José Maria d'Aguiar, Novo Redondo (v. page 294 du volume
de la Section de Pathologie générale).

Note sur les trypanosomes des oiseaux du Portugal

Par MM. Annibal Bettencourt et Carlos França, Lisbonne (v. page 300
du volume de la Section de Pathologie générale).

Étude, au point de vue thérapeutique, de la perméabilité méningée dans la trypanosomiase humaine

Par M. José de Magalhães, Lisbonne (v. page 304 du volume
de la Section de Pathologie générale).

Inoculations préventives contre les maladies à protozoaires

Par M. A. Laveran, Paris (v. page 80 et 308 du volume
de la Section de Pathologie générale).

(Après-Midi)

Présidence: M. John Wise

La question des pansements tout préparés pour le temps de paix et surtout pour le temps de guerre dans la marine

Par M. Prosper Barthélemy, Paris.

Au Congrès International de Médecine tenu à Madrid en avril 1903, j'ai déjà eu l'honneur d'esquisser la question des «pansements tout préparés» dans la marine française.

Je commençais ainsi ma communication:

Au cours de la campagne du Dahomey (1892-1893) que je fis comme médecin major des troupes de la marine, j'eus l'idée de me servir moi-même pour nos nombreux blessés des pansements individuels qui avaient été mis à notre disposition pour être distribués aux hommes.

Les résultats furent tellement remarquables que, les pansements épuisés, je préparai, avant les combats, des pansements de différentes grandeurs avec les objets qui se trouvaient épars dans nos cantines médicales; il n'y avait donc plus, sous le feu de l'ennemi, à se préoccuper de rechercher les éléments constitutifs d'un pansement dans les différentes cases des cantines. Les pansements tout préparés étaient appliqués sur les plaies avec une très grande facilité. Un gros blessé prenait 5 à 6 minutes, un blessé léger deux à trois minutes; les hommes atteints par le feu de l'ennemi étaient toujours pansés quand il fallait reprendre la marche en avant.

Dans mon rapport officiel sur cette campagne, publié dans les *Archives de médecine navale* en 1893, j'écrivais:

> J'avais eu des résultats tellement rapides avec le pansement individuel, que vers la fin de la campagne, mon approvisionnement en pansements de ce genre étant épuisé, je confectionnai un certain nombre de pansements tout préparés avec les ressources de mes cantines avant de marcher au feu.

et plus loin, parlant de leur adoption:

> ... dans nos expéditions coloniales nous aurions l'avantage d'avoir sous la main des pansements tout préparés, ce qui rendrait notre tâche moins pénible et nos secours aux blessés plus rapides.
>
> J'insiste sur ce point, il faut aux médecins et aux infirmiers de première ligne des choses simples et rapides; au milieu de la fusillade, alors que les blessés seront très nombreux, les médecins ne peuvent suffire à leur tâche s'ils n'ont point à leur disposition des pansements tout préparés, des appareils prêts à être appliqués.

J'écrivais ces lignes en 1893 dans un rapport officiel; j'étais jeune, médecin de la marine, je n'avais jamais songé aux pansements tout préparés avant cette campagne, l'idée m'en est venue sur le champ de bataille comme une nécessité supérieure; je ne connaissais rien de ce qui avait été écrit sur la matière; j'ignorais, je l'avoue, les travaux de Chauvel, remontant à 1885; je ne savais point que Delorme, Bousquet, Audet, Nimier, Laval s'étaient faits les défenseurs de cette idée en 1889 et 1890.

Depuis, l'Allemagne avec Bergmann, l'Autriche avec Habart en 1894, l'Italie avec Bonomo en 1900 adoptent l'idée et en montrent les avantages chirurgicaux.

La marine française est la première à rendre réglementaires les pansements tout préparés dans les approvisionnements du temps de guerre.

Annoncés et mis à l'essai par M. de Lanessan, ministre de la Marine, dans sa circulaire ministérielle du 2 juin 1902 sur le service de santé à bord pendant le combat, le 22 janvier 1903, une dépêche ministérielle de M. Pelletan les rendait réglementaires dans la marine sous trois types différents que nous avions proposés (grands, moyens et petits).

Ce rapide historique terminé, nous allons étudier successivement les deux questions suivantes:

1.° La meilleure façon d'établir les pansements tout préparés au point de vue chirurgical et en particulier ce qu'ils doivent être: aseptiques ou antiseptiques;

2.° L'utilisation qu'on peut en faire à terre et à bord en temps de paix et en temps de guerre.

Nous serons alors à même de conclure en sachant dans quelle mesure les pansements tout préparés ont une réelle supériorité sur les objets de pansements ordinaires, par les avantages variés qu'ils présentent dans le service normal et en campagne de guerre, dans les conditions spéciales où se trouve la marine. Le sujet sera ainsi loin d'être épuisé, car nous aurions encore à envisager l'extension des pansements tout préparés aux navires de commerce et à notre flotille de pêche; la question est du reste à l'étude.

Avant de commencer à traiter nos deux questions, qu'il me soit permis d'adresser à M. le dr. Brunet, médecin de 1re classe de la marine, tous nos affectueux remerciements pour la collaboration si importante qu'il a bien voulu me donner.

PREMIÈRE QUESTION

La meilleure façon d'établir les pansements tout préparés, au point de vue chirurgical, et en particulier de ce qu'ils doivent être, aseptiques ou antiseptiques.

La composition des pansements tout préparés avec ses diverses parties et ses trois modèles, grands, moyens et petits, qui répondent à la plupart des cas, a été facile à arrêter car il n'y avait guère de divergences graves sur les matériaux et les dimensions.

Toutefois certains détails de leur préparation méritent qu'on s'y arrête à cause de leurs conséquences sur le traitement des plaies.

Pour la gaze, tout le monde est d'accord sur sa merveilleuse utilité comme matière absorbante; mais, faut-il lui adjoindre du coton hydrophile ou de l'étoupe?

Il est nécessaire pour y répondre de se rappeler les données expérimentales que nous possédons actuellement sur la valeur des pansements. Depuis bon nombre d'années déjà, le point de vue auxquel on s'est placé pour cette étude s'est complètement modifié et on a reconnu que la principale qualité à rechercher était simplement de permettre la cicatrisation à l'abri des germes microbiens. Il en résulte que, puisque nous n'avons qu'une très faible action sur les facteurs extérieurs (température, pression, état hygrométrique, etc.), qu'une action très incertaine sur les facteurs internes (composition du sang et de la lymphe, milieu cellulaire), les bases physiques et chimiques du pansement ont le rôle le plus influent et décisif. C'est ce qui est abondamment démontré par l'expérience journalière.

D'après Kousnetzoff (traitement antiseptique des plaies, dissertation 1894), il n'y a guère que 15 % de plaies bien traitées par la méthode aseptique qui soient stériles. Les 15 % restantes sont souillées par des micro-organismes, souvent par des microbes pathogènes. Pourquoi se ferment-elles par première intention sans complication locale ni générale, alors même qu'elles résident dans les régions les plus redoutées ?

Pourquoi les fautes inévitables commises pendant l'opération par le chirurgien n'ont-elles pas plus souvent des suites funestes ?

C'est qu'en dehors de l'action chimique exercée sur les bactéries par les substances antiseptiques, il faut tenir compte d'autres facteurs qui concourent au succès, ce sont tous ceux qui s'opposent à la pénétration des microbes provenant de l'exsudat de la plaie et du pansement dans l'organisme du malade (Preobajensky, *Annales de l'Institut Pasteur*, 1897). Même les très vieux chirurgiens s'en étaient rendu compte sans se douter des microbes et Henry d'Emondeville écrivait, dans sa *Chirurgie*, composée entre 1300 et 1320, à la suite des nombreuses observations qu'il avait faites à la guerre en qualité de chirurgien de Philippe le Bel, ces paroles incroyables pour son temps: «Toute plaie simple peu guérir sans qu'il s'y forme du pus en quantité notable, à condition de la dessécher.»

Les expériences très précises de Preobajensky ont démontré la vérité de cette opinion prophétique en mettant en évidence l'influence prépondérante des bases physiques du pansement, à savoir: sa perméabilité, sa capacité d'absorption, l'hygroscopicité des matériaux et leur élasticité. 150 essais expérimentaux lui ont prouvé que, si le pansement réalise des conditions d'absorption et d'évaporation suffisantes, cela seul suffit à empêcher la pénétration des germes et des substances toxiques dans l'organisme. Il n'y a plus d'infection possible dès qu'on absorbe les liquides exsudés, qu'on assure leur libre sortie, par absorption, évaporation ou siphonnement capillaire.

Or, s'il en est ainsi, nous avons tout avantage à ce que le pansement tout préparé soit composé de matériaux aussi perméables, aussi capables d'absorber, aussi peu denses, aussi formant drainage capillaire, que possible, c'est-à-dire de gaze et de coton hydrophile. L'étoupe comme la tourbe doivent donc être laissées de côté, non pas que ces substances soient mauvaises en elles-mêmes, mais à cause de leur très grande infériorité par rapport à la gaze et au coton hydrophile au point de vue des qualités physiques.

Les pansements tout préparés sont et doivent être des pansements secs dans la très grande majorité des cas. C'est là leur principal rôle et celui qu'on doit rechercher chez eux; ils doivent donc être composés de gaze et de coton hydrophile; c'est la composition qu'ils ont actuellement dans la marine après avoir été, au début, composés de gaze et d'étoupe.

Cette première question tranchée par la considération des propriétés physiques des pansements, il s'en pose immédiatement une autre: les pansements tout préparés doivent-ils être aseptiques ou antiseptiques? C'est là le point de vue des propriétés chimiques des pansements.

Les pansements antiseptiques sont en effet des matériaux imprégnés de substances dont les propriétés chimiques doivent s'opposer au développement et à la multiplication des germes microbiens.

Toute la question revient donc à savoir si les pansements antiseptiques remplissent vraiment le rôle qu'on leur demande: empêcher l'infection et cela sans inconvénient pour le malade.

Or, sur ces deux points, nous pensons, d'accord, je crois, avec l'immense majorité des chirurgiens à l'heure actuelle, que les pansements antiseptiques ne répondent nullement aux espérances d'antan, et à leur but général. L'antisepsie n'est pas une sûre protection contre la présence des microbes sur les surfaces vives de la plaie. Ce qui empêche l'infection des plaies, ce n'est pas tant les antiseptiques déposés à sa surface, qui souvent les irritent davantage ou peuvent être une cause d'intoxication si la surface d'absorption est assez large, c'est l'occlusion immédiate et la dessiccation qui sont les conditions les plus défavorables à la pénétration des germes et à leur développement. Beaucoup de germes résistent en milieu humide aux antiseptiques faibles, tels que l'acide phénique, puisqu'on en cultive même un certain nombre en bouillon phénique.

La plupart des chirurgiens qui se sont occupés des blessures de guerre sont de cet avis.

Von Bruns (Congrès de chirurgie, Berlin, 1902), à la suite de Langenbreck dont les propositions datent de 1894, a montré que l'occlusion par un pansement sec, sans désinfection extérieure pour ne pas y introduire des germes des téguments voisins, réussit à prévenir toute infection secondaire d'autant mieux qu'il est appliqué plus tôt et à condition d'être sûrement stérilisé.

Cette théorie n'est pas un paradoxe d'actualité, elle s'appuie sur l'expérience des dernières guerres.

Déjà timidement mise en pratique du côté allemand pendant la guerre franco-allemande, elle a fait ses preuves dans la guerre russo-turque de 1878, dans la guerre des boers avec le médecin suisse Jeanneret, avec Bertelsmann à Mafeking, qui n'employait qu'un simple pansement occlusif à la gaze stérilisée fixé par deux bandes de sparadrap. Même pratique à Cuba, de Kuttner qui conseille avant tout l'expectation aseptique et de Nawerde (*Boston Medical Surg. Journal*, 1899) qui, après avoir pansé 1400 blessés, donne la formule suivante citée par M. le médecin principal de la marine Valence:

Asepsie + occlusion = guérison.
Antisepsie + intervention = insuccès.

Dans la colonne Seymour, même pratique, même succès.

Au Touat, la colonne de Tidikelt, qui fait de la désinfection et de l'intervention, a 5 suppurations sur 25 blessés; la colonne de Gourara, qui fait de l'occlusion aseptique, n'a que deux suppurations sur 36 blessés.

Aussi Nimier et Laval proclament-ils hautement que, même sans nettoyage de la peau au pourtour des plaies cutanées produites par les projectiles actuels, et aussi sans lavage des mains des chirurgiens, les pansements secs absorbant tout suintement empêchent les plaies même souillées de s'infecter. Grâce au pansement sec, une croûte ne tarderait pas à se former sur ses orifices et à barrer la route aux agents microbiens.

La confirmation éclatante enfin de cette opinion vient de nous être fournie récemment (janvier 1905) par la guerre russo-japonaise dans le *Voenno medecinsky journal*. Le docteur Eline, acteur et témoin, qui analyse le rôle du service de santé en Mandchourie, raconte dans une première partie que comme objets de pansements on a utilisé les paquets aseptiques de Brésinsky, et il ajoute plus loin: «Tous les blessés guérissaient vite grâce à l'usage des paquets aseptiques et d'objets de pansement aseptisés. Avec l'iodoforme les résultats étaient moins favorables, son emploi a amené souvent la suppuration».

Ainsi il résulte de tous ces travaux et de l'expérience que le pansement aseptique est suffisant, mais le pansement antiseptique n'offre-t-il pas une garantie plus sérieuse?

Il faut bien reconnaître que c'est là une apparence presque exclusivement morale.

En effet, l'antiseptique le plus fréquemment employé pour imprégner les matières de pansement est le bichlorure à $^1/_{1000}$.

On sait ce qu'il en reste sur un pansement au bout seulement de quelques mois de conservation! Généralement, à peu près rien et le peu qui reste est transformé en un sel insoluble extrêmement irritant pour les tissus dans les endroits où il s'incruste, pendant que l'ensemble du pansement se charge d'acide chlorhydrique également irritant et qui, provenant de la décomposition du sel, se dégage peu à peu.

Avec l'acide phénique, mêmes craintes.

Des accidents parfois fort graves ont été observés avec ces pansements. Pervès et Brunet, médecins de 1re classe de la marine, en relatent un certain nombre fournis par leur service.

Ainsi donc le pansement sec chargé d'antiseptiques est inutile, illusoire et parfois dangereux. On réalisera un avantage médical et pécuniaire en le remplaçant par le pansement simplement mais rigoureusement aseptique.

C'est ce qui a été fait dans la marine française: les premiers pansements tout préparés mis en service ont été antiseptiques; depuis cette année, le règlement exige qu'ils soient rigoureusement aseptiques.

DEUXIÈME QUESTION

*Utilisation des pansements tout préparés, à terre et à bord, en temps
de paix et en temps de guerre*

Quelle est l'utilisation du pansement toute préparé dans la marine?

A notre avis, c'est là, plus que partout ailleurs, qu'il faut rendre le plus de services en temps de paix comme en temps de guerre. On peut dire que dans la marine, le service de santé n'est jamais stable et jamais à son aise; qu'il est toujours précaire quand il fonctionne et que, pour bon nombre d'unités navales, il n'existe pas. Non seulement il est impossible d'attacher un médecin à chaque navire, mais encore on ne peut même pas y mettre un infirmier. Or ces petits bâtiments sont le plus souvent à la mer, les plus exposés à des accidents, éloignés de tout secours et réduits à leurs propres ressources. Supposez un accident: un mécanicien vient d'avoir le doigt pris en tâtant une pièce de machine. Il accourt, le doigt saignant, auprès du second du bord. Aussitôt on se précipite; on cherche le coffre à pansements, on l'ouvre à la hâte, on déchire un paquet de coton, puis un paquet de bandes, puis un paquet de gaze; on jette tout cela sur une table, sur un banc ou sur les coussins du poste; on sort les ciseaux, le flacon de solution concentrée antiseptique qu'on oubliera de diluer, des épingles. Sans songer à se laver les mains, on découpe des morceaux de pansement comme on peut, et on entoure le doigt, la main, au petit bonheur.

Tous ceux qui ont fait des traversées en torpilleur savent combien on y est gêné, même pour manger sommairement à la mer; qu'il y a par conséquent impossibilité matérielle d'y faire un pansement dans des conditions convenables.

Le blessé pansé, que vont devenir ces paquets éventrés avec des mains sales, ce coton, cette gaze qui auront traîné sur une table ou sur un banc et ensuite enveloppés dans un morceau de journal? On les serrera tels quels dans le coffre en attendant de les mettre sur une nouvelle plaie à laquelle ils apporteront tous les germes microbiens qu'on leur aura fait accumuler dans l'intervalle.

Au lieu de cela, supposez que le coffre à pansements renferme un certain nombre de pansements tout préparés: il suffit d'en prendre un, de tirer sur un fil pour ouvrir le paquet et d'appliquer son contenu avec des mains propres. Il n'y a besoin d'aucun accessoire, on procède au pansement debout, dans un coin, en quelques instants. Le blessé est mis aussitôt dans de bonnes conditions de protection.

On n'a pas à craindre d'intoxication, de vésication, de brûlure comme avec les antiseptiques et aucune partie du matériel de pansement n'est avariée, perdue ou compromise en cas de nouvel accident.

Or elle augmente chaque année, la poussière navale, privée de secours médical. Les sous-marins, les torpilleurs, sauf le torpilleur divisionnaire, ne peuvent même pas avoir de matelot infirmier. Ce sont eux qui ont le plus pressant besoin de pansements tout préparés qui pourraient presque composer tout leur approvisionnement chirurgical.

Le même raisonnement peut s'appliquer à tous les petits navires de guerre, quelle que soit leur mission, naviguant sans médecin.

En nous élevant plus haut dans la hiérarchie navale, nous avons les navires pourvus de médecins. Régulièrement, ceux-ci, étant sous la surveillance médicale, peuvent avoir des pansements bien faits et propres avec l'approvisionnement actuel, mais les pansements tout préparés ne seront pas cependant sans apporter un très grand secours en maintes circonstances sur lesquelles nous n'insisterons pas.

On voit donc que les services à rendre par le pansement tout préparé sont considérables et s'étendent de haut en bas de la hiérarchie navale, même en temps de paix. Mais son triomphe sera la campagne de guerre, soit à la compagnie de débarquement, soit au combat naval.

Une colonne de compagnie de débarquement a besoin du maximum d'objets de pansement, du minimum d'impedimenta. Toutes ces conditions sont réalisées au mieux avec les pansements tout préparés. Si l'action doit avoir lieu sur le rivage même comme à Sfax, les hommes tomberont immédiatement. Il faut les panser avant de les ramener à bord. Comment songer à installer sur le rivage ou dans une vedette tout l'attirail des divers matériaux nécessaires actuellement pour faire un seul pansement? Avec des pansements tout préparés on peut les panser très vite.

Si l'action doit avoir lieu dans l'intérieur des terres, pour que le matériel de santé puisse suivre partout, ce qui est d'obligation pour lui, ne faut-il pas qu'il soit réduit le plus possible et qu'on puisse s'en servir n'importe où, dans un champ, au bord d'un fossé, sur une route, etc.? Quel secours inestimable on aura aussitôt avec le pansement tout préparé, si chaque homme avant le départ en a reçu un dans sa poche ou sa cartouchière ou même avec le seul contenu du sac d'ambulance? Un homme est-il frappé? Il est immédiatement pansé sur place et sa plaie à l'abri jusqu'au retour à bord.

Avec toute l'école moderne (Nimier et Laval, 137-139, Tavel, Walther, etc., nous admettons qu'il ne faut alors ni sonder, ni chercher à désinfecter sur place les plaies par armes à feu et que dans leur traitement, comme dit Tavel: «Moins on fait, mieux on fait,» même pas de lavage de la région et de la peau avoisinante (à moins que le blessé n'ait roulé dans la boue), mais uniquement protéger la blessure par un pansement aseptique. Dès lors en deux minutes et sans embarras d'aucune sorte, avec le pansement tout préparé qu'on sortira de la poche du blessé, ou du sac d'ambulance ouvert n'importe où, le blessé verra aussitôt sa plaie mise à l'abri, et le médecin sans être débordé pourra faire face à toutes les éventualités de la lutte. Quel avantage si dans une affaire, comme la colonne Seymour ou dans les premières colonnes qui opérèrent en Chine, on avait eu des pansements tout préparés!

Je ne puis oublier, écrit le docteur Brunet, médecin de 1re classe de la marine française, que, au combat de Tolikótchonou (20 nov. 1900), en attendant de pouvoir panser les soldats tombés près de moi, il me fallut arrêter l'hémorragie avec leurs mouchoirs et les laisser trois heures dans la poussière jusqu'au moment où j'eus extrait des paniers et des cantines toutes les choses indispensables à un pansement, sommaire cependant, car il ne fallait pas songer à espacer coton, gaze, cuvettes, etc., à la terre des champs soulevée par les rafales de vent et à l'eau souillée des puits.

Tous ces inconvénients disparaissent en cas de combat à bord, mais l'utilisation du pansement tout préparé n'en est pas amoindrie, bien au contraire.

D'abord, sur tous les petits navires dépourvus de médecin, la situation reste celle que nous avons envisagée en temps de paix. Le pansement tout préparé donne à l'équipage la certitude que, s'il lui arrive malheur, il sera pansé rapidement.

Sur les navires plus importants pourvus de médecin, le secours apporté au blessé, l'effet sur lui et son entourage, seront aussi précieux; mais en outre le pansement tout préparé est la seule ressource qui permette au service de santé d'envisager son rôle sans frémir et sans découragement.

En effet, les prévisions des divers auteurs établies d'après les statistiques de combat naval (Sper, *Essai sur le service de santé nautique*; Gilbert, *Revue maritime*; Valence, *Archives de médecine navale* 1905) admettent qu'il faut compter 15 à 22 % de blessés sur le personnel engagé, qui tomberont dans toutes les parties exposées du navire. D'autre part, chacun sait que les postes actuels des blessés ne peuvent servir que pour mettre à l'abri le matériel sanitaire, car ce sont généralement les endroits les moins commodes d'accès et les moins propres à soigner les blessés, par leur encombrement, leur exiguïté, leur insuffisance d'aérage, d'installation, d'éclairage. Tout est étonnamment réuni pour qu'ils puissent devenir un tombeau le cas échéant, et, dans le cas le plus avantageux, à peine un dépôt ne servant qu'au matériel.

Dans ces conditions, les blessés tombant un peu partout, le poste des blessés étant inutilisable, que deviendrait le service de Santé s'il restait dans les fonds obscurs et dans l'inaction forcée où la routine et la tradition voudraient le confiner?

Si la lutte se prolonge faudra-t-il laisser indéfiniment les blessés sans secours là où ils seront tombés et le médecin ne pourra-t-il se porter auprès d'eux ou procéder à leur relèvement?

Abandonnés, ils subiront de nouveaux chocs ou seront balayés par de nouveaux obus, tandis que nous, médecins, incapables de rendre aucun service, nous resterons impassibles et pleins d'angoisses (ponton-hôpital de combat du «Cesarewitch», *Archives de méd. nav.* 1904), en attendant d'être débordés après l'action.

Et au moment de la pause ou, pour mieux dire, d'une accalmie dans la lutte, où tout le monde accorde alors au médecin de se rendre auprès des blessés, n'y aura-t-il, après avoir procédé à un triage rapide, qu'à attendre qu'ils aient été tous évacués vers les fonds pour commencer la besogne chirurgicale, d'ailleurs à peu près impossible en marche et dans l'état actuel des postes des blessés? J'aime à penser que nous ne nous résignerons pas à une telle conception de notre rôle. Mais il n'y a qu'un seul moyen de sortir de cette situation, c'est de prévoir, comme le propose Valence, un hôpital de combat protégé et d'accès aussi facile que possible de toutes les parties du navire avec un certain nombre de postes de secours bien choisis aux endroits de relai ou de convergence, suffisamment abrités, tous munis d'un certain nombre de pansements tout préparés, disposés dans un coffre à l'avance.

Dès lors, tout se simplifie et la situation des blessés et du médecin devient très claire. Avant le combat tout le matériel qui doit être mis à l'abri s'en va dans le poste principal des blessés comme dans une voûte cuirassée; à l'hôpital de combat et autres postes de secours, le médecin-major distribue des pansements tout préparés, de l'eau pour faire boire les blessés, une seringue de Pravaz avec quelques solutions (morphine, cocaïne, caféine) et c'est tout.

Il met dans chaque poste, suivant leur importance, le médecin en sous-ordre et le gradé infirmier, se tenant, lui, à l'hôpital de combat.

Pendant l'action, tous les hommes peu grièvement atteints ou pouvant marcher pourront alors se rendre auprès de lui ou au poste de secours le plus rapproché, où aussitôt sans difficulté un pansement tout préparé mettra leur blessure à l'abri dans les meilleures conditions.

Le médecin, grâce aux pansements tout préparés et aux communications faciles de son hôpital de combat, aura pu donner les premiers secours à un certain nombre de blessés rapprochés, et diminuer un peu la besogne encombrante qui l'attend au moment de la pause.

Quel bénéfice, que de temps gagné, quel encombrement évité, et quel avantage d'avoir sous la main un pansement rapide, commode et absolument sûr! car le plus grand nombre des blessés sera bien constitué par des éclopés faiblement touchés. Si nous en croyons les statistiques des dernières guerres Nimier et Laval, sur 1000 blessures par armes à feu, il y a 631 lésions des parties molles, 134 lésions osseuses ou articulaires des membres supérieurs, soit 765 pour 1000 blessés pouvant marcher (75 % environ). En admettant que les fracas causés par l'artillerie dans un espace restreint soient plus graves que les dégâts produits par les fusils actuels, et qu'il faille élever la proportion précédente, on n'en arrive pas moins encore au chiffre de 50 % de blessés susceptibles d'être pansés sur place sans opération urgente, c'est-à-dire autant de clients du pansement tout préparé. Ce sera donc la moitié des blessés au moins qui pourra être pansée dès son arrivée au poste de secours grâce au pansement tout préparé. On voit combien la tâche du médecin sera simplifiée alors qu'elle deviendrait écrasante, lorsque tous les blessés affluaient à la fois à la fin du combat pour recevoir un pansement encore assez long à établir à cause des diverses manipulations qu'il exigeait. Au lieu de cela beaucoup peuvent être déjà passés aussitôt après l'accident et les autres sont soignés dans le minimum de temps. Quel bénéfice pour les intéressés et le service!

Que le combat reprenne, les mêmes dispositions déjà prises restent en vigueur, mais tous les petits blessés ont été pansés et redeviennent en partie disponibles.

Si l'action est terminée, alors il ne restera bientôt plus qu'à s'occuper des interventions chirurgicales qui ne peuvent être utilement entreprises qu'avec le calme revenu. La proportion des tués étant d'après l'ensemble des statistiques de 10 à 15 % des blessés on voit que seuls 35 % des blessés deviennent justiciables d'un pansement opératoire, c'est-à-dire $\frac{1}{3}$ seulement des hommes atteints pendant l'action. Les deux autres tiers pourront être d'autant mieux tirés d'affaire avec le pansement tout préparé qu'il se prête davantage à être appliqué immédiatement et ne nécessite aucun accessoire.

On voit par là combien l'introduction des pansements tout préparés peut changer considérablement le rôle et la tâche du médecin en cas de combat naval et quel avantage immense blessés et service de santé peuvent en tirer. Voici quel est l'approvisionnement en pansements tout préparés pour les navires de la marine française et pour le temps de guerre.

Prenons un navire cuirassé, croiseur-cuirassé ou croiseur ordinaire ayant un équipage de 600 hommes au minimum. Cette unité navale allant au feu possédera :

Deux coffres à pansements P¹
Trois coffres à pansements P²
Deux coffres à pansements P³ ou de mobilisation.

Ces 7 coffres, en dehors d'objets divers de pansement, tels que compresses, bandes, tampons, etc., contiennent 409 pansements tout préparés se répartissant de la manière suivante :

Pansements tout préparés   type grand   100
»   »   moyen   170
»   »   petit   139
                                       ——
Total   409

Si on ajoute à ce chiffre les pansements tout préparés contenus dans les sacs d'ambulance, les musettes des brancardiers, on arrive à près de 500 pansements pour le jour du combat ; ce chiffre est rassurant.

Nous déposons, sur le bureau du Congrès, quelques échantillons de nos pansements réglementaires dans la marine française et dont la composition est la suivante :

Pansement tout préparé type grand.

1° Deux carrés gaze, 12 épaisseurs, 0m,15 de côté.
2° Deux carrés coton hydrophile, complètement revêtus de gaze de 0m,20 de côté.
3° Une nappe coton hydrophile, complètement revêtue de gaze de 1m × 0m,22.
4° Trois bandes tissu de 1m,×0,07.
5° Cinq épingles de sûreté.

Pansement tout préparé type moyen.

1° Deux carrés gaze, 12 épaisseurs, de 0m,10 de côté.
2° Deux carrés coton hydrophile, complètement revêtus de gaze, de 0m,14 de côté.

3° Une nappe coton hydrophile, complètement revêtue de gaze, de 0m,75 × 0m,18.
4° Deux bandes de tissu de 4m × 0m,07.
5° Trois épingles de sûreté.

Pansement tout préparé type petit.

1° Un carré gaze, 12 épaisseurs, de 0m,10 de côté.
2° Un carré coton hydrophile, complètement revêtu de gaze, de 0m,12 de côté
3° Une nappe coton hydrophile, complètement revêtue de gaze, de 0m,50 × 0m,12.
4° Une bande de tissu de 4m × 0m,07.
5° Deux épingles de sûreté.

CONCLUSIONS

Les pansements tout préparés ont leur utilisation très importante aussi bien dans le temps de paix que dans le temps de guerre.

Les marines de guerre, comme les marines du commerce, ont le plus grand intérêt à les adopter.

Ils permettent, sur les navires sans médecins, d'appliquer en tout temps et très rapidement un pansement propre, sans gaspillage de matériel.

Ils permettent en temps de guerre d'assurer avec la plus grande rapidité possible les soins aux blessés.

Avec les pansements tout préparés, un blessé léger prendra 2 ou 3 minutes pour être pansé, un blessé grave 5 à 10 minutes au maximum; donc, économie considérable de temps et de matériel, propreté assurée des pansements.

Les pansements doivent être de quatre modèles:
1°—Type grand, pour les grands traumatismes.
2°—Type moyen.
3°—Type petit.
4°—Type très petit, pour les plaies simples aux doigts.

Avec les quantités réglementaires actuellement dans la marine française, une escadre de 10 cuirassés comprenant environ 6 à 7000 hommes d'équipage allant au combat aura à sa disposition près de 5000 pansements tout préparés.

Le médecin peut envisager avec calme les aléa du combat, il est assuré que les blessés, quelque nombreux qu'ils puissent être, seront pansés avec toutes les chances de guérison.

Qu'il nous soit permis à la fin de ce travail d'adresser tous nos vifs remerciements aux différents ministres de la Marine qui ont bien voulu encourager nos travaux sur les pansements tout préparés et qui en ont doté la marine française.

En terminant notre travail, nous citons avec plaisir le passage suivant du rapport d'inspection générale du médecin de l'escadre du Nord, le médecin en chef Léa, pour l'année 1905:

C'est également à l'unanimité que les médecins-majors estiment que les pansements tout préparés (système Barthélemy) rendent les meilleurs services à bord pendant le combat et à terre dans les compagnies de débarquement.

Le dr. Bellot résume l'opinion générale dans les termes suivants: «C'est dans les cas où l'on aura le temps de s'occuper de la blessure avant le transport du blessé que la supériorité du pansement tout préparé apparaîtra avec le plus d'évidence; mais elle n'en sera pas moins réelle lorsque le pansement aura été différé jusqu'à l'arrivée au poste des blessés. L'existence des trois types de pansements, grands, moyens et petits, permet de pourvoir à presque tous les traumatismes, quelles que soient leurs dimensions. On évite avec ces pansements tout préparés les pertes de temps, les gaspillages, sans parler des souillures inévitables qui atteindraient les paquets de gaze ou de coton défaits à l'avance. Il ne faut pas négliger en effet de tenir compte des conditions déplorables dans lesquelles se produira l'intervention chirurgicale. Cette intervention doit par suite être réduite à son minimum.

Elle sera grandement facilitée et rendue plus rapide par l'usage de ces pansements.

Le dr. Gorron dit «Henri IV», déclare qu'en cas de combat les pansements tout préparés rendront des services signalés et que dans les compagnies de débarquement ils ont une supériorité évidente, car ils permettent au médecin, sans avoir à déballer tout son sac, de pouvoir procéder à un pansement excellent, n'importe où, même sur le bord d'une route; mais il leur fait trois objections: la première c'est la mauvaise qualité de la bande, la 2e c'est la difficulté de leur adaptation aux petites plaies des doigts, des orteils, et la 3e c'est leur insuffisance en coton et en grand linge par l'emballage des grandes lésions thoraciques et abdominales.

On pourrait obvier à ces trois inconvénients qui me paraissent réels, en exigeant du fournisseur une bande solide et résistante, en créant, pour le service courant, une série de très petits pansements pour doigts et orteils, et enfin en maintenant avec les pansements tout préparés (système Barthélemy) un approvisionnement suffisant de coton et de gaze, ou en créant, comme le demande le dr. Ludger, un modèle extra grand pouvant convenir aux grands délabrements et contenant une bonne nappe de coton et des bandes en toile, ce qui porterait à cinq les modèles ou les types des pansements tout préparés — extra grands, grands, moyens, petits, très petits.

Tous les médecins-majors réclament avec instance la substitution de l'asepsie et de l'antisepsie pour ces pansements; plus tôt elle sera faite, mieux cela vaudra (Léa, médecin en chef d'Escadre du Nord).

Discussion

M. JOHN WISE: I am very sorry that we have had such a poor audience to hear such an able paper and upon a very interesting subject.

In the United States a commission of officers of the Army and Navy was recently ordered to consider the question of first dressing and this commission, whose report has not yet been published, recommended profuse dressing both for small and large wounds.

The commission was able to examine the first aid dressing of all nations, at the Army Medical School and considered the subject at great length.

M. Bruin Kops présente des pansements de Utermöhlen tout faits, adoptés depuis quelque temps dans la marine hollandaise. Ces pansements consistent en une compresse de gaze, une couche d'ouate comprimée et deux bandes, fixées à la compresse. Le tout est plié de façon qu'on ne touche pas à la partie qui sera en contact avec la plaie. Il se déplie en tirant les bandes, puis on peut l'appliquer à un autre ou à soi-même. Le tout est enveloppé d'une couche de papier résistant, double et fermé d'un nœud facile à défaire. Ces pansements, de quatre dimensions, sont contenus dans des boîtes en fer blanc placées dans les différents postes de secours pendant le combat, dans les boîtes de débarquement et à bord des torpilleurs et des petits navires. La distribution à bord des cuirassés en est pour 50 %, de l'équipage.

Fonctionnement du service de santé dans les combats navals

Par MM. C. Auffret, Paris (v. page 146), et A. Rodrigues Braga,
Lisbonne (v. pag. 210).

Discussion

M. Barthélemy: Je suis d'avis que, sur un navire de guerre, s'il n'y a qu'un médecin, il doit être tenu à l'abri jusqu'à la pause ou la fin du combat. Mais, cas le plus fréquent sur un gros navire de guerre, s'il y a trois médecins, le médecin major se tiendra sous cuirasse à l'hôpital de combat, tandis que les médecins en sous-ordre se tiendront dans les hauts, aux postes de secours, prêts à donner leurs soins immédiats partout où il y en aura besoin même pendant le combat.

Nos hôpitaux de combat sur les navires de guerre sont trop dans les fonds, il faut mettre tous nos efforts à les remonter dans des locaux habitables mais protégés, si nous ne voulons pas étouffer nos généreux soins avec les blessés qu'on y descendra.

M. John Wise: I regret that my knowledge of french will not permit me to discuss this important question with facility, yet I beg to say a few words. In my opinion it will be impossible to definitely fix stations for the wounded in ships of war, while the question of naval construction is such a vexed question — given fixed conditions this matter might be solved, but it will be impossible to do so now.

In regard to the station of the medical officers, where there is but one, in my opinion, his safety should be carefully conserved, but when there are more, the medical officers should move freely about the ship to any point where emergent surgery may be demanded.

M. Fernández-Caro dit qu'il n'est pas possible d'établir d'une manière précise et invariable le poste des infirmeries de combat, qu'il faut qu'elles soient placées dans les lieux où les blessés et même le médecin puissent se trouver avec les plus grandes conditions de sûreté, vu le besoin de conserver une vie précieuse tant durant qu'après le combat; où il y a plus d'un médecin, l'un doit se trouver partout où ses services puissent être nécessaires, sans regarder le danger, mais l'autre doit être conservé. Dans le combat tout est circonstanciel et le bon sens du médecin et le sentiment du devoir régleront sa conduite toujours digne et humanitaire.

SÉANCE DU 24 AVRIL.

Présidence : MM. Antonio de Lencastre, Bruyn Kops
et Fernandez-Caro

Situation du navire-hôpital à la guerre

Par M. John C. Wise, Washington.

Au mois d'octobre 1905, le second Congrès Sanitaire Pan Américain se réunit à Washington, et le résultat de ses délibérations fut une série de résolutions qui devaient être communiquées pour leur ratification aux gouvernements respectifs des membres, en vue de réduire au minimum les préjudices causés au commerce par les règlements de quarantaine actuels, et d'adopter un système en accord avec les opinions modernes sur la pathologie de la fièvre jaune, le choléra asiatique et la peste.

Quoique les Amériques du Nord et du Sud possèdent une civilisation aussi distincte que celle de tout pays d'Europe, et que les discussions de ce Congrès aient eu lieu en anglais et en espagnol, une unanimité remarquable y dominait, et on peut prévoir avec confiance l'heureux résultat de ses conférences.

Quoique, en l'espèce, les précautions prises par chaque pays représenté contre les ravages des maladies épidémiques eussent un poids important dans les résultats obtenus, le désir d'obvier aux restrictions du commerce étant la considération dominante — considération infiniment liée à la prospérité commerciale.

Malheureusement, en considérant le sujet de cet écrit, on n'envisage que le côté humanitaire, et nous mentionnons cette condition pour démontrer aux personnes intéressées dans les secours à apporter aux victimes de la guerre combien l'effort doit être continu et persévérant s'il doit être couronné de succès.

Les services éventuels du navire-hôpital à la guerre furent reconnus longtemps avant d'être adoptés. Sir Gilbert Blane, servant dans la flotte anglaise qui opérait dans les Antilles en 1741, insistait sur l'emploi des navires-hôpitaux pour diminuer le nombre élevé des malades, 14 %. Lind, au service de la marine anglaise, fit les mêmes recommandations, car rien de ce qui pouvait toucher à la santé ou au bien-être du matelot n'échappait à sa perspicacité.

Les avantages d'un navire employé comme hôpital dans les

établissements fixes à terre sont de nature à attirer l'attention du médecin militaire, car ces avantages sautent aux yeux: 1° direction exclusive de l'établissement; 2° provision abondante d'eau distillée; 3° facilité pour l'écoulement des eaux sales.

Mais on se propose ici de traiter plus spécialement le sujet des services du navire-hôpital pendant les campagnes et les combats en mer.

Que peut accomplir un navire-hôpital pendant l'action? et, ce qui est encore plus important, que lui permettra-t-on d'accomplir? Le dictum du second Congrès international de Berlin en 1869 énonçait ceci: «Les bâtiments de secours fonctionneront pendant et après le combat. Ils suivront les flottes belligérantes et seront aux ordres des amiraux».

Le commandant Hovette, de la marine française, tout en admettant en partie cette proposition, s'opposait franchement à la présence de navires-hôpitaux au milieu des bâtiments de combat, mais, comme le défaut de vitesse était l'unique raison avancée pour expliquer son objection, il est à croire que cette autre objection perdra toute sa valeur du moment qu'on assurera au navire-hôpital une vitesse égale sinon supérieure à celle de l'ensemble des unités de la flotte. Cette vitesse est indispensable, car sans elle un navire-hôpital ne pourrait rendre pleinement les services attendus de lui, comme, par exemple, le transport rapide des malades de la flotte ou d'un vaisseau à la base, ou encore le prompt secours accordé à un vaisseau en détresse, exposé à la flamme ou sur le point de couler.

Malgré une opinion contraire, il est à croire que les flottes, dans les guerres à venir, se feront accompagner par des navires-hôpitaux autant que les circonstances le permettront; et ces bâtiments formeront une partie intégrale de la force navale, et nul autre qu'un bâtiment de l'Etat, en tant que différent d'un navire équipé par un particulier, ne sera toléré, à moins d'être reconnu officiellement par son acception par l'Etat et notification de l'acte faite aux puissances.

On a beaucoup écrit au sujet des secours à apporter aux blessés de la guerre à un point de vue extrêmement humanitaire et optimiste, et l'objet principal de flottes ennemies, qui est la destruction de l'adversaire, a été perdu de vue. Les questions proposées, ce que peut accomplir un navire-hôpital et ce qu'on lui permettra d'accomplir, sont tellement liées que le mieux sera de les considérer ensemble.

Il faut dire que, quoique nombre de conventions et de congrès aient été assemblés pour délibérer sur ce que les intérêts de l'humanité exigent dans des engagements sur mer, aucun accord international n'en est résulté à ce sujet, en dehors des accords de la Convention de Genève, en vue de la guerre maritime, de sorte que, en ce moment, le plus grand desideratum est le consentement international à un accord plus universel proportionné aux intérêts humains qui devraient prévaloir dans tout conflit entre nations ennemies. Les conclusions acceptées en conférence ont de la valeur et formeront sans nul doute la base d'un accord international définitif sur ce sujet. Nous avons fait allusion à la décision de la Conférence de Berlin, qui déclare que les navires-hôpitaux devraient accompagner leurs flottes nationales en temps de guerre.

Il faut se rappeler que, du moins à présent, un navire de guerre joue le double rôle de destructeur et de sauveur, et qu'il est de règle qu'une fois la bataille terminée les principes de l'humanité recouvrent immédiatement leurs droits.

A ce propos on peut citer le sauvetage des équipages des vaisseaux espagnols en flammes à Santiago de Cuba par l'amiral américain Sampson, et tout récemment encore dans la mer du Japon quand les vaisseaux victorieux de ce pays ont sauvé de la mer de 500 à 700 matelots russes.

Dès la Conférence internationale de 1869, il fut convenu que le pavillon jaune hissé à bord d'un vaisseau en danger de sombrer ou d'être dévoré par les flammes servirait de signal de détresse, et cet accord a été confirmé par toutes les conventions officielles qui ont eu lieu depuis cette époque.

Les services que peut rendre un neutre pendant ou après un engagement doivent être déterminés par des circonstances de caractère très varié. Cette distinction est à faire, car on se rappellera que le sauvetage par le yacht anglais «Greyhound» de l'équipage du vaisseau confédéré «Alabama», au moment où il coulait à la suite de l'engagement naval au large de Cherbourg, fut l'occasion d'un échange diplomatique entre les gouvernements de l'Angleterre et des États-Unis.

Il est peu probable que des secours d'un caractère purement professionnel soient offerts avant la fin du combat. Un notable sauvetage eut lieu à Lissa. Le «Re d'Italia» était si gravement avarié qu'il ne tarda pas à couler, précipitant son équipage de 650 hommes à la mer. De ce nombre, 500 se noyèrent, le reste fut sauvé par le «Duca di Genova», également un navire italien, pendant que

l'«Archiduc Max», autrichien, dans ses efforts à porter secours aux
naufragés, éprouvait des avaries. Cet incident démontre les complications d'une pareille situation et les périls auxquels est exposé
un navire-hôpital dans une opération de sauvetage, même de la
part de ses nationaux. Lorsque de grands intérêts d'humanité con-
trarieront au moindre degré, suivant le jugement du commandant,
la possibilité de la victoire, ces intérêts ne seront point considérés un instant, et dans la plupart des cas ce jugement sera déter-
miné par le devoir.

Il est généralement admis qu'un navire-hôpital ne peut prendre une position ou faire une manœuvre qui serait de nature à intervenir entre les belligérants; s'il n'observait pas cette convention, il cesserait d'être neutre; s'il se risque dans la zone du tir,
il s'expose comme tout autre bâtiment aux conséquences de sa témérité. Il est donc bien probable, comme l'a démontré l'expérience
du passé, que les secours portés à des vaisseaux coulant bas ou
dévorés par les flammes viendront des combattants eux-mêmes,
comme cela eut lieu à Lissa et à la bataille de Tsushima.

Nous sommes positivement d'avis qu'un navire-hôpital n'a rien
de mieux à faire dans un combat que de se tenir à distance, tout
prêt à se porter là où ses services seront utiles après la cessation
de l'engagement; ceci sera sans doute la règle à laquelle, comme
à toute autre, il y aura des exceptions, par exemple dans les cas
d'un navire en flammes ou autrement avarié laissé dans une position isolée, ou qui s'est éloigné de la zone du tir, ou encore
quand un navire-hôpital se trouvera sur les lieux au moment d'un
combat singulier.

A ce propos, notre attention est arrêtée par les paroles d'un
éminent officier allemand, le vice-amiral Paschen, qui dit:

> Quand serait-il permis au vaisseau hospitalier de commencer son action? Et
> qui marque la fin du combat? La chute du pavillon, c'est-à-dire la reddition sans
> condition à l'adversaire signifie la fin de la bataille pour le vaisseau touché qui
> serait forcé d'en venir là.

Cet écrivain continue:

> Sans doute, dans un combat naval il y a des principes d'humanité à obser-
> ver qui sont recommandables en vue d'éviter toute cruauté inutile, mais l'issue du
> combat ne doit pas être hasardée un instant, et d'ailleurs aucun commandant n'en
> ferait cas s'ils devaient gêner ses mouvements, et il ne pourrait assurer l'immu-
> nité des vaisseaux allant porter secours en de pareils moments.

Les vues de l'amiral Paschen sont en substance celles exprimées par l'article VI additionnel à la Convention de Genève, qui dit que:

> Les bateaux qui, à leurs risques et périls, pendant et après le combat, opèrent le sauvetage des naufragés et des blessés d'un navire, ou qui les ayant recueillis les transportent à bord d'un navire neutre ou hospitalier, jouiront jusqu'à la fin de leur mission de la qualité de neutres, autant que le permettront les conditions de l'action et la situation du vaisseau engagé. L'appréciation de ces circonstances est laissée à l'humanité des combattants, etc.

L'article additionnel XII établit que:

> Ils (les navires hospitaliers) auront soin d'éviter de gêner de toute manière les mouvements des combattants; pendant et après le combat ils devront remplir leur mission à leurs risques et périls.

C'est, nous en sommes certains, tout ce qu'on peut exiger du caractère humain de la situation, et c'est sans doute tout ce qui sera accordé, aussi longtemps que l'appel aux armes restera le dernier ressort dans le règlement des conflits internationaux.

C'est après l'action générale que les navires-hôpitaux seront à même de rendre les services les plus efficaces. Ces services consisteront principalement à remplacer sur les vaisseaux belligérants les chirurgiens tués ou blessés (comme dans le cas de la «Reina Cristina» à Manille), à recueillir les blessés à soigner momentanément ou à transporter à la base.

L'opinion généralement répandue récemment touchant la proportion des tués dans une action navale n'a heureusement pas été confirmée par les événements; nous savons tous à quel point sont terribles les ravages des blessures causées par les obus, comme le témoignent les blessés russes soignés par les japonais, mais il n'est guère probable que les obus seront jamais aussi nombreux que les éclats; d'ailleurs la portée de l'artillerie actuelle est si grande que les combats navals se livreront à de grandes distances, comme à Port-Arthur et à Tsushima, au mois d'août 1905, où le total des tués et blessés fut de 25 %, chiffre assez élevé, il est vrai, mais réduit, si l'on s'en rapporte aux combats du siècle passé; à Trafalgar, le «Téméraire» infligea une perte de 522 hommes tant tués que blessés, sur les 643 hommes d'équipage de son adversaire, le «Redoutable».

Le transport des blessés de la flotte au navire-hôpital, qu'il y ait à bord de ce dernier ou non des facilités suffisantes pour les y garder et lui permettre de suivre la flotte, ou que le navire-hôpital les transporte directement à la base, est une question qui sera probablement résolue par le nombre des blessés, la quantité de provisions, ou la distance à la base. Dans un combat tel que celui de Santiago de Cuba, qui fut décisif, le navire-hôpital américain «Solace» transporta directement les blessés espagnols aux États-Unis.

En ce qui concerne l'embarquement des blessés sur le navire-hospitalier et leur débarquement de ce dernier — important service présentant de grandes difficultés — le système de M. C. F. Stokes, chirurgien de la marine américaine, est soumis à votre considération (inventé en avril 1898).

Le navire-hôpital devra être pourvu d'un appareil complet de transbordement, consistant en un câble en fil d'acier, une poulie mobile, un treuil électrique, un poids pour embraquer le mou et un chariot de transbordement.

Le navire de combat devra être en travers de la lame ou à peu près. Le navire-hôpital s'approchera du côté sous le vent, à une distance de 150 pieds (76ᵐ,3), le cap droit sur le navire de guerre. Alors au moyen d'une fusée porte-amarre une légère corde est lancée sur le navire de combat pour entraîner le câble en acier. Ce câble est amarré solidement à une grande élévation sur la superstructure. Sur le navire-hôpital le câble est mené par un large réa de poulie bien en avant sur le pont des gaillards et le bout fixé à un treuil.

Aussitôt que le câble est amarré au navire de combat, un poids suffisamment lourd pour prendre le mou du câble, lorsque le chariot est en mouvement, est passé par dessus le bord entre le treuil et la poulie pour y être maintenu dans le double de l'aussière. C'est ce poids qui maintient le câble constamment tendu entre les navires quand ils tanguent ou roulent, suivant les cas.

La civière fendue sert admirablement de chariot de transbordement supporté par une tige à roues.

Avec le câble en acier une ligne légère est halée d'un navire à l'autre pour être attachée au chariot de transbordement afin de faciliter son va-et-vient.

Il est important que le navire-hôpital s'approche du côté sous le vent pour diminuer son roulis et s'abriter du navire de combat. Au cas où les navires s'approcheraient de trop près, un tour en arrière de l'hélice de l'hospitalier suffirait à maintenir la distance. Le bout de l'aussière étant enroulé sur le treuil permet de filer du câble et d'embraquer le mou. De cette manière la plongée du poids par dessus le bord peut être choquée.

On voit que l'appareil est facile à établir, qu'il est peu coûteux, toutes ses parties se trouvant généralement à bord de tous les navires, et le vaisseau de guerre n'a à fournir aucun organe du système. Cette espèce d'appareil peut être employée par tous les états de la mer permettant le tir du canon.

Nous résumerons brièvement les conclusions auxquelles nous sommes parvenus dans cette étude de la fonction du navire-hôpital.

1° Il sert à une base d'hôpital stationnaire.

2° Il débarrasse la flotte de ses malades et de ses blessés, soignant ces derniers pendant qu'il l'accompagne, ou il les transporte à une base.

3° Règle générale, le navire-hôpital n'est pas à sa place sur le champ de bataille, il devra se maintenir dans telle position qui l'éloignera du danger et ne compromettra point sa neutralité.

Les exceptions à cette règle seraient le cas où un navire brûlerait, coulerait ou serait autrement avarié, où il aurait amené son pavillon et ne ferait plus l'objet d'une attaque, quoique dans la ligne de tir, et aussi le cas de navires qui de leur propre initiative ou par suite du déplacement de l'action se trouveraient isolés et auraient besoin de secours pour sauver la vie de l'équipage.

DISCUSSION

M. SILVA TELLES est d'accord avec M. John Wise, mais il croit nécessaire un vœu de la section sur ce sujet. Toutes les puissances sont intéressées en ce qui concerne la neutralisation des navires-hôpitaux. Néanmoins, il n'y a, à présent, aucune résolution collective sur cette question si importante. La guerre maritime, de plus en plus meurtrière, a besoin de lois internationales spéciales pour faire respecter et protéger les blessés. Dans les armées, tout est codifié en ce moment, mais les marines de guerre se trouvent encore hors des résolutions de la diplomatie. Cette question, aussi bien humanitaire que scientifique, ne doit être discutée sous un point de vue exclusivement scientifique. Il y a d'autres résolutions à prendre. Nous ne devons pas fermer le Congrès, sans que celui-ci dise le vrai mot sur ce sujet. Cela nous intéresse spécialement.

M. FERNANDEZ CARO dit qu'il croit qu'une question aussi importante que l'est celle qui se rapporte à la protection des blessés ne devrait pas rester limitée à une simple discussion scientifique, mais que l'on devrait formuler un vœu invitant les gouvernements respectifs à se mettre d'accord pour prendre des mesures sur ce point afin que les navires-hôpitaux soient complètement protégés.

M. BARTHÉLEMY : Je suis de tout cœur avec MM. les docteurs Wise et Fernandez Caro et avec M. le secrétaire de la section. Je considère comme indispensable la présence des navires-hôpitaux dans les escadres belligérantes ; ce sont les seuls capables d'assurer des soins méthodiques aux blessés après le combat, et le sauvetage des naufragés ; aussi faut-il que le Congrès émette le vœu ferme que

tous les gouvernements mettent cette question à l'ordre du jour, afin que la
Conférence de la Haye définisse officiellement le rôle, la mission des navires hôpitaux en temps de guerre.

M. BRUYN KOPS (président) présente le vœu rédigé par le secrétaire responsable: «La Section XVII exprime le vœu que tous les gouvernements veuillent
bien s'intéresser pour la question de la protection des navires-hôpitaux, aussi
complète que possible, en temps de guerre et pendant une action navale». (Approuvé).

Prophylaxie de la malaria et de la fièvre jaune à bord des navires en station ou en relâche aux colonies

Par M. CARLO MACKRING BELLI, Venise (v. page 96).

Prophylaxie de la malaria et de la fièvre jaune à bord des navires en station ou en relâche aux colonies

Par M. A. MORAES SARMENTO, Lisbonne (v. page 193).

Avant de terminer, permettez, Messieurs, que j'ajoute à ce que
je viens de dire quelques mots encore sur un sujet très important
et que je crois même urgent.

Depuis que le moyen de transmission du paludisme a été connu, la prophylaxie qui en est dérivée a été appliquée seulement
et isolément dans quelques villes des pays chauds.

Certes, il n'est pas possible de tuer tous les anophèles dans
une très vaste région; mais les autorités peuvent le faire dans
tous les centres de population, grands et petits, de même qu'elles
peuvent enseigner, conseiller et peut-être, au nom du salut publique, obliger aussi à faire de même les gens qui possèdent des propriétés hors des centres, et tous à se guérir de leur paludisme et
à se protéger contre l'infection, par la quinine et par les moyens
mécaniques, contre les piqûres des moustiques, dans leurs
voyages et dans les lieux où l'extermination de ces insectes n'aurait pas été faite. Mais lorsqu'une nation aura obtenu tout cela,
ses voisins resteront encore à ses côtés, des voisins peut-être ou-
blieux de leurs devoirs envers leur santé et qui de cette façon
pourront lui être nuisibles de même qu'à tous les autres pays
avec lesquels ils ont des relations, parce que leurs moustiques
pourront y arriver ou leurs gens pourront aller infecter des moustiques qui y sont encore restés, mais non infectés. C'est pour cela
que je crois que la prophylaxie du paludisme peut être considérée comme une question internationale et parce qu'elle l'est et
parce que les nations devront être presque honteuses de se servir

si peu des enseignements que la très notable découverte de la transmission du paludisme leur donnent, j'ai l'honneur de vous proposer que notre Section exprime au Congrès le vœu qu'il est urgent que toutes les nations qui ont des colonies dans les pays chauds, où le paludisme règne, emploient contre celui-ci tous les moyens de combat que la prophylaxie nous enseigne.

Sur la prophylaxie du paludisme dans les pays chauds

Par M. Antonio Bensaude Roque, Lisbonne

Le problème de la colonisation des régions tropicales ne pourra jamais être complètement résolu tant qu'on n'en aura pas fait disparaître d'abord le paludisme. C'est là une vérité qui à première vue paraît une banalité, pour avoir été si souvent répétée, mais qu'il faut encore redire pour décider les nations coloniales à secouer leur indifférence au sujet de la théorie anophélienne, aujourd'hui un fait indubitable et indiscutable pour qui a quelque autorité en cette matière.

Hormis les plateaux où les marais abondent seulement sur les rives des fleuves, les contrées couvertes d'eau dans les zones tropicales occupent des étendues énormes de terrain, de plusieurs centaines de kilomètres. Dans ces vastes terrains inondés ou marécageux pullulent les larves de l'anophèle tropical que j'ai pu étudier dans les colonies portugaises de l'Ouest africain et auquel j'ai donné le nom de *superpictus africanus*, vu sa ressemblance avec le moustique européen du même nom.

Ces immenses marais sont tantôt sillonnés par des treillis végétaux inextricables qui empêchent la navigation, tantôt couverts par de trompeurs tapis de gazon, qui cachent des abîmes de boue, où le voyageur imprudent rencontre la mort. Ce sont ces éléments qui actuellement rendent très difficile, voire même impossible, la solution du problème anti-palustre dans les pays tropicaux. Mais je crois que le progrès, dont personne ne peut jamais arrêter le char dans sa course continuelle, résoudra dans peu de temps ce problème, lui qui en a déjà résolu d'autres beaucoup plus difficiles.

Si actuellement la prophylaxie du paludisme par l'extinction des larves de l'anophèle dans ces vastes régions inondées ou très boueuses paraît impossible, ou du moins très difficile, il n'en est pas de même dans les villes et leurs environs. Ces dernières, en effet, peuvent et doivent être mises à couvert de l'infection

palustre, vu la facilité relative que présente l'extinction des larves des moustiques dans un rayon variable de 1500 à 2000 mètres, car ce rayon varie selon la distance du foyer anophéligène.

Lorsque le marais est sous le vent des habitations, il sera
suffisant d'assainir 1000 mètres de terrain, mais, lorsqu'il est au
vent des habitations, 1500 ou 2000 mètres ne seront pas trop, vu
la facilité qu'a l'anophèle de vaincre de grandes distances, quand
il est aidé par le vent. La constance relative des vents dans les
zones équatoriales est une garantie de la détermination de ces
distances.

Donc les municipalités et les gouvernements doivent prendre
des mesures pour l'assainissement des villes et leurs environs en
employant les moyens que tout le monde aujourd'hui connaît.

De ce qui vient d'être dit, on doit conclure que dans cette
lutte contre le moustique, dont la destruction complète est très
difficile, il faut quelque chose de plus pour être certain de la
victoire. Et cela consiste à employer les moyens qui rendent impossible son entrée dans les habitations, comme les treillis métalliques, placés dans toutes les ouvertures, portes, fenêtres, véran-
das, etc., par lesquelles il peut pénétrer dans les maisons; et
quand on est hors de la maison, à éviter sa piqûre au moyen d'un
voile de gaze, fixé au chapeau et descendant jusqu'à la poitrine,
et par des gants montant assez haut pour protéger les poignets.
Les hôpitaux, sanatoria, douanes, wagons de chemins de fer, enfin
tous les établissements de l'État et toutes les maisons où sont
réunies beaucoup de personnes, doivent être fermés avec des
treillis métalliques dans toutes leurs communications avec l'extérieur. Le filet non seulement empêche l'entrée des moustiques
infectés dans la maison, où ils vont contaminer ceux qui sont à
l'intérieur, mais il évite aussi que les moustiques non infectés
aillent sucer l'hématozoaire infectant chez les malades qui sont
dans les hôpitaux et le répandent ensuite partout. Pour la même
raison, tous les voyageurs, tous ceux qui par leur manière de
vivre sont obligés de changer de place continuellement, doivent
porter les gants et le voile protecteurs.

S'il est vrai que l'anophèle des tropiques, comme tous les
moustiques, est plus nocturne que diurne, il n'est pas moins vrai
qu'il pique pendant le jour et à toute heure du jour, quand il a
faim. C'est une règle générale qui peut avoir quelque exception
dans les jours froids, quand la température descend jusqu'à 15
ou 16 degrés pendant le jour. Cependant, toutes les personnes

savent que de telles températures ne sont pas fréquentes dans
ces pays-là.

Mes observations sur les larves de l'anophèle tropical à Mos-
samedes, qui ont été publiées (¹), m'autorisent à dire qu'elles
prospèrent très bien dans les eaux très saumâtres, voire même
dans les marais salants. M. Celli dit que l'Anopheles superpictus
italien ne vit pas bien dans les eaux salines, ce qui montre que
les deux variétés d'anophèles, l'africain et l'européen, diffèrent
beaucoup malgré leur ressemblance apparente. Mes observations
prouvent d'abord que les anciens pathologistes avaient raison,
quand ils disaient que le marais mixte — à eau saumâtre — est
beaucoup plus malsain que le marais simple — à eau douce — ;
et ensuite, que l'hygiène tropicale a un autre problème à résoudre, celui de la destruction des larves dans les marais salants,
sans arrêter l'exploitation du sel. De cette observation dérive la
nécessité de mettre aussi à couvert des piqûres du moustique les
ouvriers employés dans cette industrie.

Bien que nous ne sachions pas encore si le nègre, originaire
d'une contrée dont il n'est jamais sorti, et que l'observation montre être indemne du paludisme, est ou non une source où l'anophèle peut aller sucer le parasite infectant, nous savons cependant
que le nègre, originaire d'une contrée, peut acquérir le paludisme
quand il est transporté dans une autre contrée palustre et devenir,
comme les negrillons, un danger constant. Les nègres donc, dans
ce cas spécial, doivent aussi se protéger des moustiques et leurs
quartiers doivent être écartés des habitations des européens.

Les précautions que je viens d'indiquer peuvent avoir des
résultats aléatoires dans la pratique et, pour cela, ne doivent pas
exclure la prophylaxie médicamenteuse par la quinine chez les
personnes qui la supportent. Et je fais cette restriction parce que
je connais des personnes (et elles sont les moins nombreuses) chez
lesquelles la quinine provoque des perturbations importantes dans
l'organisme, quand elles la prennent à titre préventif; je suis de
ce nombre. Donc, quiconque va dans les pays chauds doit prendre tous les jours, outre les soins prophylactiques de nature économique, une petite dose de quinine s'il veut être à couvert de l'infection palustre. Je sais que toutes les personnes qui ont écrit sur
ce sujet ne pensent pas comme moi et préconisent les doses moyen-

(¹) Medicina Contemporanea, 15 Janv. 1901.

nes et les doses fortes. Les raisons qui m'autorisent à conseiller les doses faibles quotidiennes sont: 1° la pratique et l'observation, car je connais beaucoup de personnes, parmi lesquelles des médecins, qui n'ont jamais pris l'infection palustre, même dans des localités très malsaines comme Benguella et le littoral de l'Ile de S. Thomé, et cela parce que journellement ils prenaient la quinine à doses faibles, de 25 centigrammes; 2° le fait bien connu que les doses moyennes et les doses fortes produisent des troubles nerveux et particulièrement des bourdonnements d'oreilles, agitation, etc., et donnent lieu aussi à des troubles gastro-intestinaux, déjà si fréquents dans les pays chauds; 3° comme la durée du cycle schizogonique du *Laverania malariae* n'est pas encore fixée parce qu'elle s'accomplit exclusivement dans la rate, foie, moelle des os et le cerveau, je suis en doute qu'avec les doses moyennes et les fortes, données à de longs intervalles, le sang puisse conserver toujours les propriétés parasiticides que lui emprunte la quinine, vu que cet alcaloïde s'élimine très vite. C'est pourquoi, quand je prescris la quinine comme préventif, j'ordonne tous les jours 30 centigrammes, pris en deux doses de 15 centigr. chacune, et pour chacun des principaux repas, ou mieux une dose dans la matinée au petit déjeuner, et l'autre au moment du dîner qu'on a l'habitude de prendre à 6 ou 7 heures du soir dans les pays chauds. La dose unique et quotidienne de 25 centigr. je la réserve pour des cas spéciaux: quand j'ai à prescrire le préventif à beaucoup de personnes à la fois, par exemple, à des soldats en campagne, à des ouvriers de chemins de fer, colonies pénitencières, etc.

D'autre part, dans ces pays-là il n'est pas très facile de savoir si un individu est déjà infecté. Dans ce cas, s'il y a des soupçons, on doit prendre premièrement la quinine à doses curatives pendant 8 ou 10 jours, et ensuite la donner à dose préventive.

Il n'est pas indifférent de prescrire un sel quelconque de quinine; je donne, par exemple, le valérianate ou le bromhydrate aux individus nerveux et aux neuro-arthritiques, et je m'abstiens de donner le chlorhydrate aux hyperchlorhydriques. Je réserve le sulfate pour les grandes agglomérations, d'abord parce qu'il coûte moins cher que les autres sels, et ensuite parce qu'il est impossible d'y faire une bonne sélection des malades.

Je connais quelques colonies d'Afrique et je puis dire que les classes prolétaires ne prennent pas le préventif parce qu'elles ne peuvent pas l'acheter et pour cela encombrent les hôpitaux, leur unique refuge dans les maladies palustres. Donc il est nécessaire que les gouvernements s'occupent sérieusement de la vulgarisation de la quinine comme préventif dans les colonies des pays chauds, la livrant gratuitement aux indigents et aux employés de l'État, et à un prix minime aux autres personnes. À ce sujet, on doit prendre pour modèle les lois italiennes du 23 décembre 1900 et du 2 novembre 1901. Par la première le gouvernement est autorisé à vendre au public le sulfate et le chlorhydrate à un prix minime, et par la seconde il impose aux patrons l'obligation des frais d'achat de la quinine nécessaire à leurs ouvriers. Quand l'ouvrier meurt, si l'on prouve que la mort est due au non-emploi de la quinine comme préventif, sa famille a le droit à une indemnité, payée par le patron.

Comment agit la quinine, prise à doses faibles et à titre préventif ? Je répondrai à cette question par les paroles de M. le docteur Laveran et je fermerai de cette manière, avec une clef d'or, ma modeste communication :

On a admis, dit M. Laveran, que des doses de quinine trop faibles pour guérir l'infection palustre, soient suffisantes pour la prévenir ; c'est ainsi qu'une dose très faible d'un antiseptique, qui empêche un microbe de se reproduire dans un milieu de culture, ne suffit plus à détruire ce microbe quand il s'est multiplié.

De ce que je viens de dire, je conclus que :

1° — Dans les colonies tropicales, tous les établissements de l'État, wagons de chemin de fer, et surtout les hôpitaux et les sanatoria, doivent être protégés dans toutes leurs communications avec l'extérieur par des moustiquaires métalliques à mailles étroites.

2° — Comme l'anophèle des colonies tropicales n'est pas seulement noctambule, tous les expéditionnaires militaires et civils doivent adopter les gants et le voile de gaze comme moyen protecteur des mains et de la figure.

3° — Tous les ouvriers, pendant leur besogne, doivent porter les gants et le voile.

4° — Outre la protection mécanique, on doit employer la quinine à titre prophylactique.

5° — La mythridatisation de l'organisme par la quinine, prise à doses quotidiennes et constantes de 30 centigr., est le meilleur moyen préventif du paludisme équatorial.

6° — La qualité du sel quinique n'est pas indifférente.

7° — Les gouvernements ou les administrations municipales

doivent fournir gratuitement aux indigents la quinine et la vendre
à un prix minime aux autres personnes.

Sur la prophylaxie du paludisme dans les pays chauds

Par M. MANUEL FERREIRA RIBEIRO, Lisbonne.

La lutte contre la malaria dans l'Afrique portugaise s'est
faite par le travail et par la sobriété des colons, et ils ont ainsi conservé leurs forces et la résistance organique contre la malaria
et les maladies qui la compliquent ainsi que contre celles qui
se manifestent à son côté.

Il y a des faits très variés et d'une grande pondération qui
viennent prouver cette affirmation et c'est un de ces faits que
je soumets à l'appréciation de mes savants confrères.

Quand les premiers colons entrèrent à l'île de St. Thomé,
cette île était entièrement inhabitée. On n'y découvrait aucune
trace du passage de l'homme. Et les premiers colons qui firent
les premières plantations souffrirent, dès leur arrivée, des fièvres paludéennes pures, parfaitement caractérisées, par le froid,
la chaleur et la sueur, comme les écrivains de l'époque les dé-
crivent, et il y avait tant de moustiques et si importuns que
pour en être délivrés les colons construisaient leurs abris sur
de hauts pilotis; on peut juger par là combien ces moustiques
étaient incommodes pour les colons.

Et ceux-ci étant partis de Lisbonne et ne s'étant arrêtés en
aucun lieu infecté pendant le voyage, ils ne pouvaient infecter les
moustiques qui les y entouraient et qui les piquaient avec grande
activité, et c'est par conséquent dans le sol que les premiers
colons trouvèrent les germes des premières fièvres dont ils souffrirent sans qu'ils se présentât des complications dans la première période de l'infection, mais si ces premiers accès n'étaient
pas traités par l'hygiène et par la sobriété et s'ils se répétaient
souvent, les principaux organes de la vie, principalement les
intestins, se troublaient et c'est alors qu'apparaissaient les complications qui dominaient la scène pathologique et les manifestations paludéennes atteignaient une gravité très spéciale; et si
les individus se nourrissaient avec excès et s'adonnaient aux
boissons alcooliques et s'ils buvaient de l'eau souillée d'origine
mauvaise, apparaissaient alors les accès pernicieux et même les
accès bilieux hémoglobinuriques, si les fonctions du foie se
troublaient aussi par influence des germes pathogéniques qui

de l'intestin passaient au foie par auto-intoxication, et qui excitaient ce merveilleux organe, véritable chimiste protecteur du corps humain et dont l'excitation atteignait une grande gravité, et de la sorte se présentaient des complications graves, qu'on traitait et qu'on évitait par une diète rigoureuse et par une sobriété instituée en système curatif et préventif, ce qui donnait de si beaux résultats que les colons portugais purent rester dans l'île et, par la culture de la canne à sucre et par les moulins à sucre, purent donner à l'île de St. Thomé, au XVIème siècle, une aussi grande prospérité que celle qui existe aujourd'hui par la culture du cacao et du café.

Et ainsi dans la lutte contre la malaria, il convient surtout d'organiser et de répandre des instructions hygiéniques et prophylactiques essentiellement pratiques pour que l'hygiène individuelle puisse être faite dans de bonnes conditions, et c'est là, à mon avis, le procédé qu'il convient le plus d'employer pour obtenir de bons résultats dans la lutte contre la malaria.

Et c'est réellement dans la solide instruction des colons que se trouve le secret du triomphe des influences qui dépriment les européens dans les contrées de l'Afrique intertropicale.

Je l'ai déjà dit au Congrès d'hygiène et de démographie de Vienne en 1887, et je viens répéter cette même thèse, admise avec approbation au Congrès de Bruxelles en 1897, et je viens la soumettre de nouveau à l'appréciation du Congrès de médecine de Lisbonne, et j'espère que cette même thèse sera prise en considération et qu'il sera émis à son égard l'opinion la plus convenable, vu que les procédés à employer contre la malaria sont complexes et d'une grande difficulté dans la pratique et qu'il est très urgent de faire disparaître des territoires de l'Afrique centrale le plus dangereux et plus terrible ennemi des Européens.

DISCUSSION

M. BRUYN KOPS: Nos équipages attrapent principalement l'infection malarienne en séjournant à terre pendant la nuit, soit en expédition soit en congé. Dans les casernes, les lits sont pourvus de rideaux de gaze. La prophylaxie se borne à une prophylaxie personnelle, notamment la distribution de quinine. Avant peu de temps, c'était une mesure facultative de la part des équipages; or c'étaient, pour la plupart, des récidivistes qui la sollicitaient; le résultat en fut minime. Depuis quelque temps nous avons adopté une distribution obligatoire pour des gens qui se sont exposés à une infection, selon l'opinion du médecin, et pour tout l'équipage après avoir touché quelques ports. Je tiens à constater ici que la partie ultérieure du port de Tandjong Priok n'y est pas comprise.

Cette distribution consiste en 0,5 gr. de sulfate de quinine le 5e et 6e jour après l'arrivée et ainsi de suite jusqu'à une quinzaine après le départ. Les gens qui ont une idiosyncrasie pour la quinine en sont exempts. La mesure n'est pas depuis assez longtemps pratiquée pour juger des résultats.

M. Seabra d'Azevedo. Sur le vœu exprimé par M. Roque dans son rapport sur la protection mécanique des habitations, j'ai à vous communiquer que dernièrement, par le secrétariat d'outremer et sur l'indication de la section de santé de ce secrétariat, a été approuvé un règlement de salubrité des constructions urbaines, où il y a l'imposition de ne pas permettre la construction de maisons destinées à être habitées, sans que les projets respectifs aient l'indication de cette protection mécanique contre les moustiques.

M. Fernandez-Caro (président) présente le vœu proposé par M. Adolpho Sansento. La section XVII exprime le vœu qu'il est urgent pour toutes les nations qui ont des colonies où règne le paludisme d'y employer tous les moyens indiqués par la prophylaxie actuelle. (Approuvé.)

SÉANCE DU 25 AVRIL

Présidence: MM. SANTINI, FERNANDEZ-CARO et LANCASTER

La legge dell'emigrazione italiana. L'igiene dei piroscafi che trasportano gli emigranti

Par M. FELICE SANTINI, Rome

La legge sull'emigrazione attualmente vigente, che fu presentata alla camera italiana nel febbraio del 1900, dopoché si erano dimostrate inefficaci colla prova dell'esperienza le disposizioni di legge antecedenti, mira allo scopo di tutelare l'incolumità personale dell'emigrante, di integrarne le deficienti energie, di salvaguardarlo dagli inganni e dalle frodi, obbligando mediatori e vettori a non abusare della sua debolezza. Data l'importanza che aveva assunto per numero l'emigrazione italiana, s'imponeva la necessità di far cessare lo spettacolo di turbe stanche ed avvilite che abbandonavano la madre patria, mosse dal bisogno o dal genio dell'avventura e che partendo ricordavano solamente le insidie e le ignobili speculazioni delle quali erano argomento, perché abbandonate a loro stesse durante lunghi viaggi, e prive del conforto di una parola amica al loro arrivo in terra straniera, dove mancavano dell'appoggio di qualsiasi istituto nazionale di ausilio e protezione. Era universalmente sentita la necessità di impedire che gli emigranti fossero considerati dagli speculatori come massa umana, atta soltanto alla produzione dei noli, calpestando, a scopo di lucro, i precetti delle leggi e quelli dell'igiene e della pietà.

Pur limitandosi a salvaguardare gli emigranti dalle calamità fra cui vivevano, specialmente a bordo, i fautori della nuova legge, paghi di chiedere quel tanto che fosse di pratica attuazione, si dichiaravano soddisfatti di poter impedire pel momento che i connazionali emigranti fossero avvelenati ed esauriti con l'insufficienza del vitto e dell'aria, rinunziando ad esigere per loro il conforto di cui godono i viaggiatori inglesi e tedeschi.

Comitati locali. A raggiungere questo scopo fu specialmente rivolta l'attenzione ai giorni che precedono l'imbarco degli emigranti ed al tempo di loro permanenza a bordo della nave che li trasporta, accompagnandoli dalla partenza dal paese natio, fino al momento del loro arrivo nel porto di destinazione.

Si stabilì quindi l'istituzione di comitati locali composti del sindaco, del pretore e di un cittadino notabile eletto dal consiglio communale, avente l'ufficio di rappresentare il pensiero dei protettori disinteressati degli emigranti presso coloro che si accingono ad abbandonare il proprio paese, salvandoli dalle moltissime insidie degli interessi particolari, col far bandire dal municipio, dalle scuole, e leggere nelle chiese le notizie, le circolari sui pericoli di emigrare in certi luoghi, sulla ricerca di lavoro e sulla salubrità di certi altri, sui noli, sui piroscafi, sugli istituti di tutela, insomma su tutto ciò che riguarda l'emigrazione considerata sotto l'aspetto economico, igienico e morale.

Le informazioni sono comunicate ai comitati locali da un ente speciale denominato commissariato dell'emigrazione, composto di funzionari dello Stato, che ha l'incarico di vigilare su tutto ciò che si riferisce al fenomeno dell'emigrazione.

Locande e ricoveri per gli emigranti. — Arrivati al porto d'imbarco, gli emigranti che prima erravano a branchi, sfruttati in mille modi da sordidi interessati, sono oggidì avviati in locande autorizzate ad alloggiarli, sottoposte all'assidua vigilanza di un funzionario dell'emigrazione, che sorveglia perché l'igiene e la moralità vi sieno rispettate, e perché all'emigrante venga somministrato il vitto che è stato ordinato dal commissariato dell'emigrazione.

Quanto prima però nei due porti di Napoli e Genova sorgeranno degli asili per emigranti, ove essi potranno essere alloggiati in modo igienico e decente e disporranno di bagni, di apparecchi di disinfezione, di lavanderie e di ogni altra provvidenza igienica, in modo che pel momento dell'imbarco sieno puliti di indumenti e della persona ed il loro grosso bagaglio sia stato accuratamente

disinfettato. La permanenza in questi asili, che saranno posti sotto
la sorveglianza di un medico, darà agio di controllare con calma
se vi sieno individui provenienti da luoghi dove dominano malattie infettive, cosicchè sarà possibile di sottoporli ad attenta sorveglianza, facendoli oggetto di cure speciali a fin di impedire che
introducano sulla nave dei germi morbigeni.

Assetto igienico dei piroscafi. – Il piroscafo che sta ormeg-
giato in porto in attesa di imbarcare gli emigranti, prima di essere inscritto fra le navi dichiarate idonee al servizio dell'emigrazione, ha subìto una visita speciale di una commissione competente che si è accertata se possiede i prescritti requisiti di navi-
gabilità, velocità, sicurezza, e se il suo assetto igienico o sanitario
corrisponde alle vigenti prescrizioni regolamentari.

E qui cade in acconcio l'accennare brevemente, fra le prin-
cipali di queste prescrizioni, quelle che riguardono l'igiene, rias-
sumendole dalle modifiche che saranno introdotte nel regolamento.

Sui piroscafi destinati a viaggi di lunga navigazione è permesso alloggiare emigranti sì nel primo corridoio che nel secondo
immediatamente sottostante al ponte principale o ponte di stazza,
purchè essi abbiano l'altezza di metri 2,20 almeno, misurata dalla
faccia superiore del fasciame del ponte inferiore alla faccia superiore del ponte soprastante. Nei punti di transito l'altezza libera
non potrà essere inferiore a metri 1,80.

Ogni ponte deve avere un adeguato numero di ombrinali di
scarico, forniti di valvola se sboccano all'esterno e di tappo se in
sentina.

Ogni emigrante alloggiato nelle tughe, nei casseri, oppure nei
locali al disopra del ponte principale (quando trattasi di piroscafi
a controcoperta o coperta di manovra e simili) come pure nel
primo corridoio, dovrà avere a sua disposizione almeno metri cubi
2,25 di spazio.

Nel secondo corridoio è assegnato a ciascun emigrante che
ivi alloggia lo spazio di metri cubi 3.

Nei locali del corridoio inferiore scelti per alloggio delle
donne e dei bambini lo spazio corrispondente a ciascun posto in-
tero dovrà essere aumentato del 5 per cento.

Non ostante queste prescrizioni e qualunque sia il numero
dei posti risultanti secondo la capacità interna, è vietato l'imbarco
di un numero di emigranti che sia tale da ingombrare soverchia-
mente la coperta.

L'area dei boccaporti e delle altre aperture analoghe, situate sul cielo di ogni locale abitato, dovrà raggiungere complessivamente almeno l'otto per cento della sezione orizzontale del locale stesso.

Stabilito il numero delle scale per discendere sotto coperta e delle quali con le nuove disposizioni è stata fissata anche l'inclinazione (35 gradi rispetto alla verticale) per evitare le disgrazie facili a succedere con scale troppo ripide; il regolamento passa ad occuparsi della ventilazione dei dormitori che è stata modificata come si espone.

I locali adibiti ad alloggi per gli emigranti dovranno essere corredati di sistemazioni fisse atte ad assicurare una buona ventilazione ai locali stessi.

Quelli situati al disopra del ponte principale nei piroscafi a controcoperta, a coperta di manovra o simili, avranno trombe a vento per immissione di aria e trombe simili per estrazione naturale dell'aria viziata, e quelli situati al disotto avranno trombe a vento per immissione naturale di aria nei locali ed estrattori elettrici per l'asportazione dell'aria viziata; oppure trombe a vento per estrazione di aria ed estrattori elettrici per immissione forzata di aria nei locali.

Nei piroscafi ordinari nei quali il ponte principale sia quello superiore a tutti, i locali di primo corridoio saranno ventilati come quelli del gruppo precedente, quelli del secondo corridoio come quelli del secondo gruppo.

Quando i locali abitabili, sistemati sul ponte principale di entrambi i gruppi dei piroscafi sopracitati, siano forniti di aperture verticali sulle testate e di osteriggi e di finestrini tali che, a giudizio della commissione, sia garantita una rinnovazione oraria d'aria sufficiente, non sarà necessario che essi siano forniti di speciali trombe a vento e di ventilatori elettrici di estrazione o d'immissione. In ogni caso la commissione stessa ne prescriverà quel numero che riterrà necessario per ottenere il ricambio d'aria voluta.

Il numero e le dimensioni dei condotti delle trombe a vento destinati ad immettere o estrarre l'aria dai locali con ventilatori o senza a seconda dei casi saranno regolati come segue:

Capacità dei locali in rapporto al numero degli emigranti in essi alloggiati	Numero delle trombe a vento d'immissione	Area totale delle sezioni delle maniche a vento — mq.	Diametro interno di ogni manica a vento	Numero delle trombe per estrazione d'aria	Area totale delle sezioni degli estrattori — mq.
20 a 100	2	0.20	0.35	2	0.20
101 a 200	3	0.40	0.40	3	0.40
201 a 400	4	0.80	0.45	4	0.80
Oltre 400	4	1. »	0.50	4	1. »

Tanto le trombe a vento di immissione, quanto quelle di estrazione, saranno totalmente costituite da condotti in lamierino metallico a tenuta d'aria, sia nelle loro giunture che nei passaggi traverso i ponti.

Lo sbocco dei condotti di ventilazione naturale nei locali che essi riforniscono di aria si troverà poco discosto dal pavimento del locale. Acconci mezzi saranno impiegati per dare ai condotti il massimo rendimento, strombando per esempio l'orlo inferiore ed applicando sul pavimento coassialmente alla manica a vento un cono di deviazione della colonna d'aria. Superiormente, la manica a vento sarà corredata di adatta cuffia girevole facilmente, e situata tanto alta da non essere ostacolata l'entrata dell'aria per la presenza di sovrastrutture od altro davanti ad essa.

La bocca inferiore degli estrattori non serviti da ventilatori elettrici si troverà sul cielo dei locali e sarà possibilmente strombata in modo da facilitare l'ingresso dell'aria viziata nell'interno della tromba.

La bocca superiore, quella cioè di sfuggita d'aria, sarà al disopra della coperta e verrà corredata d'acconci mezzi per aumentare possibilmente il rendimento della condotta, impiegando, per esempio, i consueti coni di avviamento.

Le maniche di condotta d'aria, sia per ventilazione che per estrazione naturale, saranno più che possibile diritte e verticali; possaranno tuttavia tollerate leggere curvature; debbono essere possibilmente circolare od ellittica, o quanto meno a sezione con profilo misto rettilineo a spigoli raccordati. Qualora però si dovessero adottare per circostanze speciali maniche a vento a sezione rettangolare, ne sarà aumentata l'area a giudizio della commissione.

La posizione delle maniche a vento di ventilazione o di estrazione sarà in massima regolata come segue:

Nei locali che dovranno avere due sole maniche per ventilazione esse saranno collocate verso gli angoli diagonalmente opposti del locale, negli altri angoli si collocheranno gli estrattori.

Nei locali che dovranno avere tre maniche per ventilazione esse saranno collocate: una sul piano longitudinale del locale verso una delle estremità prodiera o poppiera, le altre due verso murata in corrispondenza dell'altra estremità. Gli estrattori avranno disposizione simmetrica rispetto ad una sezione mediana trasversale del locale, così da formare una catena alternata di estrattori e di ventilatori.

Nei locali che dovranno avere quattro maniche per ventilazione, esse saranno collocate: due verso murata in prossimità della sezione mediana trasversale del locale e due sul piano longitudinale del locale stesso, delle quali una verso prora e l'altra verso poppa. Le maniche per estrazione in numero di quattro saranno collocate verso gli angoli del locale.

Questa disposizione sommaria di carattere generale potrà non di meno essere modificata per sormontare esigenze locali, ma dovrà in ogni modo restare inalterato il concetto di conseguire, a mezzo del doppio sistema di maniche a vento, una ventilazione efficace e ben distribuita in tutto il locale.

Per locali che dovranno essere corredati di ventilazione forzata, i condotti per immissione d'aria serviti da ventilatori elettrici saranno collocati all'ingiro del locale in basso, almeno sui due lati di murata con gli sbocchi in modo che l'aria esca da feritoie disposte su tutta la faccia del condotto che guarda l'interno del locale.

La potenza dei ventilatori elettrici, siano essi di immissione o di estrazione, sarà tale che il ricambio di tutto il volume d'aria avvenga quattro volte all'ora.

In modo analogo, ma nella parte superiore della murata, potranno essere collocati tubi di condotta per l'estrazione forzata.

Le maniche di estrazione naturale di aria, se si adotta il primo sistema, o le maniche d'immissione naturale, se si adotta il secondo, saranno disposte, regolate e proporzionate con le norme sopra stabilite.

I locali adibiti ad uso infermerie avranno trombe a vento per immissione dell'aria e trombe a vento per estrazione dell'aria, disposte in modo che rispondano bene al loro ufficio.

Le dimensioni delle trombe a vento saranno regolate come segue:

Capacità della infermeria	Numero delle trombe a vento per immissione	Area della sezione complessiva — m.q.	Numero delle trombe a vento per estrazione di eguale area della precedente
Fino a 20 posti	1	0,10	1
Oltre 20 posti	2	0,20	2

I locali laterali alle caldaie, ossia fra i cofani e le murate, non possono essere adibiti ad alloggio di emigranti.

Quelli laterali alle macchine dovranno soddisfare ai seguenti requisiti :

a) Le paratie di separazione dei detti locali dalle macchine saranno corredate da una controparatia, per circolazione di aria, rivestita di materiale coibente. Nessuna apertura dovrà essere in dette paratie; sulle controparatie vi saranno feritoie in basso ed in alto per ottenere la circolazione d'aria.

b) Ogni locale dovrà avere garitte di communicazione sboccanti all'aperto, da servire da estrattori, e la loro sezione sarà doppia di quelli ordinari.

c) Di più vi saranno maniche a vento di portata doppia di quelle ordinarie, in ragione del numero degli emigranti alloggiati in detti locali, quando questi si trovino all'altezza del 1° corridoio; quando siano all'altezza del 2° corridoio sarà prescritto l'impiego di estrattori con l'osservanza delle norme generali prenotate.

d) Questi locali, se in corridoio inferiore, dovranno avere delle scale proprie di communicazione con la coperta.

e) Il ponte di questi locali dovrà essere rivestito di legname.

Queste disposizioni, ad eccezione di quella contenuta alla lettera e), non si applicano ai piroscafi che, lateralmente alle macchine o alle caldaie, abbiano un corridoio di almeno un metro di larghezza o altri locali di dimensioni corrispondenti.

Tutti i locali adibiti a dormitori degli emigranti o ad infermerie dovranno essere corredati di portellini a murata che abbiano una luce non inferiore a centimetri quadrati 590 e rimangano tanto alti sul mare da potersi tenere aperti in navigazione con mare calmo. I portellini dell'ordine inferiore saranno corredati di chiusura di sicurezza per caso di avaria al cristallo. I locali inferiori, corredati di portellini, i quali presumibilmente non possono tenersi aperti in navigazione ordinaria, saranno forniti altresì di portellini speciali automatici, che permettano l'entrata dell'aria lasciando il cristallo nella posizione di chiuso.

I portellini di luce saranno disposti ogni quattro intervalli di ossature almeno; e quelli speciali automatici in proporzione di un quarto dei portellini a luce.

I locali inferiori muniti di portellini, nei quali però l'aereazione sia in modo sensibile superiore a quella minima prescritta dal regolamento, potranno essere adibiti ad alloggio degli emigranti con una riduzione non minore del 15 per cento nel numero delle piazze sanitarie.

Sui piroscafi che fuori del Mediterraneo debbono oltrepassare il 36° parallelo di latitudine nord o sud, dovrà esistere un sistema di riscaldamento completo ed efficace per tutti i locali di alloggio degli emigranti, per le infermerie e per l'ambulatorio.

Sui piroscafi adibiti ad altre linee il sistema di riscaldamento potrà essere limitato ai soli locali delle infermerie e dell'ambulatorio.

L'uso degli apparecchi di riscaldamento dei vari locali sarà regolato a giudizio del commissario governativo, ecc. ecc.

Queste modificazioni sono il risultato degli studii e delle proposte ricavate dall'esperienza di quattro anni e rappresentano il minimum di quanto si può esigere dai piroscafi che trasportano emigranti, data la necessità di non aumentare di troppo i prezzi dei noli già alti.

Il regolamento passa poi a stabilire le dimensioni delle cuccette, l'intervallo che deve correre fra di loro, come debbono essere guarnite e montate e quindi si occupa delle infermerie di bordo.

In ogni piroscafo che imbarca più di 50 emigranti dovranno esservi locali permanenti ad uso di infermerie, per uomini e per donne, situati in coperta o nel corridoio superiore, lontani dalle estremità di prua e di poppa, convenientemente adattati e ventilati secondo le norme indicate, divisi completamente dai locali di alloggio, e capaci di ricoverare almeno il due per cento degli emigranti ed anche dell'equipaggio, ove per questo non si abbia una infermeria speciale, tenuto conto che per ogni emigrante o per ogni persona dell'equipaggio ivi ricoverata è assegnato uno spazio non minore di m. c. 3, 50. Non sarà permesso per tale scopo l'uso dei camerini.

Oltre le infermerie suddette, dovrà esservene una per malattie infettive, divisa pure in due sezioni, la quale dovrà essere situata verso l'estrema poppa preferibilmente in coperta, completamente isolata sia dagli alloggi che dalle altre infermerie e con accessi proprii. Le sue pareti dovranno essere metalliche, fasciate esternamente da materiale coibente (mattoni di farina fossile, termalite) oppure da altro materiale coibente di grossezza non minore di 3 centimetri (cartoni d'amianto), rivestito da lamierino di ferro, e la sua capacità dovrà essere sufficiente per almeno l'uno per cento degli imbarcati. Lo spazio per ogni cuccetta non dovrà essere minore di quello prescritto per le infermerie ordinarie.

Le cuccette avranno tutte una larghezza non minore di 80 centimetri, saranno collocate in modo che uno dei lati lunghi m. 1, 80 sia adiacente al corridoio di passaggio e perciò direttamente accessible. Esse non potranno essere accoppiate per il lato più lungo, ma dovranno essere separate da un intervallo di almeno 30 centimetri. I passaggi fra le cuccette avranno una larghezza non minore di 90 centimetri.

Le cuccette dovranno avere materassa e guanciale di crine animale o di lana, del peso complessivo di almeno dieci chilogrammi, col corredo per ognuna, di due coperte di lana, di sei lenzuola e di tre fodere bianche pel guanciale.

Ciascuna cuccetta deve essere provvista di una piccola mensola metallica per una bottiglia ed un bicchiere e di una sputacchiera di ferro smaltato. Le cuccette dovranno inoltre portare un numero progressivo ben visibile.

Annessi a ciascuna sezione di infermeria vi saranno inoltre un camerino da bagno ed una latrina stabile a sedile in ferro isolato con vaso, per uso soltanto degli ammalati, munita di opportuni appoggiatoi e construita con tutte le regole d'arte e d'igiene.

Presso una delle sezioni dell'infermeria sarà sistemata in apposito camerino bene aereato la farmacia.

Ogni piroscafo deve avere un ambulatorio per la visita medica quotidiana, situato sul ponte superiore e verso il centro, facilmente accessibile. Questo locale dovrà avere una superficie non inferiore a m. q. 10 in modo da poter contenere un letto articolato delle dimensioni all'incirca di una cuccetta, attorno al quale si possa girare liberamente, un armadietto-farmacia per i soccorsi di urgenza ed un tavolo adatto per posare ferri chirurgici. Il locale dovrà essere bene aereato ed illuminato, dovendo servire eventualmente anche per operazioni chirurgiche.

Nei locali delle infermerie e dello ambulatorio il ponte dovrà essere ricoperto di cemento, maiolica o di altro materiale omogeneo, non assorbente, facilmente mantenibile e che corrisponda ai dettami dell'igiene a giudizio della commissione.

La determinazione di collocare l'ospedale delle malattie infettive a poppa è stata presa dopo aver constatato quanto sia difficile ottenere un isolamento efficace, quando questo locale trovasi al centro della nave, dove è inevitabile il traffico; e vicino alle comuni infermerie colle quali si stabiliscono sempre, quasi necessariamente, delle comunicazioni. La comodità dei pochi per quanto malati è stata in questo caso sacrificata alla necessità di salvaguardare la massa.

In seguito, dopo aver fissato che i piroscafi, oltre la lavanderia a vapore, debbono avere un apposito locale con vasche proporzionali al numero dei passeggeri per la lavanda di biancheria e per i bagni a pioggia ad acqua fredda e tiepida e stabilite le norme per la sistemazione e l'ubicazione delle latrine, il regolamento procede ad occuparsi dei locali per l'equipaggio.

Operazioni che precedono la partenza. — Il piroscafo che presenta i requisiti accennati, due giorni prima della partenza, è sottoposto ad una visita detta preliminare che s'accerta che nessun cambiamento è stato fatto nell'assetto della nave da quando è stata dichiarata idonea a trasportare emigranti. La commissione verifica il numero, le condizioni e le sistemazioni degli utensili da cucina, la qualità e quantità dei viveri ed in ispecie dell'acqua ed i mezzi igienici di loro conservazione e distribuzione, la provvista dei medicinali, la potenzialità ed il funzionamento del distillatore e dell'apparecchio Geneste od altro simile, che debbono avere tutti i piroscafi.

Qualora la visita preliminare nulla abbia trovato ad eccepire, e dichiarato che il piroscafo può partire, allora si procede all'imbarco degli emigranti.

Prima però che essi siano ammessi all'imbarco, per accertare il loro stato di salute sono visitati nei locali appositi, dove si pratica anche la disinfezione dei loro effetti d'uso personale, sotto la sorveglianza di un medico a ciò delegato dal commissariato, che vaccina tutte le persone di età inferiore ai 16 anni le quali non possiedono un certificato di subito innesto.

Gli emigranti di qualsiasi età diretti all'America del Nord od a Montevideo subiscono tutti l'innesto vaccinico.

Medico militare. — All'arrivo a bordo gli emigranti sono affidati alle cure ed alla tutela di un ufficiale medico della r. marina, il quale assume la direzione del servizio sanitario oltreché quello di vigilanza sugli interessi degli emigranti.

La deliberazione di destinare a bordo dei trasporti d'emigranti un ufficiale della r. marina è stata presa allo scopo di aver a bordo una persona competente in fatto d'igiene navale, completamente indipendente dalle società di navigazione, di piena fiducia del governo e che colla sua presenza fosse simbolo dell'interessamento che lo Stato prende per i connazionali costretti ad espatriare, e di incoraggiamento a quelli che ritornano alla madre patria. E questo ufficiale lo si volle medico, perchè i medici più degli altri professionisti sono al corrente delle umane miserie; e adatti a quella missione d'amore che si richiede da chi deve accompagnare e soccorrere del suo consiglio e delle sue cure le migliaia di espatrianti. A continuo contatto coi sofferenti il medico più facilmente può guadagnarsi la stima e perciò la fiducia dei contadini che formano il nucleo principale della emigrazione italiana e che, poco istruiti, diffidano delle persone poste al disopra della loro condizione sociale.

Si è inoltre considerato che mentre coll'affidare l'incarico di esercitare la sorveglianza a vantaggio degli emigranti ad un ufficiale di qualsiasi categoria, la spesa relativa sarebbe andata a carico della pubblica Amministrazione, al medico militare di marina che pur tutelando gli emigranti poteva disimpegnare l'ufficio di medico di bordo, gli onorarii dovevano esser corrisposti dai vettori.

I medici della r. marina che prestano servizio per l'emigrazione, scelti fra i più provetti, imbarcano sui piroscafi per un periodo che due anni, dopo del quale sono cambiati perchè ritornando negli ospedali possano mantenersi al corrente dei progressi scientifici ed accrescere la loro coltura, che potrebbe soffrire da una troppo lunga permanenza a bordo.

Essi due giorni prima della partenza del piroscafo si trovano a bordo, assistono alle visite preliminari e possono provocare delle perizie sull'assetto della nave o sulla bontà dei viveri e prendono parte alla visita personale degli emigranti al momento dell'imbarco.

Ufficio del medico militare. — A bordo, dopo che il piroscafo ha messo in moto, il medico militare ha il dovere di invigilare perchè le norme stabilite dal regolamento non sieno manomesse; egli si mantiene continuamente a contatto degli emigranti per aiutarli del suo consiglio, ascoltando i reclami ed indaga se sieno stati fatti segno a soprusi.

Inoltre ha l'incarico di studiarsi nei momenti di calma di radunare attorno a se i passeggeri per tentare con discorsi piani alla portata delle intelligenze meno colte di illuminarli specialmente sulle condizioni di clima e di igiene delle località alle quali sono avviati, e di dar loro dei consigli circa il sistema di vita che dovrebbero adottare, specialmente per evitare le malattie infettive. Sorveglia sulla qualità e quantità dei viveri che debbono essere distribuiti come risulta dalla tabella annessa N° 2, indicante la composizione dei pasti nei diversi giorni della settimana, mentre la n° 1 prescrive la quantità dei generi alimentari che debbono contribuire alla confezione di tali pasti.

Con queste tabelle si è voluto rimuovere la possibilità di controversie fra il medico militare ed il comando di bordo da una parte e gli emigranti dall'altra per la composizione dei pasti e la preparazione delle vivande, e nel compilarle si è tenuto conto dei gusti e delle abitudini della maggioranza degli emigranti.

Il medico del r. marina invigila attentamente sulla bontà dell'acqua e fa distribuire nei giorni in cui la temperatura raggiunge i 25° centigradi o li oltrepassa, dell'acqua fredda, ottenuta mediante il passaggio attraverso ad una cassa di una serpentina proveniente dalla camera frigorifica, e, su quei piroscafi che non posseggono la camera frigorifica, nel modo che crede più opportuno per evitare che l'acqua venga inquinata dal ghiaccio.

Una delle questioni che maggiormente ha interessato ed interessa tuttavia i medici del servizio dell'emigrazione è il modo di somministrare i pasti agli emigranti, tema che fu oggetto di diversi articoli che furono pubblicati negli «Annali di Medicina Navale». Stando al regolamento attualmente avuta la loro razione si debbono accovacciare alla meglio nello spazio limitato che è loro riservato in coperta per cibarsene. Ne viene di conseguenza che quando i passeggeri sono molti, date anche le abitudini di contadini nuovi alla vita di mare e spesso sofferenti, essi sono costretti a mangiare sulla coperta, che malgrado i ripetuti lavaggi, per l'affollamento di gente, non rappresenta in fatto di pulizia quanto si potrebbe desiderare.

Il vedere della gente costretta a nutrirsi in tal modo è certamente cosa sconcia, che abbassa il livello della dignità degli emigranti di fronte ai passeggeri d'altre nazioni.

Tuttavia, angustiati dal timore di poter provocare degli aumenti di noli, già molto alti, coll'aumentare le esigenze, nel modificare il regolamento non è stato imposto alle società di navigazione l'impianto di tavole proprie per uso degli emigranti.

Molto si spera in proposito e giustamente dalla concorrenza fra le varie compagnie, che il commissariato cerca di provocare in ogni modo, anche attirando compagnie straniere nei porti italiani, più che dalle imposizioni del governo americano, il qual infligge multe ai trasporti di emigranti che non sono provvisti di tavole per gli emigranti; poichè facilmente coll'apparato di qualche tavola posticcia montata al momento della visita della commissione d'immigrazione americana, tale disposizione può essere elusa.

Su di alcuni piroscafi si sono provati dei sistemi ingegnosi per ridurre le cuccette a tavole da mangiare; ma l'abitudine di distribuire i pasti nei dormitori, come attualmente si pratica quando non si possa fare altrimenti per il tempo cattivo, è assolutamente da sconsigliarsi, perchè compromette l'igiene dei locali d'alloggio, e costituisce un inconveniente maggiore di quello che si vorrebbe rimuovere.

L'unica soluzione è l'adottare veri e propri refettorii, e su alcuni bastimenti nuovi questo che ancora poco tempo fa sembrava un desiderio irrealizzabile comincia ad essere esaudito.

Servizio sanitario. — Il medico militare ha la direzione del servizio sanitario di bordo.

Ogni giorno passa una ispezione ad un gruppo di emigranti per accertarsi del loro stato di salute. Qualora si verifichi qualche caso di malattia infettiva, prende tutte quelle disposizioni che crede adatte per impedirne la diffusione. All'arrivo nei vari porti si informa accuratamente delle condizioni sanitarie della località, e qualora si debbano imbarcare dei passeggieri nei porti di rilascio, vigila che non sieno affetti da malattie trasmissibili e contagiose.

All'arrivo nel porto di destinazione il medico militare, quando sono sbarcati gli emigranti, sorveglia perchè a bordo sieno praticate le pulizie e le disinfezioni che egli crederà necessarie per mettere il piroscafo in condizioni di ricevere gli emigranti che rimpatriano, tenendo specialmente conto delle condizioni sanitarie della località e mantenendo anche durante il ritorno, qualora si trovino a bordo emigranti italiani, l'ufficio che aveva durante il viaggio di andata, fino all'arrivo nel porto italiano di destinazione.

Egli però non sbarca immediatamente, ma resta a bordo per altri due giorni dopo quello dell'arrivo per invigilare sulla pulizia e sulle disinfezioni che debbono essere praticate a suo giudizio.

Benefizi apportati dal servizio dei medici militari. — Quanto sia benefica la presenza di questi ufficiali sulle navi, basta dimostrarlo il fatto che essendosi dovuto nell'inverno 1905 rinunziare ad imbarcarli su tutti i piroscafi, i consoli dell'America del Sud e la stampa del Nord insorsero protestando contro gli abusi a danno degli emigranti che si stavano rinnovando a bordo.

L'utilità grande del loro imbarco è data specialmente dal fatto che, mentre colla vigilanza continua impediscono qualsiasi angheria a danno degli emigranti, essi possono durante la navigazione studiare accuratamente l'assetto igienico e sanitario del piroscafo, notandone i difetti, proponendone i rimedii. È ovvio che, per quanto possa essere competente ed accurato, il compilatore di un regolamento che prescriva le condizioni di assetto dei trasporti non potrà mai redigerlo in modo da evitare tutti gli inconvenienti e che le commissioni di visita che ispezionano la nave, quando trovasi in porto rassettata, con tutti i boccaporti e gli sportelli aperti, non si potrà mai formare un concetto esatto delle sue vere condizioni di abitabilità e di comodità, che bisogna constatare durante la navigazione. È durante la navigazione, tanto nel tempo buono come nel cattivo, che si può controllare se i vari servizi procedano regolarmente, se l'aereazione non sia deficiente perchè affidata a ventilatori di comparsa che s'arrestano ad ogni minuto; se le conduttore di acqua potabile o quelle per le lavande e l'irrorazione delle latrine funzionino regolarmente, se vi sieno filtrazioni d'acqua negli alloggi, se gli emigranti abbiano il modo di poter restare in coperta anche con tempo piovoso e quando il mare è leggermente mosso, se le infermerie, per capienza e ubicazione, rispondano allo scopo e così per tutti gli altri requisiti che dovrebbero presentare detti piroscafi.

Ora i medici militari adempiono a questo scopo delicato e difficile. Nei giornali di viaggio essi notano quotidianamente tutti gli inconvenienti che riscontrano sia nell'assetto della nave sia nell'andamento dei vari servizi, e alla fine compendiano in una relazione il giudizio sommario che si sono formati sul piroscafo, considerato dall'aspetto di nave trasporto d'emigranti, proponendo accanto agli inconvenienti che elencano i rimedii da essi consigliati.

In seguito a questi rapporti si raduna una commissione speciale di visita che li prende in esame e scoverando quelli che rientrano nell'ambito delle prescrizioni regolamentari, adotta per essi i rimedii proposti o quelli altri che trova più convenienti per il caso speciale.

Da ciò ne segue che un piroscafo è sottoposto ad un continuo accurato controllo, per mezzo della migliore pietra di saggio, l'esperienza, e che malgrado tutte le riparazioni appariscenti per simulare uno stato di cose contrario al vero, se esso mal risponde di fatto ai postulati del regolamento, viene ad essere eliminato dal servizio.

Si è detto delicato questo compito, perchè in sostanza esso viene a colpire degli interessi gravi, e si è aggiunto difficile perchè si svolge in mezzo ad un ambiente ostile cointeressato ad attrarre in errore chi pur deve dare il suo giudizio.

Ciò malgrado esso ha portato i suoi frutti.

La flotta dei piroscafi addetti al servizio dell'emigrazione che sui primordi dell'applicazione della nuova legge era composta per la maggior parte di vecchie navi da carico, ridotte per la circostanza a trasporti di passaggeri, con adattamenti praticati non per la comodità degli emigranti, ma per ingannare le disposizioni regolamentari, va rapidamente migliorando.

La radiazione di non pochi piroscafi dal servizio, le continue insistenti richieste di migliorie per gli altri che ancora vi sono adibiti, sebbene lascino a desiderare per il loro assetto, ma non in modo tale da offrire il mezzo legale di espellerli, la concorrenza provocata dalle disposizioni del commissariato dell'emigrazione, sono state causa di una selezione che promette di diventare sempre più accurata per l'avvenire.

Frattanto oggidì le compagnie di navigazione italiana, che si mostravano inferiori alle straniere e specialmente alle germaniche per bontà di piroscafi, hanno adibito al servizio dell'emigrazione e stanno costruendo delle navi come il «Florida» che possiede ad uso degli emigranti vasti dormitorii, gabinetti per lavande della faccia, locali per bagni, tavole ripiegabili in coperta sotto lo spardek, un salone per pasti e trattenimento, arredato di tavole e sedie, cucine ampie, cambusa grande, ventilata ed asciutta, ecc., ecc.; ed altre ne tengono in cantiere che promettono di presentare tutto il conforto proprio delle navi dei paesi più ricchi e più progrediti, conforto che il relatore della legge dell'emigrazione alla camera non osava sperare.

Nè qui si arresta la sfera d'azione dei medici militari. Dovendo ad ogni minuto lottare per l'esatta applicazione del regolamento, essi ne possono constatare i lati manchevoli che additano parimenti nelle relazioni. Le osservazioni da essi avanzate sono accolte dalla Direzione di sanità al Ministero di marina e sono servite e servono di studio per le modificazioni che si riscontrano necessarie.

Fu appunto sulla guida delle relazioni dei medici viaggianti che si proposero delle modifiche al regolamento che quanto prima potranno essere adottate, ad esempio quelle relative all'aereazione di cui si è fatto cenno, che si riformò la tabella alimentare (vedi allegato) di cui già si è parlato; che si accrebbe l'armamentario chirurgico in modo che possa rispondere alle esigenze di qualsiasi operazione di urgenza e si aumentò la dotazione della farmacia che attualmente appare completa, come lo dimostra l'annesso elenco.

Lavori scientifici. — Oltre a ciò il medico militare raccoglie tutte le osservazioni che ha potuto fare durante il viaggio o nei porti di approdo sulla geografia medica, sulla patologia esotica e su qualsiasi argomento di medicina navale.

Gli «Annali di Medicina Navale» publicano continuamente degli articoli dei medici in servizio di emigrazione, che trattano appunto di queste questioni e forniscono un materiale scientifico interessante.

Fra le pubblicazioni sono da notarsi specialmente quelle che parlano della tubercolosi degli italiani agli Stati Uniti e le altre che si riferiscono all'anchilostomiasi ed alla congiuntivite granulare, affezioni predominanti negli italiani che trovansi al Brasile.

A questo proposito è da aggiungere che si spera di poter presto disporre di sufficiente personale per inviare nei mesi estivi, quando l'emigrazione rallenta d'intensità e le partenze dei piroscafi non sono così numerose come d'inverno, dei medici di marina presso i consolati delle città ove più si addensano gli emigranti italiani. Questi medici saranno incaricati di praticare gratuitamente le visite di leva ai nostri connazionali ed insieme dovranno studiare attentamente le condizioni della nostra colonia dal lato igienico e sanitario, informando l'ufficio del commissariato di quanto può essere utile agli emigranti italiani.

Dati statistici. — Ma per dare un concetto approssimativo della grande importanza che ha assunto in Italia il fenomeno dell'emigrazione e delle gravità del servizio che incombe sugli ufficiali destinati alla tutela ed alla cura degli emigranti, riporterò alcune cifre ricavate dalla statistica sulla morbosità presentata dagli emigranti curati nelle infermerie di bordo negli anni 1903 e 1904.

Nel 1903 su 227.952 individui, donne e bambini compresi,

partiti dall'Italia per le due Americhe, 2.547 furono ricoverati nelle infermerie di bordo, dei quali 2.039 uscirono guariti, 460 sbarcarono ancora infermi, e 48 ebbero esito infausto.

Nel 1904, sopra un totale di 204.909 emigranti, 1.838 furono curati nelle infermerie, con esito in guarigione di 1.445, mentre 339 sbarcarono non guariti, e si lamentarono 54 decessi.

La media per mille in questi due anni fu quindi pel 1903 l'11,17 di malati, mentre nel 1904 si ebbe l'8,96; e di morti il 0,21 per mille nel 1903, che invece nel 1904 fu di 0,26.

La maggior parte dei decessi si è verificata nei bambini di età inferiore ai cinqui anni (24 nel 1903 — 27 nel 1904), che soccombettero quasi tutti in seguito a gastro-enterite. Su questo fatto è attualmente rivolta l'attenzione dei medici militari, ai quali è stata racommandata la più attiva vigilanza sul latte che si usa a bordo e che dovrebbe essere quello sterilizzato col sistema Pasteur, studiando se la qualità del latte, il modo di conservarlo e quello di somministrarlo possa contribuire e fino a qual punto alla produzione delle gastro-enteriti lamentate.

La sorveglianza è tanto più necessaria in considerazione delle opinioni sfavorevoli al latte pasteurizzato che sono state emesse ultimamente da igienisti e chimici, i quali lo ritengono causa di date malattie degli infanti.

Relativamente al genere di malattie presentate da ricoverati è da notarsi che, mentre prevalsero le infezioni dell'apparecchio gastro-enterico fra gli emigranti diretti al Sud, in quelli al Nord s'ebbero di preferenza delle affezioni dell'apparato respiratorio, provocate in gran parte, oltreché dal brusco cambiamento di temperatura al passaggio della corrente del Golfo, anche dall'abitudine di poco coprirsi dei nostri contadini, che ignorano a quali vicessitudini atmosferiche vanno incontro.

Ma un contingente rimarchevole di malati venne fornito dalle affezioni contagiose e diffusive come si legge nel seguente prospetto:

Anno	Per mille sul totale degli emigranti	Per mille sul totale dei rimpatriati	Per mille sul totale degli emigranti complessivamente
1903.........	2,98	5,49	3,71
1904	2,53	4,52	3,37

In condizioni sanitarie diverse del viaggio di andata si svolge quello del ritorno, poiché mentre gli emigranti che partono dall'

Italia imbarcano generalmente in buone condizioni di salute, invece al ritorno si accettano a bordo gli infermi anche di malattie croniche e gravi, nonchè quelli affetti da tubercolosi, purchè si abbia il modo di ospitarli a bordo, senza compromettere menomamente la salute degli altri passeggeri; quindi e che la percentuale dei malati o dei morti non trovasi in relazione con quella che si riscontra nei viaggi di andata.

Infatti nel 1903 sopra 92.941 rimpatriati 1.510 furono ricoverati nelle infermerie e di questi 757 guarirono, 666 sbarcarono ancora infermi, ed 87 perirono in navigazione.

Nel 1904 su 151.196 rimpatriati 1.826 vennero curati nelle infermerie, 838 guarirono, 893 sbarcarono infermi, 95 dettero esito letale.

Per consequenza la media per mille di malati fu di 16,24 nel 1903 e di 12,07 nel 1904 e quella dei morti di 0,93 nel 1903 e di 0,62 nel 1904.

La tabella innanzi riportata stabilisce la quota da attribuirsi alle malattie infettive nelle medie dei malati.

E' da notarsi che non tutti gli ammalati sono ricoverati nelle infermerie di bordo, poichè quelli affetti da leggiere indisposizioni, come anche molti fra coloro che tornano dalle Americhe, affetti da mali cronici ma che non hanno bisogno di cure immediate, sfuggono alla statistica.

Inoltre i connazionali che ritornano dal Brasile con affezioni oculari in corso, non sono compresi fra gli infermi ricoverati, perchè appunto per il loro numero rilevante vengono isolati in un dormitorio a parte e curati ambulatoriamente, ad eccezione dei più gravi. Di questi malati, come di quelli moltisssimi sospetti d'anchilostomiasi, i medici militari della marina redigono un elenco che consegnano alla sanità di porto all'arrivo, perchè l'autorità competente possa sorvegliarli ed impedire possibilmente che diffondano dei germi morbigeni.

Le storie cliniche di tutti i ricoverati nelle infermerie sono raccolte nei giornali sanitarii e le più interessanti furono pubblicate negli «Annali di Medicina Navale» ed alcune riportate anche da altri periodici scientifici nazionali e stranieri.

Conclusione. — Concludendo si può affermare che per ciò che riguarda la tutela degli emigranti durante il viaggio per recarsi al posto di destinazione, o per far ritorno al paese natio, la madre patria ha provveduto con una sorveglianza che ormai li pone al sicuro dei mali trattamenti e dalle angherie.

Attualmente vi sono occhi vigilanti che sorvegliano gli emigranti e persone amorose che li accolgono se malati e li assistono con quelle cure di cui ha pur tanto bisogno chi rimpatria deluso, dopo aver perduto le speranze da lauti guadagni concepite al momento della partenza e sacrificata la propria salute.

Il servizio dell'emigrazione a bordo, così avviato, fa sperare che in tempo non lontano si potrà quasi sicuramente ottenere che l'emigrante italiano venga trasportato con la somma maggiore di comodità e di assistenza che sia lecito sperare, non soltanto per dei miseri contadini, ma anche per individui abituati a fruire di una certa agiatezza.

Certamente resta ancora molto da studiare per l'assistenza degli emigranti arrivati al posto di destino, ed a questo difficile problema sta pensando l'ente cui è affidata la direzione del servizio dell'emigrazione al quale, oltre ai missionarii, che già attualmente tanti benefizi largiscono ai nostri emigranti così nell' America del Nord come in quella del Sud, è presumibile che apporteranno un aiuto prezioso quei medici militari della marina che, per l'incarico di procedere alle operazioni di leva nelle nostre colonie, dovranno sostare per qualche tempo nei punti dove più folta è la popolazione italiana.

Infatti questi ufficiali, dopo essersi guadagnati la stima e la simpatia dei connazionali, potranno invitare i migliori ad unirsi per l'impianto, dove mancano, di instituti di assistenza e di beneficienza, ad imitazione delle colonie delle nazioni più evolute che le nostre non seguono attivamente nella via del progresso più per neglittosità e reciproca diffidenza, che per mancanza di intelligenza e di mezzi finanziarii ed indicare al commissariato quali fra questi istituti meritino d'essere aiutati; ed è da augurarsi che anche in questo campo sappiano dar prova dello zelo illuminato e dell'abnegazione per cui tanti benefizii hanno ottenuto a bordo a prò dei nostri emigranti.

DISCUSSION

M. FERNÁNDEZ-CARO félicite M. le dr. Santini et l'Italie qu'il représente d'avoir fait une loi aussi importante pour la vie des émigrants, sujet qui préoccupe à présent tous les pays intéressés; il propose à la section de formuler le vœu suivant : «Il est à désirer que les différentes nations intéressées se mettent d'accord pour faire une loi avec caractère international pour la protection des émigrants à bord des navires de transport».

M. MAGALHÃES (Rio de Janeiro). M. le président, Messieurs. Ne connaissant pas bien l'italien, je crains de n'avoir peut-être pas bien compris le texte de la loi italienne qui vient d'être communiqué par M. Santini. Mon pays étant du non bre de ceux qui reçoivent des émigrants nous amènent quelquefois des maladies contagieuses. J'ai un grand intérêt à connaître un résumé en français du discours que nous avons entendu pour bien pouvoir en conscience voter la proposition qui va être soumise à la considération des congressistes.

Les maladies mentales dans les pays tropicaux

Par MM. Juliano Moreira et Afranio Peixoto, Rio de Janeiro (v. page 175).

Discussion

M. Silva Telles: Il n'y a pas de maladies mentales spéciales aux climats chauds et aux climats tempérés, mais il y en a qui présentent des caractères particuliers. Il faudrait connaître ces variétés cliniques, parce que le pronostic et la marche de ces maladies doivent être différents. Le paludisme, par exemple, provoque des altérations nerveuses très importantes. Les malades arrivés de la Guinée portugaise donnent un nombre de cas beaucoup plus considérable que ceux qui viennent d'autres colonies tropicales. Il croit que le climat, dans son acception la plus large, peut influer sur la forme clinique et sur l'intensité des altérations morbides. Ce sujet doit être considéré, parce qu'il est un embranchement de la pathologie tropicale pas encore éclairci.

M. Juliano Moreira: Sur la question de l'impaludisme j'ai seulement à dire qu'au Brésil nous n'avons observé absolument rien de particulier à propos des cas de psychopathies paludiques. C'est ainsi que, si vous voulez bien lire le tableau de proportion des syndromes mentaux, observés à l'Hôpital national d'aliénés de Rio, vous y trouverez la malaria représentée seulement par 9 cas sur 1195 hommes. Sur la question de géographie médicale nous sommes tout à fait d'accord: je ne connais pas non plus une bonne classification de climats.

Nom de la XVIIᵉ Section

M. Lourival Souto: Je propose que la XVIIᵐᵉ Section soit nommée: Section de médecine tropicale.

M. Magalhaes: Tout à fait d'accord avec mon confrère M. Souto, je dois ajouter que le changement de dénomination de Section de médecine coloniale en celle de médecine tropicale est d'autant plus facile que cette dernière dénomination est déjà appliquée à plusieurs écoles de maladies des pays chauds en Europe, telles que celles de Londres, de Liverpool, de Hambourg et, justement, celle de cette ville où nous nous trouvons.

M. Silva Telles: Il est difficile de préciser la signification des mots *climats chauds*, *climats tropicaux*, etc. C'est une question de climatologie à résoudre. Les classifications des climats, présentées jusqu'à ce moment, sont incomplètes. Il est d'accord en ce qui concerne la préférence donnée par M. Souto au mot *tropical* remplaçant le mot *colonial*.

Troubles cérébelleux et bulbaires dans la maladie du sommeil

Par M. José de Magalhaes, Lisbonne

Ce n'est qu'une note préliminaire que je vais présenter: je compte publier mes recherches complètes lorsque j'aurai achevé les examens histo-pathologiques concernant les troubles dont je vais parler. Je dois dire d'abord que j'emploie le terme *troubles cérébelleux* et *troubles bulbaires* pour simple commodité de langage. Au lieu de «troubles cérébelleux» je dirais plus correctement troubles de l'appareil nerveux central d'équilibration; et au lieu de «troubles bulbaires» troubles de l'apareil nerveux central de la circulation, de la respiration, de la phonation, de la déglutition, etc. Les termes dont je me sers étant ainsi expliqués, je dirai que les troubles cérébelleux sont assez fréquents dans la maladie du sommeil, quoique les auteurs qui ont écrit sur cette maladie n'en fassent pas mention ou peu s'en faut. Je ne parle pas des auteurs d'avant ces cinq ou six dernières années; ils ne connaissaient que les phases avancées de la maladie et de ce fait leurs descriptions sont très incomplètes. Pour ce qui concerne les descriptions plus récentes, je ne vois que celle de la Commission portugaise où des symptômes cérébelleux soient soigneusement notés; malheureusement, ou ils ne sont pas interprétés, ou ils le sont d'une manière qui ne me semble pas conforme à la vérité.

Je commencerai par les troubles de la marche. Il y a la marche simplement incertaine, un peu hésitante, que présentent presque tous les léthargiques au commencement de la seconde phase de la maladie. Cette marche hésitante peut bien être causée simplement par l'asthénie musculaire, bien que cette cause ne soit pas toujours suffisante. En effet, il y a des malades chez lesquels la marche devient incertaine, mal assurée, malgré la conservation d'une force musculaire suffisante. C'est le cas du malade XLIII du service du professeur Kopke à l'Hôpital colonial de Lisbonne.

Mais il y a d'autres cas où le trouble de la marche est manifestement cérébelleux. C'est cette marche qui ressemble à celle d'un homme ivre ou à celle d'un enfant qui apprend à marcher. Le malade ne marche pas en ligne droite; pour aller d'un endroit à l'autre, il festonne, il va de l'un et de l'autre côté avec une titubation caractéristique. Cette marche était très évidente chez le malade européen Esteves, dont l'histoire clinique a été publiée par le prof. Kopke (n° 1 des *Archivos de hygiene e pathologia exoticas*); bien apparente aussi chez le nègre Adão João (cas XXVIII du prof. Kopke) et chez d'autres malades encore que j'ai eu l'occasion d'observer à l'Hôpital colonial.

Le vertige est un symptôme encore plus fréquent. C'est d'ailleurs le seul trouble cérébelleux dont il soit fait mention dans les auteurs classiques.

Comme il y a des troubles de l'équilibre dynamique, il y a aussi des troubles de l'équilibre statique. Il y a des malades qui ne peuvent se tenir debout ni même assis, quoiqu'ils puissent mouvoir les membres et le tronc. Ce trouble cependant est moins fréquent. Mais il y en a un autre qui se rencontre souvent et que la Commission portugaise a très bien noté; elle l'a trouvé dans 25 cas sur 66. C'est l'inclination latérale du tronc, signe qu'elle a trouvé toujours fâcheux au point de vue du pronostic. Cette inclination latérale du tronc, elle l'attribue à l'asthénie musculaire. Sur ce point, je ne puis pas être de son avis. D'abord les auteurs n'ont pas vu que l'un des côtés du corps fût notablement plus affaibli dans sa motilité ou plus atrophié que l'autre. Mais, quand même il en serait ainsi, le tronc ne prendrait pas cette attitude. On voit bien ça dans les malades atteints d'hémiplégie ou d'hémiparésie; ils ont un peu de scoliose, mais cette scoliose s'accompagne de courbures compensatrices de la colonne vertébrale qui en rétablissent l'équilibre. C'est que dans ces cas l'appareil central de l'équilibration est indemne. Nos malades, au contraire, ne savent plus maintenir la verticalité de leur colonne vertébrale. Et la preuve encore que c'est là un trouble de l'équilibration, c'est que, quand ils sont couchés, c'est-à-dire qu'ils n'ont pas leur équilibre à maintenir, alors ils peuvent mouvoir le tronc indifféremment dans toutes les directions.

Un autre caractère des lésions cérébelleuses c'est que le malade s'incline toujours du même côté. En outre — et sous ce point de vue la photographie publiée par les auteurs est tout à fait typique — le membre inférieur du même côté se met en abduction. C'est exactement comme dans les cas de lésion d'un des lobes du cervelet.

Quelques malades présentent, quand ils sont assis, des oscillations du tronc soit d'avant en arrière, soit de droite à gauche, oscillations qui vont en augmentant d'amplitude jusqu'à produire la chute. Quand ils sont debout, ce sont des mouvements de flexion du tronc sur les cuisses et des cuisses sur les jambes, se terminant également par la chute. Ce sont encore des troubles cérébelleux.

Comme trouble caractéristiquement cérébelleux, je dois encore signaler celui auquel M. Babinski a donné le nom d'asynergie cérébelleuse. On sait que normalement nos mouvements sont synergiques, c'est-à-dire associés d'une certaine manière; c'est ainsi, par exemple, que, dans la marche, le mouvement en avant du membre inférieur est suivi d'un avancement correspondant du tronc pour maintenir à tout moment l'équilibre dans la marche. Or, chez le malade Cambo (XLII du prof. Kopke) le tronc, dans la marche, restait en arrière, tandis que le membre inférieur avançait. En outre, il marchait en levant les pieds tout d'une pièce et très peu au-dessus du sol, les membres inférieurs à demi fléchis, les jambes écartées et les genoux en adduction exagérée. Il m'a été impossible d'en obtenir une photographie, parce que le malade ne comprenant ni le portugais ni la langue de ses camarades de l'hôpital était toujours défiant et se débattait quand on le faisait poser.

Je ne suis pas non plus arrivé à me faire comprendre de lui, lorsque j'ai voulu rechercher s'il avait des troubles de la diadococinésie très communs dans les lésions cérébelleuses. Ce trouble, je l'ai rencontré dans le malade Esteves dont j'ai déjà parlé.

Il est possible que l'asthénie neuro-musculaire dont sont atteints les malades de sommeil soit aussi un symptôme cérébelleux. On sait bien que cette asthénie accompagne toujours les lésions du cervelet, qu'elles soient pathologiques ou expérimentales. De même le tremblement, mais c'est un phénomène dont la pathogénie est très obscure.

Pour ce qui est des troubles bulbaires ou bulbo-protubérantiels, ou bulbo-basilaires, je signalerai l'hypotension artérielle, qui est presque constante, l'inégalité du pouls, l'arythmie, l'embryocardie (tachycardie et rythme fœtal), l'embryocardie dissociée (rythme fœtal sans tachycardie), la fréquence paradoxale du pouls (bradycardie avec hypotension), sans qu'il y ait du côté du cœur des signes cliniques et anatomo-pathologiques suffisants pour faire admettre l'existence d'une myocardite.

Les troubles respiratoires suivent en général les troubles circulatoires, quelquefois, cependant, il y a de la dissociation. Il est moins fréquent de trouver le rythme de Cheynes-Stokes.

En ce qui concerne la température, on sait que les accès fébriles qui caractérisent la première période de la maladie font place plus tard à une hypothermie considérable, telle qu'on ne la trouve dans aucune autre maladie. J'ai vu des températures de 29° et la Commission portugaise a signalé jusqu'à 25° aux approches de la mort. Il y a certainement, dans ces cas, un trouble profond des centres thermo-régulateurs du bulbe ou des ganglions de la base.

Comme troubles pouvant être rapportés à des altérations bul

baires, je signalerai encore les troubles de la mastication qui devient très difficile, parfois même impossible; les troubles de la déglutition, la dysphagie et jusqu'à même l'impossibilité de la déglutition; les troubles de la voix, la dysphonie avec voix rauque et monotone ou bitonale; quelquefois il y a de l'alalie presque complète; quand le malade essaie de parler, il ne peut plus faire entendre qu'un son faible, la parole est comme chuchotée. C'est ce qui arrivait au malade Esteves dont j'ai déjà parlé. La dysarthrie accompagne quelquefois la dysphonie, elle semble toutefois moins fréquente.

La salivation, l'écoulement d'une bave parfois fétide est aussi un symptôme très fréquent; la Commission portugaise l'a trouvé dans 38 cas sur 66. Je sais bien que ces troubles de la mastication, de la déglutition, de la parole et de la sécrétion salivaire peuvent exister sans lésion du bulbe ou de la protubérance, être causés simplement par des lésions des hémisphères cérébraux, comme il arrive dans les paralysies pseudo-bulbaires. Mais il faut, pour les produire, une lésion bilatérale des hémisphères, chose qui n'est pas impossible, mais qui est moins facile à admettre, surtout quand il n'y a pas d'ictus, pas de paralysie, pas de convulsions dénonçant des lésions corticales. D'ailleurs, le fait que ces troubles apparaissent toujours aux derniers temps de la maladie et comme des avant-coureurs des troubles bulbaires terminaux, est bien de nature à faire penser qu'ils sont dûs non à des lésions corticales mais à des lésions bulbaires.

Ces troubles cérébelleux et bulbaires de la maladie du sommeil que j'ai rapidement passés en revue sont intéressants tant au point de vue du diagnostic qu'à celui du pronostic.

En ce qui concerne le diagnostic, ils nous permettent de diagnostiquer l'existence de lésions diffuses de l'axe cérébro-spinal et d'écarter toutes les maladies du système nerveux à siège localisé, soit médullaire, soit cérébral, avec lesquels la confusion serait facile. Parmi celles-ci, je signalerai spécialement la polyoencéphalite supérieure aiguë de Wernicke.

Pour ce qui est du pronostic, on peut affirmer que des troubles cérébelleux persistants, surtout l'inflexion latérale du tronc, les oscillations du tronc, la tendance à tomber toujours du même côté, précèdent de bien près les troubles bulbaires. Quant à ces derniers, ils sont d'un pronostic tout à fait fâcheux: ils annoncent la fin de la maladie, l'issue fatale à courte échéance.

Maintenant, il y aurait à rechercher s'il y a un rapport précis

et non seulement général entre ces troubles symptomatiques et les
lésions histologiques du bulbe et du cervelet. C'est ce que je tâ-
cherai de faire dans un travail plus complet, lorsque j'aurai étudié les pièces histologiques que j'ai au laboratoire.

CONCLUSIONS

1° Les troubles cérébelleux et bulbaires sont assez fréquents
dans la maladie du sommeil.

2° La connaissance de ces troubles peut aider au diagnostic
de la maladie du sommeil d'avec les maladies du système nerveux
à siège localisé, soit médullaire soit cérébral.

3° Au point de vue du pronostic, certains troubles cérébelleux
aggravent le pronostic, parce qu'ils précèdent de bien près les
troubles bulbaires.

4° Quant à ces derniers, le pronostic en est tout à fait fâcheux,
car ils annoncent une issue fatale à courte échéance.

DISCUSSION

M. AGRAMONTE félicite chaleureusement le dr. Megalhães d'avoir appelé l'attention sur les lésions médullaires de la maladie du sommeil. A Cuba, heureusement, nous n'avons pas de connaissance de la trypanosomiase dans l'homme, sinon
par tradition; elle a disparu avec l'esclavage.

Valeur des données anthropométriques pour l'appréciation de l'aptitude physique du personnel destiné au service de la marine de guerre

Par M. SILVA TELLES, Lisbonne (v. page 271)

DISCUSSION

M. BRUYN KOPS. Comme maximum quotient Vincent $\frac{L}{P} \times 100$, van Deventer, médecin principal de la marine hollandaise, donne pour des mousses 206.
Pour ceux plus longs que 150 cm. on peut aller jusqu'à 207. Le plus désirable
c'est que ce quotient reste au dessous de 200.

De 500 mousses, van Deventer calculait l'index de poitrine (Guaardemaker)

$$\frac{\text{Diamètre sagital (inhalation)}}{\text{Diamètre frontal (inhalaison)}} = \frac{\text{D. s. I.}}{\text{D. f. I.}}$$

Cet index était 0,71 — 0,81, c'étaient les poitrines moyennes. Quand le quotient
était plus petit, c'étaient les poitrines plates; quand le quotient était plus grand,
c'étaient les poitrines rondes.

Des poitrines plates   62 %, avaient P . I. = ou $> \frac{1}{2}$ L
       "   moyenne 66 %   "   "   "   " " " "
       "   rondes   71 %   "   "   "   " " " "

Quotient Vincent	Indemnes de maladie
$\dfrac{L}{C.\,V.} \times 100$	
176 — 190	51.11 %
191 — 200	44.3 %
201 — 207	44.26 %
208 — 221	49 %
Poitrines plates	37.87 %
„ moyennes	45.1 %
„ rondes	45.2 %

M. van Deventer a trouvé que les minima qu'on peut exiger pour la fraction $\dfrac{\text{poids en kgr.}}{\text{longueur en \%}} = \dfrac{P}{l}$ des mousses fut pour les différentes longueurs:

Longueur en Cm	Ages	
	13½ — 14½ $\dfrac{P}{l}$	14½ — 16 $\dfrac{P}{l}$
140 — 145	23	24
145 — 150	24	25
150 — 155	25	26
155 — 160	27 — 28	28
160 — 165	29	29
165 — 170	31 — 32	31 — 32
170 — 175	34 — 35	34 — 35

Comme périmètre (inhalation) il trouva:

Ages	Cm.
13½ — 15	70 — 80 c. m.
15 — 16	75 — 85 c. m.

Comme latitude respiratoire:

$$P.\,e. — O.\,e. \qquad 4 — 7\ \text{cm.}$$

Comme conclusion v. D. dit que tous ces indices peuvent nous aider à former un jugement; il indique des instructions strictes fondées là dessus.

M. Bruyn Kops a trouvé que chez des adultes (européens et javanais) c'est un indice de dilatation du cœur quand la perpendiculaire qu'on peut tirer du choc de la pointe à la ligne de démarcation droite de la matité relative surpasse la largeur de la main anthropométrique.

C'est un indice beaucoup plus sûr que la transgression, oui ou non, de la ligne mamelonnaire gauche.

Périmètre (moyen entre inhalation et expiration) Cm.	Distance des mamelons entre eux en cm.	
	Maximum	Minimum
88	24	18,5
89	23	19
90	23,5	18,5
91	24	18,5
92	23,5	18,5
93	24	19,5
94	24	19,5
95	24,5	19,5
96	25	20
97	25	20
98	26,5	21
98	24,5	20
100	26	20
107	19,5	

C'est donc une différence de 4 à 5 jusqu'à 6 cm. de distance mamelonnaire chez des individus de périmètres égaux.

* Ces mensurations, faites chez quelques centaines d'adultes, ont montré que la place du mamelon, et par suite la ligne mamelonnaire, est de beaucoup trop variable pour en juger le volume cardiaque.

VŒUX

La Section émet les vœux suivants:

1. — Que tous les gouvernements veuillent bien s'intéresser à la question de la protection des navires hôpitaux aussi complets que possible, en temps de guerre et pendant une action navale.

2. — Que le mot *coloniale* soit remplacé par celui de *tropicale* pour désigner la Section.

3. — Que les différentes nations se mettent d'accord pour faire une loi avec un caractère international pour la protection des émigrants dans les navires de transport.

TABLE DES MATIÈRES

Première partie — Rapports officiels

Deuxième partie — Comptes rendus des séances

SECTION XVII
(Méd. navale et coloniale)

1.ᵉʳ FASCICULE

Table

XV Congrès International de Médecine

Lisbonne—19-26 Avril 1906

Section XVII

Médecine Coloniale et Navale

2.ᵐᵉ FASCICULE

LISBONNE
IMPRIMERIE ADOLPHO DE MENDONÇA
1907